不孕不育诊断与治疗丛书·第一辑

BUYUN BUYU ZHENDUAN YU ZHILIAO CONGSHU·DIYIJI

名誉主编◎刘以训　丛书主编◎熊承良

*B*UYUNBUYU DE XINLI ZHILIAO

不孕不育的心理治疗

主编◎苏　萍　胡晓华

长江出版传媒　湖北科学技术出版社

图书在版编目(CIP)数据

不孕不育的心理治疗 / 苏萍，胡晓华主编. 一武汉：
湖北科学技术出版社，2021.12
（不孕不育诊断与治疗丛书 / 熊承良主编. 第一辑）
ISBN 978-7-5706-1711-1

Ⅰ.①不… Ⅱ.①苏… ②胡… Ⅲ.①不孕症－精神疗法
②男性不育－精神疗法 Ⅳ.①R711.605

中国版本图书馆 CIP 数据核字(2021)第 234882 号

策　　划：冯友仁
责任编辑：徐　丹　　　　　　　　　　　　　　　封面设计：胡　博

出版发行：湖北科学技术出版社　　　　　　　　电话：027－87679454
地　　址：武汉市雄楚大街 268 号　　　　　　　邮编：430070
　　　　　（湖北出版文化城 B 座 13－14 层）
网　　址：http://www.hbstp.com.cn

印　　刷：湖北恒泰印务有限公司　　　　　　　邮编：430223

787×1092　　　　　1/16　　　　10.75 印张　　　　248 千字
2021 年 12 月第 1 版　　　　　　　　　　2021 年 12 月第 1 次印刷
　　　　　　　　　　　　　　　　　　　　　　定价：68.00 元

《不孕不育的心理治疗》

编 委 会

主　编　苏　萍　胡晓华

副主编　张昌勇　张淑芳

编　委　冯映映　包　玲　王宗琴　王　梅　王晓菲　曾　玲

编　者（按姓氏拼音排序）

包　玲（武汉市精神卫生中心）

冯映映（武汉市精神卫生中心）

胡晓华（武汉市精神卫生中心）

苏　萍（华中科技大学同济医学院）

王　梅（武汉大学中南医院）

王晓菲（华中科技大学同济医学院）

曾　玲（华中科技大学同济医学院）

张昌勇（武汉市武东医院）

张淑芳（武汉市精神卫生中心）

序　言

古人云:"不孝有三,无后为大。"随着现代社会工作、生活节奏的日趋加快,加上环境污染问题严重,人类生殖能力受到不同程度的影响,不孕不育患病率呈上升态势。不孕不育问题关系到社会稳定、家庭和睦。很多的家庭为了能够生育,到处求医,研究和解决不孕不育问题迫在眉睫。

现代医学不断发展,不孕不育研究和诊疗技术也随之发展,如不孕不育免疫机制研究、男性不育机制研究、女性不孕机制研究、不孕不育心理问题研究、环境因素与不孕不育、中医对不孕不育的研究,以及微创技术、辅助生殖技术等新技术在不孕不育方面的研究都取得了长足的进步。但是不孕不育的机制究竟如何,诊断和治疗技术如何发展,孕育受阻,如何科学诊治,事关重大,尚需进一步探究。随着二孩生育政策的放开,希望生育二孩的家庭日趋增加,但是不孕不育成为障碍,尤其是大龄生育者更为焦虑。目前的图书市场上,以"不孕不育"为主题的专业著作数量不多,品质也良莠不齐,因此,组织不孕不育权威专家编写一套实用的不孕不育诊断和治疗技术相关的图书,为专业医生提供理论支持和技术上的参考,很有必要,具有极高的社会价值和现实意义。

"不孕不育诊断与治疗丛书"由华中科技大学同济医学院生殖医学中心专科医院院长、国家生育调节药物临床试验机构主任、中华医学会计划生育学会第八届主任委员、中国医师协会生殖医学专委会副主任委员熊承良教授牵头组织,由长期工作在不孕不育专业科研和临床一线的专家共同撰写。本丛书分别从不孕不育的免疫理论、环境因素、心理问题、男性不育、女性不孕、微创技术、辅助生殖、中医药、中西医结合及典型医案等方面,详细全方位解读不孕不育的有关问题。这些都是不孕不育基础理论和临床工作者必须面对和需要解决的问题,相信本丛书的出版,必将推动我国不孕不育的科学研究和临床生殖医学的发展,为优生优育做出贡献。

有鉴于此,我乐意将本丛书推荐给广大读者,是为序。

中国科学院院士

2020 年 10 月

前 言

中国人口协会 2012 年的调查发现，中国有 4 000 万不孕不育患者——相当于加拿大一个国家的人口总量，占育龄人口的 12.5％。然而，这个数字一直在增长！当今生殖医学辅助生殖技术基础研究及临床诊疗的快速发展，大大提高了不孕不育的治疗效果，从理论和技术层面上看，不孕症的诊疗似乎可以得到完全解决。但遗憾的是，在临床上仍然有 10％左右未发现明显异常的"正常夫妇"难以成功受孕。一些历尽不孕不育诊疗艰辛依然失败的夫妇，无奈之下放弃生育梦想或领养一个孩子后，竟然自然怀孕生育了后代；或在完成辅助生殖技术助孕治疗的术前检查，等待启动辅助生殖技术助孕治疗的时候却"莫名"地自然怀孕了……他们在放弃生育梦想后或在等待启动辅助生殖技术助孕治疗期间未进行任何治疗，唯一改变的是"放下了"，不再担心焦虑，不再紧张了。

不孕不育是孕育生命过程中的不利结果，根据现有的研究提示，这个不利结果的形成既有躯体疾病的影响，也有心理因素的作用。心理因素贯穿性行为到生育的多个环节，任何环节出了问题都会引发连锁反应。因此，生育是一个涉及生理、心理与社会的复杂事件，心理及社会环境因素对不孕不育诊疗的重要性已经受到生殖医学工作者乃至不孕不育患者的高度重视！对于迫切孕育生命的未来父母来说，如果有一本书能告诉他们在这条路上可能会埋伏着哪些心理危机？如何跨过它们？这将是非常有利的！而对于生殖医学科的医生来说，如果有一本书能让他们了解影响不孕不育的心理因素，并对于如何解决这些心理因素给出操作建议，这太具有实践意义了！现在，这本书来了！

市面上治疗不孕不育的书籍不少，心理治疗相关的书籍更是常见。但尚未有书籍能将二者结合起来，针对不孕不育人群的特点，分析其心理成因、列举其常见的心理问题、对症提供治疗方法。本书的编写队伍涵盖了生殖医学、心理学、精神病学等多个领域的专家，体现了本书的权威性、代表性和广泛性。在编写过程中，各位编者尽心尽力、一丝不苟，突出精品意识，强调书籍的科学性和实践性。

本书分为基础部分和临床技能部分，基础部分包括不孕不育症的神经生化基础和心理学基础。临床技能部分包括不孕不育人群的心理行为模式、心理诊疗策略和心理评估方法。本书以生殖医学科医生和不孕不育人群为读者对象，也可以作为心理学从业人员的参考书籍，以及备孕人群的参考读物。

作为编者之一，本人非常荣幸能够与生殖医学、心理学和精神病学等多个领域的多位名家合作，共同努力完成该书的编写。本书作为生殖医学与心理学交叉领域的第一本专业书籍，可供参考的资料有限，编者们深知责任重大，唯恐疏漏，但由于编写时间有限，难免有不妥之处，诚请各位读者提出宝贵意见，使之日臻完善。

本书在编写的过程中，全程得到了华中科技大学同济医学院附属武汉市精神卫生中心徐汉明教授的精细指导，在此特别感谢！

苏萍　胡晓华
2021 年 9 月

目 录

第一章 总　论

生物-医学模式向生物-心理-社会医学模式的转变是人类认知身体健康与疾病的一种进步。近年来，不孕不育成了一种特殊的困扰部分人群孕育繁衍后代的健康问题，已经成为21世纪继心脑血管疾病和肿瘤之后威胁人类健康的第三大疾病，进而推动了辅助生殖技术（assisted reproductive technology，ART）的不断发展，以提高不孕不育的诊疗水平，有效地解决了人们的生育问题。

为什么医疗技术水平不断提高的状态下，需要借助辅助生殖技术助孕的不孕不育夫妇反而明显上升了？生殖医学辅助生殖技术基础研究及临床诊疗快速发展，大大提高了不孕不育症的治疗效果，从理论和技术层面上看，不孕不育症的诊疗似乎可以得到完全解决。但遗憾的是，在临床上仍然有10%左右未发现明显异常的"正常夫妇"难以成功受孕。一些历尽不孕不育诊疗艰辛依然失败的夫妇，无奈之下放弃生育梦想或领养一个孩子后，竟然自然怀孕生育了后代；或在完成辅助生殖技术助孕治疗的术前检查，等待启动辅助生殖技术助孕治疗的时候却"莫名"的自然怀孕了……他们在放弃生育梦想后或在等待启动辅助生殖技术助孕治疗期间并未进行任何治疗，唯一改变的是"放下了"，不再担心焦虑，不再紧张了。

因此，生育并非一个纯粹的生理过程，而是一个涉及生理、心理与社会的复杂事件，"心因性"或"精神性"不孕症逐渐凸显出来，越来越多的生殖医学工作者开始探讨三者对生育的影响及其机制。

第一节　不孕不育症简介

一、不孕不育症的基本概念和分类

（一）不孕不育症的概念

妊娠是人类生生不息得以繁衍的自然生理功能。了解不孕不育症之前，我们先来了解成功妊娠需要具备的基本条件。

（1）男性要产生正常的健康的有足够数量和运动能力的精子。

（2）女性需要产生成熟完美的卵子并能正常排出。

（3）排卵期有正常的夫妻生活。

（4）女性至少有一侧结构和功能都良好且通畅的输卵管，以便精子和卵子能够适时相遇相知并完美受精形成受精卵。

（5）女性需要培育对胎儿有良好的容受性的子宫内膜供受精卵着床，进而生长发育直至瓜熟蒂落，成功分娩！

根据世界卫生组织规定：男女双方如果没有不愿生育的愿望，同居 1 年以上，有正常性生活且未采取避孕措施，仍未能受孕称为不孕不育，简称为不孕症。

（二）不孕不育症的分类

通常不孕不育症根据是否有过妊娠史分为原发性不孕不育和继发性不孕不育；根据妊娠的可能性分为绝对性不孕不育和相对性不孕不育。

原发性不孕不育是指婚后同居未避孕，从未怀孕；继发性不孕不育则指曾有过妊娠但后来未避孕，连续 1 年仍未怀孕。

绝对性不孕不育是指夫妇一方或双方因先天性或后天获得性生理缺陷且现有医疗手段无法解决而无生育可能的；因某种因素阻碍了妊娠，但一旦阻碍因素得以纠正即可能妊娠的，称为相对性不孕不育症。

二、不孕不育症的病因

研究显示，不孕不育症的发病率为 10％～15％，部分地区发病率甚至可高达 30％左右。近 20 年我国不孕症的发病率增加了 8～15 倍，已然成为一种常见疾病。

不孕不育属于生殖疾病，它已经不是一个单一疾病，而是多种疾病的综合临床表现，因此很多因素都可以造成男女不孕不育，其中女方因素即女性不孕约占 50％，男方因素即男性不育约占 40％，原因不明性不孕约占 10％。

（一）女性不孕常见病因

1. 输卵管性不孕　输卵管性不孕是女性不孕最常见的原因，约占 45％，尤其是继发性不孕，占比更高。输卵管是精、卵相遇受精的场所，也是精、卵以及受精卵运行的通道。因此，任何原因引起的输卵管梗阻或粘连都会导致不孕。输卵管炎性感染使输卵管黏膜受损，纤毛消失，影响受精卵向宫腔的逆行，从而使得受精卵不能适时在子宫内膜的着床期到达子宫，导致着床失败而不孕；输卵管梗阻不通，精卵就无法相遇受精，而致不孕；此外，感染引起输卵管壁僵硬或输卵管周围粘连，改变了输卵管远端与卵巢的相对位置关系，进而影响了输卵管的拾卵及运送功能，也是导致不孕的因素。

2. 排卵障碍性不孕　慢性排卵障碍是诸多内分泌疾病的共同表现，占育龄女性的 20％～25％。临床上常见的引起排卵障碍的病因有多囊卵巢综合征（polycystic ovarian syndrome，PCOS）、高泌乳素血症、卵巢功能减退、下丘脑-垂体-卵巢轴紊乱、功能性子宫内膜出血等。此外，过度焦虑紧张、压抑恐惧等心理情绪引起的卵子发育障碍在临床上也越来越多见了。

3. 子宫性不孕　子宫是胚胎生长发育的场所，子宫内膜容受性即子宫内膜对胚胎的接受性好坏直接影响胚胎在子宫内膜的植入着床。

临床比较公认的子宫内膜容受性良好的 B 型超声影像学标准为：厚度 8～12 mm；形态呈典型的三线征（A 型），伴有内膜蠕动波更佳；子宫内膜下血流阻力指数（RI）＜0.5。

影响子宫内膜容受性的因素有宫腔粘连、慢性子宫内膜炎包括子宫内膜息肉、子宫黏膜下小肌瘤、宫腔畸形如子宫纵隔、单角子宫、双角子宫、始基子宫和子宫内膜结核等。

4. 免疫性不孕　顾名思义就是因为免疫功能失调而导致的不孕。一类是非器官特异性自身抗体，如抗心磷脂抗体（APA）、抗核抗体（ANA）、抗双链 DNA 抗体等；另一类是器官特异性自身抗体，如抗精子抗体（ASAb）、抗卵巢抗体（AOVAb）、抗子宫内膜抗体（AEMAb）、抗透明带抗体（ZpAb）和抗绒毛膜促性腺激素抗体（AhCGAb）等。

（二）男性不育常见病因

1. 精液质量异常　包括精子数量异常如无精子或少精子症；精子活动能力异常即弱精子症；精子形态异常即畸形精子症；精液理化性状异常即精液液化不良。

2. 生精功能障碍　常见原因有睾丸本身疾病如睾丸肿瘤、结核、睾丸非特异性炎症、外伤或精索扭转后睾丸萎缩、睾丸缺如等；染色体异常导致睾丸等性器官分化不良，造成真性两性畸形和先天性睾丸发育不全等。此外，隐性精索静脉曲张、巨大鞘膜积液等疾病也可造成生精功能障碍。

3. 精子、卵子结合障碍　如输精管梗阻或缺如闭锁、逆行射精、先天性阴茎缺如或过小、严重尿道上裂或下裂、阴茎炎症或损伤、阴囊水肿、性功能障碍，如阳痿、早泄、不射精等导致精子无法正常射入女性阴道内与卵子相遇。

4. 其他全身性因素　主要有长期精神紧张、焦虑和环境因素，如高空、高温、超强度劳作和放射线辐射；严重的营养不良导致维生素 A、维生素 E、锌、锰等缺乏。其次，内分泌疾病，如垂体性侏儒症、肥胖、生殖无能综合征、垂体功能低下、先天性性腺不发育症、高催乳素症、垂体瘤等也会导致男性不育。

（三）原因不明性不孕不育

夫妇双方在现有的医疗水平下查不出不孕不育的原因，不排除精神心理和情绪因素。

三、不孕不育症的诊疗原则

不孕不育症属于多因性的综合性生殖疾病，不孕不育的诊疗已经自成一个独立的学科即生殖医学，因此不孕不育的诊疗已经进入了规范高水平的阶段。

不孕不育症的诊疗原则就是针对病因对症治疗：排卵障碍性不孕不育可以经药物诱发排卵；肿瘤、生殖道畸形/狭窄、输卵管梗阻粘连等可经手术矫治；生殖道感染和免疫性不孕不育均可经中西医药治疗而改善；性功能障碍导致的不孕不育则通过改善性功能而得以治疗。

值得关注的是因精神心理因素导致的不孕不育需要通过有效的心理疏导甚至心理治疗进行干预。不孕不育的心理治疗越来越受到生殖医学专家的重视，尤其是需要通过辅助生殖技术进行助孕治疗的人群显得尤为重要，目前不少生殖中心都已开设了专门的不孕不育症心理疏导门诊。

第二节　不孕不育症心理治疗的发展历史

一、心理治疗的发展简介

心理治疗主要是针对某些心理功能受损而导致其出现生活、学业或事业方面适应困难的求助者，目的是帮助求助者做出心理行为方面的改变，进而恢复或重建受损的心理功能。心理治疗起源于欧洲，由精神病学派生而出，是伴随着人类发现自身可能存在某些精神障碍而试图去矫治而逐步发展起来的。心理治疗有两个要素：一是在理论上将心理障碍视作与身体疾病本身不同的部分，主要是因为心理因素而引起的疾病；二是采用不同于医学的心理治疗方法或手段。西方大约在18世纪以后开始尝试利用催眠术治疗歇斯底里症，被誉为现代心理治疗创始人的弗洛伊德在1895年和布洛伊尔合著出版的《歇斯底里研究》被看作是精神分析的心理治疗的开端，精神分析治疗也是人类历史上第一个正式的心理治疗体系。20世纪40年代，出现以罗杰斯的"非指导的心理治疗"为代表的不同于精神分析的新的心理治疗体系。20世纪50—60年代是心理治疗的爆发期，各种新的治疗体系如行为治疗、认知疗法、理性情绪治疗、存在主义治疗、现实治疗、折中主义治疗等相继呈现。20世纪70年代，家庭治疗登上了心理治疗体系的舞台。自此，人本主义的体系、认知行为体系和家庭治疗体系，被公认为较为重要的体系。

二、心理治疗的临床应用简史

早在两千多年前，西医之父希波克拉底就强调健康和心理之间的关系，强调心理因素对疾病的影响，提出治疗的两种手段，即药物治疗和语言治疗。语言治疗指的是通过与患者谈话的方式改善患者的精神状况，增强患者战胜疾病的信心而达到治疗疾病的目的，这是临床疾病治疗中最早的心理治疗的萌芽。随着生物-医学模式向生理-心理-社会医学模式的转换，医学家们逐渐认识到心理状态与身体健康、心理状态与疾病治疗效果以及心理状态与疾病的转归有着"剪不断，理还乱"的密切关系，尤其是随着医学水平的不断提高，不断揭示人类机体的功能本就是接受机体自身复杂的精神神经-内分泌-免疫调节网络调控的，疾病的治疗不再是传统的"对症对因"的单一治疗，而应该是生理心理乃至社会的全方位综合治疗，美国著名医生特鲁多所说的"作为一名医生，有时是治愈，常常是帮助，总是去安慰"，应该就是对身心综合治疗的诠释。

不孕不育症不属于会影响身体健康甚至危及生命的疾病，严格意义上来说只是人类正常的生殖功能因某些原因受到了阻碍。人类有3个重要的神经内分泌轴，分别是司生殖功能的下丘脑-垂体-性腺（卵巢/睾丸）轴，司应激反应包括心理情绪调节和水电解质代谢的下丘脑-垂体-肾上腺轴，司基础代谢的下丘脑-垂体-甲状腺轴，这三个轴都受大脑内分泌神经的调控，都对机体免疫系统功能构建和调节发挥重要作用，3个功能轴之间相互联系又相互制约，共同调控机体神经内分泌及免疫系统的正常运行，调控人类生殖功能、应激心理情感反应、神经内分泌功能、基础物质和能量代谢，缺一不可。卵巢功能、甲状腺功能和生殖免疫功能检查已经是临床不孕不育诊疗的常规检查。这都是不孕不育诊疗中应该引入甚至重视心理干预的理论和现实基础。

"不孝有三，无后为大。"不孕不育患者承受着来自自身、家人、亲朋好友甚至社会的"善意"的巨大压力，尤其最终不得不借助辅助生殖技术助孕圆梦的患者，几乎都是经历了漫长艰辛的求子之路，辅助生殖助孕治疗是他们最后的希望，患者极易出现自卑沮丧，过度的焦虑紧张甚至焦躁不安等心理失衡的不良现象，尤其在临床治疗过程中，患者随着每一步治疗的"好与坏"，情绪波动幅度非常大，严重影响患者的心理状态而出现功能障碍导致治疗效果不尽如人意。反观乐观开朗的患者，他们的治疗常常收到事半功倍的效果，甚至已经绝望选择放弃的患者竟然"悄无声息"地意外怀孕了。可见，心理因素在不孕不育的发病和诊疗中都发挥着重要作用，将心理支持治疗应用到不孕不育治疗中是势在必行。

尽管心理支持治疗已经引起众多生殖医学专家的重视，但目前心理支持的干预治疗才起步，还处在摸索阶段，主要是以谈话、心理关怀为主的心理疏导。近年来随着需要借助辅助生殖技术助孕的群体的不断增加和不孕不育病因的复杂化，而辅助生殖医学诊疗技术出现"疗效瓶颈"达不到预期，人们开始通过评估患者心理状态，给予适当的心理支持治疗，发现获得了令人惊喜的效果，人们也开始尝试建立有效的系统的心理支持治疗方案，不少生殖中心开始开设专门的心理疏导门诊，进行不孕不育治疗过程心理干预支持治疗全覆盖，分阶段、分人群进行有针对性的心理治疗。2015 年欧洲人类生殖与胚胎学会（european society of human reproduction and embryology，ESHRE）出版了《不孕不育与辅助生殖技术社会心理治疗指南》，首次针对生育与辅助生殖技术领域的社会心理治疗，系统地总结和介绍了临床工作中所应遵循和需要考虑的一些基本原则与措施，深化了对这一特殊"疾病"的社会心理治疗指导思想，以及理论和实践模式的框架，以其指导生殖医学医生在不孕不育辅助生殖技术助孕治疗的医疗实践过程中融合使用心理干预治疗，有效提升和促进辅助生殖技术助孕治疗的效果。

第三节　心理治疗在不孕不育症治疗中的作用和意义

不孕不育症患者的心理支持治疗措施正在临床中广泛开展，经验的积累必将使不孕不育患者的心理支持治疗措施达到一个更高的理论高度。目前已有众多学者研究临床干预措施对患者的影响。

不孕不育症患者往往承受着比较严重的心理压力，其主要表现有以下几个方面。第一是焦虑。不孕不育患者容易受家庭、配偶以及父母等方面施加的压力，很多患者认为不孕不育涉及身体缺陷，因而怕受歧视，避免让周围人知道，更不愿同亲朋好友进行深入探讨，导致不良心理情绪无法得到合理宣泄，进一步加重了焦虑情绪。第二是负罪感。我国传统观念根深蒂固，甚至导致部分患者将不孕不育同因果报应等联系，从而产生负罪感，无法以积极的心态接受治疗。第三是疑虑心理。部分病因不够明确的不孕不育症患者，因为找不到不孕不育症的影响因素，容易出现疑虑心理，甚至怀疑配偶而互相埋怨，从而严重影响夫妻感情。这就要求医护人员了解患者治疗过程当中的心理活动，从而提供释疑、分析以及疏导。本研究的结果显示，2 组患者治疗前 SCL-90 评分比较差异无统计学意义，研究组患者在治疗后的 3 个月以及 6 个月 SCL-90 评分显著优于对照组，差异有统计学意义（$P < 0.05$）。研究组患者怀孕 39 例，怀孕率为 22.3%，对照组患者怀孕 15 例，怀孕率为 8.6%，研究组患者的怀孕率显著高于对照组，差异有统计学意义（$P < 0.05$）。

综上所述，不孕不育症治疗过程中心理因素有着重要的影响，若患者心理失衡得不到相应的心理疏导与支持，会影响不孕不育症的治疗效果，因此在不孕不育症治疗的过程当中需要在常规治疗基础上予以心理支持，从而改善不孕不育临床治疗效果。

心理压力长期持续存在可能会使个体在生育阶段无法正常形成卵子、生长精子，甚至导致男性长期生育能力（包括无法勃起、射精）受到影响，进而加重了男性个体的心理压力，形成恶性循环。故心理治疗在当代不孕不育症的治疗上有着极其重要的影响。代替生物医学模式的生物-心理-社会医学模式最早是在 20 世纪 70 年代提出，此模式是在对患者的诊疗期间，把生物、心理及社会三种因素结合思考，帮助医师做出正确诊断、规范治疗以及获取最优疗效。不孕不育患者长期承受着来自家庭和社会双重压力的考量，加之长期的治疗而疗效并不理想，常常感到自卑和悲观。此外，患者因为长期治疗无效而容易形成急躁的负面情绪，往往乱投医或者不断更换治疗方式和医师，极大地干扰了治疗。

心理状态往往会影响不孕不育症患者，主要表现为恐惧、抑郁、焦虑等负面情绪。不孕不育不但对夫妻双方的关系造成一定影响，还会影响其社会关系、家庭以及婚姻关系等，甚至是心理危机，这些都对疗效和患者的孕育能力产生一定影响。构建和谐信任的医患关系、适当的交流等有效的心理支持治疗能帮助其缓解压力。在此期间，我们需要对病史详细采集，治疗期间更要仔细询问有关生育史、性生活史等一些社会因素，为寻找相关病因提供诊断依据和线索；及时知晓夫妇两人在治疗期间的心理状况，及时给予疏导、分析、释疑和辅导；关注相关负面的心理因素、性生理因素，及时给予矫治。医院需积极开展相关的健康教育专栏，帮助广大患者正确面对不孕不育症，提供相关心理咨询，心理支持治疗在不孕不育症治疗中的作用越来越重要。"一切顽固的、沉重的忧郁和焦虑足以给各种疾病打开方便之门"。

第二章　人类生殖调控的神经内分泌基础

神经内分泌学是神经学和内分泌学之间的边缘学科，是研究中枢神经系统-垂体-外周内分泌系统的调节及其反馈机制，以了解和阐明中枢与外周神经体液稳态及其失常与疾病的关系。下丘脑神经细胞与其他神经细胞的不同之处是可将接受的神经冲动在细胞内转化为合成激素的信息，产生的激素释放到循环系统发挥激素调节作用，因此下丘脑是神经调节与内分泌调节的链接点和协调中心。垂体是人体复杂且重要的内分泌器官，分泌多种激素调节机体的生长发育、代谢及生殖活动等过程的同时，也是性腺、肾上腺和甲状腺等内分泌靶腺的控制中心。下丘脑-垂体轴直接调控甲状腺、肾上腺及性腺功能。各个内分泌系统虽然是相对独立的几套系统，但绝不是互不干扰、各自为战的。当一个腺体的某一个层级发生问题而导致某一个层级的激素分泌过多或过少时，势必影响其他内分泌轴的整体功能；而在下丘脑和垂体，各种促腺体激素释放激素和促腺体激素的分泌细胞彼此非常接近，其分泌亢进或减退也将通过旁分泌的方式，影响邻近的其他细胞。因此，我们必须掌握各内分泌轴之间的相互关系。

第一节　下丘脑-垂体-性腺轴及其调节

人类生殖系统的发育和功能维持受到下丘脑-垂体-性腺（hypothalamic-pituitary-gonadal axis，HPG）轴的调控。下丘脑、垂体、性腺在中枢神经的调控下形成了一个封闭的自动反馈系统，三者相互协调、相互制约，使动物的生殖内分泌系统保持相对稳定。下丘脑接受经中枢神经系统分析与整合后的各种信息，以间歇性脉冲形式分泌促性腺激素释放激素（gonadotropin-releasing hormone，GnRH），刺激垂体前叶分泌促性腺激素，促卵泡激素（follicle-stimulating hormone，FSH）和黄体生成素（luteotropic hormone，LH），然后促进睾丸或卵巢的发育并分泌睾酮或雌二醇。性腺、垂体、下丘脑释放的调控因子又可以作用于上级中枢或其自身，形成长轴、短轴和超短轴反馈调节通路。女性生殖内分泌功能主要由下丘脑、垂体和卵巢组成的生殖内分泌功能轴调控。男性生殖功能是通过由下丘脑、垂体和睾丸组成的生殖轴来调控。由于下丘脑与中枢神经系统各部位联系复杂而广泛，来自体内、外环境的各种刺激信号可抵达下丘脑，影响下丘脑-垂体-性腺轴。

一、下丘脑对垂体的调控

下丘脑（hypothalamus）是调节内脏活动和内分泌活动的较高级神经中枢所在，位于大脑底部、视交叉之上，分内侧区和外侧区。内侧区由一组神经细胞组成，含有与内分泌系统中枢调节有关的结构。其分泌 GnRH，为十肽类物质，呈脉冲式分泌，进入门脉，促使垂体前叶分泌 FSH 和 LH。下丘脑腺体调节体温、血糖、水平衡、脂肪代谢、摄食习惯、睡眠、性行为、情绪、激素的分泌，控制自主神经和自主常神经功能。

（一）下丘脑对机体的调节

下丘脑对机体的调节主要通过 3 条途径：①由下丘脑神经核发出的下行传导纤维到达脑干和脊髓的自主神经中枢，再通过自主神经调节内脏与身体活动。②下丘脑的视前核和室旁核发出的纤维构成下丘脑-脑垂体径到达脑垂体神经部，两核分泌的血管升压素（抗利尿激素）和催产素沿着此纤维流到脑垂体后叶（神经垂体）内贮存，需要时在神经调节下释放入血液循环。③下丘脑分泌多种多肽类神经激素，对脑垂体前叶（腺垂体）的分泌起特异性刺激作用或抑制作用，称为释放激素或抑制释放激素。

（二）下丘脑分泌的促垂体激素

下丘脑既是高级自主神经中枢，也是功能复杂的高级内分泌中枢。下丘脑与垂体功能、性腺活动、体温调节、食欲控制及水的代谢均有极密切的关系。下丘脑神经可为胆碱能性、多巴胺能性或肾上腺素能性，并且在同一解剖位点上往往显示不同神经递质的化学染色，提示不同的生理功能在同一区域的重叠。

下丘脑的神经分泌小细胞能合成调节腺垂体激素分泌的肽类化学物质，称为下丘脑调节肽。这些调节肽在合成后即经轴突运输并分泌到正中隆起，由此经垂体门脉系统到达腺垂体，促进或抑制某种腺垂体激素的分泌。由下丘脑分泌的作用在垂体后叶的激素有血管升压素（抗利尿激素），还有催产素。

已知的下丘脑调节肽有 9 种：促性腺素释放激素（GnRH）、促甲状腺激素释放激素（thyrotropin-releasing hormone，TRH）、生长素释放激素（growth-hormone-releasing hormone，GHRH）、生长素释放抑制激素（growth hormone releasing inhibiting hormone，GHRIH）、促肾上腺皮质激素释放激素（corticotropin releasing hormone，CRH）、促黑素细胞激素释放因子、促黑色细胞激素释放抑制因子、催乳素释放因子、催乳素释放抑制因子。有些因子的结构尚不清楚。

（1）GnRH 的释放为很多神经递质所控制，如去甲肾上腺素、多巴胺及内啡肽，甾体激素对其控制也通过这些神经递质。弓状核上存在多巴胺、雌二醇及孕激素受体，GnRH 神经细胞在下丘脑的弓状核合成并分泌 GnRH，转运至中隆，通过门脉系统呈脉冲样释放，或通过脑室膜细胞进入第三脑室持续供给。GnRH 中以 LH 释放激素为主，促使脑下垂体前叶释放大量 LH 及较少的 FSH，故也称促黄体激素释放激素（luteinising-hormone releasing hormone，LHRH）。

下丘脑 GnRH 的分泌调节：①神经系经高级中枢的控制。至少有 4 种神经元参与 GnRH 的调节，即儿茶酚胺能神经元、内源性阿片肽能神经元、催产素能神经元、类固醇激素浓缩能神经元。它们和 GnRH 分泌细胞通过不同方式连接，相互协调，共同控制 GnRH 的合成和释放。②性腺激素和垂体激素的反馈调节。目前公认有 3 套反馈调节机制维持着 GnRH 分泌相对恒定，即性腺激素作用于下丘脑引起 GnRH 分泌增加或减少（正负长反馈）；FSH/LH 作用于下丘脑影响 GnRH 分泌（短反馈）；垂体门脉血中的 GnRH 浓度的变化反过来作用于下丘脑，调节其自身分泌（超短反馈）。

GnRH 的脉冲式释放为正常生殖功能所必需。事实上，这种神经肽的阵发式分泌障碍或与垂体促性腺激素细胞之间的联系中断，将导致低促性腺激素性性腺功能减退症（idiopathie hypogonadotropic hypogonadism，IHH）的相应临床表现和激素异常。GnRH 不足（即 IHH）可为先天性，伴（Kallmann 综合征）或不伴（IHH）嗅觉丧失。IHH 可能与多种下丘脑-垂体轴的功能性或器质性病变相关。

（2）TRH 与高级神经中枢有联系，并通过垂体门脉系统到达垂体前叶，控制垂体促甲状腺激素（thyrotropic stimulating hormone，TSH）而影响甲状腺素分泌。甲状腺素本身可抑制 TSH。生长抑素本身抑制 TRH 的产生。多巴胺可抑制下丘脑-垂体-甲状腺轴。垂体催乳素细胞也含有 TRH。诱发催乳素的释放，在下丘脑以外的脑区也含有大量 TRH，有抗精神抑郁作用。

（3）生长抑素又称为促生长素抑制素（somatostatin，SS）或 GHRIH，来源于室旁核，并广泛分布于下丘脑、脑神经元、胃肠道及胎盘。GHRIH 降低垂体对 GnRH 的敏感，从而降低 LH 分泌。近年来还发现生长抑素可抑制其他激素，如 TSH、促肾上腺皮质激素（adreno cortico tropic hormone，ACTH）、催乳素、胰岛素、促胃液素等。每日生长激素量与年龄有关，儿童为 90 $\mu g/d$，青年为 700 $\mu g/d$，成人为 380 $\mu g/d$。绝经期妇女分泌量减少。生长激素可刺激骨骼及肌肉生长，促进细胞吸取氨基酸。胰岛素样生长因子-1（IGF-1）及胰岛素样生长因子-2（IGF-2）对生长激素的分泌有负反馈作用。生长激素分泌受情感刺激、体力负荷、高蛋白饮食、睡眠及低血糖刺激影响。

（4）催乳素释放抑制因子（prolactin release-inhibiting factor，PIF）可抑制腺垂体释放催乳素。多巴胺抑制催乳素的释放，认为多巴胺是催乳素的生理抑制剂，可直接作用于垂体。多巴胺末端通过中隆毛细血管网进入垂体前叶，作用于泌乳细胞受体。高催乳素血症中 LH 分泌减少与此机制相同，雌二醇（E_2）下降，LH 峰不能产生，影响排卵。

（5）促皮质激素释放因子（corticotropin releasing factor，CRF）由室旁核产生，从中隆释放进入门脉系统，和催产素及加压素地区相近，表明三系统交叉。CRF 调控 ACTH 分泌，活化交感神经系统，通过内啡肽抑制 GnRH 脉冲而抑制促性腺激素分泌。ACTH 是一单键多肽激素，含 39 个氨基酸，其生物活性部位在 N 端的第 26 个氨基酸。ACTH 循环中半衰期小于 10 min。ACTH 在大脑垂体前叶合成，其前体物是阿片促黑色素皮质激素原（proopio melanto cortin，POMC）。CRF 进入门脉系统，介导 POMC 合成 ACTH。肾上腺甾体激素合成首先依靠 ACTH 将胆固醇转为孕烯醇酮。成年人的肾上腺皮质分为 3 层：①球状带产生醛固酮。②束状带产生皮质醇。③网状带主要产生性激素和皮质醇。醛固酮的合成及释放不仅依靠 ACTH，而且受肾素-血管紧张素系统的调控。CRF 还可通过内啡肽抑制 GnRH 脉冲而抑制促性腺激素的分泌。下丘脑性闭经是由于体重过度丢失、精神紧张、超负荷运动造成，也与阿片类物质增高有关。应用纳曲酮阻滞内生阿片类物质可使排卵功能恢复。

（三）神经介质对下丘脑促垂体的调节作用

大脑由两种细胞组成：神经元占10％，90％由神经胶质，即星型胶质细胞及少突神经胶质细胞组成。神经胶质是大脑的支持细胞，具有调节神经元的功能。神经细胞含细胞核、细胞质。其周围胞质突出，树突有多个，轴突只有一个，是一长的突出。其中细胞质的含量甚至大于整个细胞体中的含量，轴突产生小分子神经介质，如乙酰胆碱、5-羟色胺、γ-氨基丁酸等；小部分产生于细胞体，从轴突转动到其末端。从大脑皮质、边缘系统、间脑部都有神经纤维到下丘脑，释放单胺类介质。下丘脑本身的区域内也发现有含胺类的细胞体。图2-1是中枢神经系统及神经递质对下丘脑-垂体-性腺的调节环路。

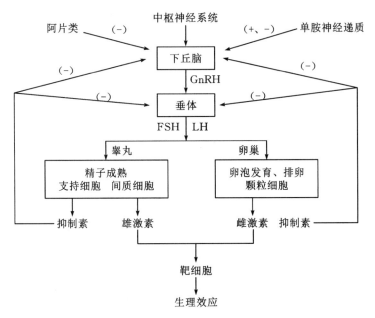

图 2-1　中枢神经系统及神经递质对下丘脑-垂体-性腺的调节环路

（1）儿茶酚胺（catecholamine，CA）包括去甲肾上腺素（NA 或 NE）、肾上腺素（Ad 或 E）和多巴胺（DA）。交感神经节细胞与效应器之间的接头是以去甲肾上腺素为递质。儿茶酚和胺基通过 L-酪氨酸在交感神经、肾上腺髓质和嗜铬细胞位置的酶化步骤结合。通常，儿茶酚胺是指多巴胺、去甲肾上腺素和肾上腺素。这三种儿茶酚胺都是以酪氨酸为前体转化得到的。

去甲肾上腺素作用于下丘脑，使 GnRH 升高，则 FSH、LH 升高；PIF 升高，则PRL 下降，有人认为多巴胺即是 PIF；GHRH 升高，则 GH 升高。TRH 下降，则 TSH下降。对于 GnRH 的作用尚有争议，注射多巴胺抑制 GnRH 的释放，垂体 LH 也受到抑制，表明其对于垂体具有直接作用。另外，也可能是通过下丘脑 β 内啡肽而抑制下丘脑GnRH 的释放。反之，在人下丘脑组织灌注多巴胺的研究中发现，多巴胺对 GnRH 分泌有刺激作用。还有 GnRH 直接刺激催乳素释放，这可能是催乳素细胞和促性腺细胞间的旁分泌作用。

去甲肾上腺素能神经元适当的兴奋作用，可产生兴奋与欣快情绪，过度兴奋则导致躁狂与攻击行为。去甲肾上腺素能神经元的活动若降低，就会出现抑郁。去甲肾上腺素减少是情感平淡、意志减退的重要生物学基础。

多巴胺主要通过中脑边缘系统及中脑皮质通路影响精神情绪活动。多巴胺属于单胺类递质，单胺类递质还包括去甲肾上腺素和 5-羟色胺。多巴胺与刻板行为关系密切，多巴胺的失调破坏了各种神经递质的均衡状态，可导致精神情感障碍，如精神分裂症、抑郁症等。研究证实，脑脊液中多巴胺代谢产物高香草酸含量下降或服用降低 DA 水平的药物可导致抑郁，而提高 DA 功能的药物可缓解抑郁症状。多巴胺可调节神经内分泌，下丘脑正中隆起的多巴胺能神经末梢可加强促性腺激素和抗利尿激素的分泌，抑制生长激素释放因子和催乳素的分泌等。

（2）吲哚胺类：色氨酸经色氨酸羟化酶催化首先生成 5-羟色氨酸，再经 5-羟色氨酸脱羧酶催化成 5-羟色胺。5-羟色胶属于单胺类递质作用于下丘脑，使 TRH 下降，则 TSH 及 LH 下降；PIF 下降，则 PRL 上升；CRF 上升，则 ACTH 下降。5-羟色胺抑制 GnRH 释放，静脉注射造成血清催乳素、ACTH 及 TSH 水平升高而不影响 FSH 及 LH。

中枢 5-羟色胺水平过高可导致焦虑，故降低中枢神经 5-羟色胺的活动，可缓解焦虑。但 5-羟色胺水平过低可出现抑郁和自杀行为。5-羟色胺还有抑制运动反应、消除攻击行为、抑制情绪反应的作用，与认知活动和记忆过程也密切相关。

（3）GABA 即 γ 氨基丁酸（γ-aminobutyric acid），分泌 GABA 的神经末梢位于下丘脑的神经核及中隆部，而其神经细胞在下丘脑以外，GABA 抑制催乳素的释放，但对垂体催乳素瘤患者无效。

GABA 对中枢神经元电活动广泛的抑制效应：GABA 有抗焦虑作用，增加氯通道开启的时间和频率，可拮抗脑内致焦虑肽的作用，通过受体介导发挥抑制神经元兴奋性和调控神经网络相互联系的作用，调节的局部神经回路包括去甲肾上腺素、多巴胺及 5-羟色胺神经元。GABA 对腺垂体和神经垂体的分泌起调节作用。

（4）内生阿片类肽（endogenous opioid peptide）含 3 种阿片肽，即 β 内啡肽（β-endorphine）、强啡肽（dynorphin）及脑啡肽（encephalin），都具有吗啡样活性。β 内啡肽含 31 个氨基酸，强度为吗啡的 5～10 倍，含内啡肽的神经细胞体在弓状核、室下及室旁区。注入 β 内啡肽后造成 LHRH 脉冲的抑制。β 内啡肽受体为纳洛酮阻滞内生阿片类肽，在早卵泡期低落，在黄体期脉冲减少，是由于高浓度的 E_2 及 P 引起阿片的高活力。但即使在高浓度的 E_2 及 P 情况下，用纳洛酮即阿片受体拮抗剂仍可使 GnRH 及 LH 脉冲增加。

神经甾体激素的生成及功能：大脑神经胶体（glia，星状细胞）不依靠性腺及肾上腺，能够合成神经甾体激素，可称之为"神经旁分泌腺体"。神经甾体激素调整 GABA 及谷氨酸受体活动，包括对记忆、回忆及神经细胞活动的调整。

（四）下丘脑-垂体系统（hypothalamus-hypophysis system）

下丘脑与脑垂体组成了一个完整的神经内分泌功能系统（图 2-2）。①下丘脑-腺垂体系统：二者间是神经、体液性联系，即下丘脑促垂体区的肽能神经元通过所分泌的肽类神经激素（释放激素和释放抑制激素），经垂体门脉系统转运到腺垂体，调节相应的腺垂体激素的分泌。②下丘脑-神经垂体系统：有直接神经联系，下丘脑视上核和室旁核的神经所分泌的肽类神经激素可以通过轴浆流动方式，经轴突直接到达神经垂体，并贮存于此。

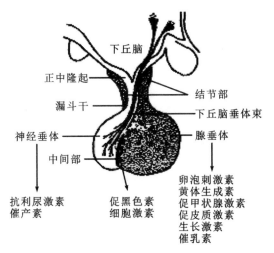

图 2-2　下丘脑-垂体系统

GnRH 可通过两条途径到达垂体前叶，一是直接通过门脉系统，二是通过下丘脑的神经元末端到第三脑室伸展细胞，再转运到门脉系统，这属于持续性分泌而不是脉冲式分泌。垂体门脉系统为自颈内动脉发出垂体上动脉进入正中隆起及垂体柄的近端，并分成毛细血管网，随后毛细血管汇成数条平行的静脉管，沿垂体柄至垂体前叶，在这里，静脉又分开，再次组成毛细血管网，到达垂体前叶的分泌细胞。血管的分工很细，每一支或一组门脉血管只含某一种释放激素或一种抑制激素或因子，供应垂体前叶某一类型的细胞，促其分泌某一种垂体前叶激素。垂体长门静脉起于正中隆起，垂体短门静脉起于垂体柄。70%～80%的腺垂体血液供来自垂体长门静脉，20%～30%由垂体短门静脉供应。离开垂体前叶的静脉血主要注入垂体后叶的静脉而后入颈静脉，还有一小部分逆流入垂体柄的毛细血管可产生反馈调节作用。另一条路径是通过位于第三脑室基底的脑室伸展细胞（ta-nycyte），其一端与第三脑室相通，另一端与垂体门脉相通，提示可能具有联系和运输作用。脑室伸展细胞的轴突还和正中隆起的神经轴突相接形成轴突间接触，说明脑室伸展细胞还可能受单胺类神经纤维的影响。单胺类物质如多巴胺、5-羟色胺也可进入门脉系统，因此除作为神经介质外，也可以调控垂体前叶的功能。

二、垂体对生殖内分泌功能的调控

垂体位于下丘脑下方，分为腺垂体（前叶）、神经垂体（后叶）和垂体间叶。垂体前叶参与调节生殖内分泌功能。垂体前叶的嗜碱性细胞既分泌 FSH，也分泌 LH，二者合称促性腺激素（gonadotropins，Gn）。除此之外还分泌促甲状腺激素、促皮质激素、生长激素和催乳素。FSH 和 LH 均为糖蛋白激素，由蛋白和寡糖链组成。蛋白部分由 α 和 β 两个亚单位肽链组成。β 亚单位是决定激素特异抗原性和生理功能的部分。

（一）促卵泡激素的分泌周期和作用

FSH 在前一周期黄体晚期及早卵泡期略有升高，卵泡期达最低水平，排卵前出现高峰，但峰值较 LH 低，排卵后下降。

FSH 的主要作用为刺激卵泡发育：①在卵泡早期，促使窦前卵泡和窦状卵泡颗粒细胞增殖与分化，产生卵泡液，使卵泡生长发育。②诱导颗粒细胞中的芳香化酶活性，使来自卵泡膜细胞的雄激素转化为雌激素。③促使卵泡期颗粒细胞产生抑制素，使其与许多局部产生的因子如肽类共同调节 Gn 的效应。④晚卵泡期，诱导颗粒细胞生成 LH 受体，为排卵和黄素化做准备。

（二）黄体生成素的分泌周期和作用

LH 在卵泡期呈低水平，至排卵期达高峰，LH 血浆水平通常持续 45～50 h，后迅速下降，约在峰值启动后 36 h 排卵。

LH 的排卵前高峰，促使优势卵泡破裂排卵。围排卵期卵泡液增多，LH 刺激颗粒细胞上黄体酮受体表达，使黄体形成并产生黄体酮。

（三）腺垂体分泌的其他激素

PRL 是由垂体前叶嗜酸性粒细胞分泌的激素，以脉冲式分泌，促进乳腺组织的发育，启动和维持泌乳。PRL 也受性激素的影响，卵泡早期分泌最低，中期升高，黄体期下降，但仍比卵泡期水平高。病理性高 PRL 血症时，PRL 抑制垂体 FSH 和 LH，使卵巢分泌 E_2 下降，可导致闭经、溢乳、月经失调。生长激素（GH）由垂体前叶嗜酸细胞分泌。其作用为促进软组织、肌肉、骨骼生长，促进蛋白质合成和水、钠、钾、钙、磷的潴留。

TSH 由垂体前叶嗜碱性粒细胞分泌。其作用为甲状腺滤泡上皮增生、分泌、释放三碘甲状腺原氨酸（T_3）、甲状腺素（T_4）。

ACTH 由垂体前叶嗜碱性粒细胞分泌。其作用为促进肾上腺皮质增生，分泌糖皮质激素和少量雄激素。

促黑色素细胞激素（MSH）由垂体中、前叶细胞分泌。其作用为刺激皮肤黑素细胞合成黑素，产生色素沉着。

垂体功能减退：由于大多数激素水平下降及泌乳素水平升高，垂体功能减退，常出现隐性忧郁、疲劳和性腺功能不足。当存在一种以上垂体激素不足时，则称为全垂体功能减退。垂体功能减退的原因比垂体功能亢进的原因更多，最常见的是治疗垂体功能亢进所致。

三、下丘脑-垂体-卵巢轴

女性生殖内分泌功能的调节主要由下丘脑、垂体和卵巢组成的生殖内分泌功能轴完成，也称 HPO（hypothalamic-pituitary-ovarian axis，HPO）（图 2-3）。下丘脑-垂体-卵巢轴是一个完整而协调的神经内分泌系统，它的每个环节均有其独特的神经内分泌功能，并且互相调节、互相影响。下丘脑通过分泌 GnRH 调节垂体 LH 和 FSH 的释放，从而控制性腺发育和性激素的分泌。女性生殖具周期性，卵巢在促性腺激素作用下，发生周期性排卵并伴有卵巢性激素分泌的周期性变化；而卵巢激素对中枢生殖调节激素的合成和分泌又具反馈调节作用，从而使循环中 LH 和 FSH 呈现密切相关的周期性变化。性激素反馈作用于中枢使下丘脑 GnRH 和垂体促性腺激素合成或分泌增加时，称正反馈。反之使下丘脑 GnRH 和垂体促性腺激素合成或分泌减少者，称负反馈。

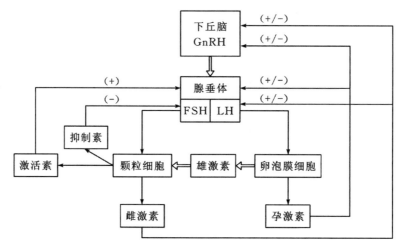

图 2-3　下丘脑-垂体-卵巢轴

受垂体前叶促性腺激素的刺激，卵巢产生许多固醇类激素。主要的激素有：①雌激素（estrogen，E），如雌二醇。②孕激素（progesterone，P），如孕酮。③雄激素（androgen，A），如雄烯二酮。

（一）雌激素的产生及作用

受 LH 和 FSH 作用，雌激素在月经周期开始时分泌，在生长卵泡中合成，这需要卵泡膜细胞和颗粒细胞共同完成。卵泡内膜细胞受 LH 作用分泌雄激素，LH 活化使得胆固醇转化为孕烯醇酮的酶（即类固醇激素产生的第一步），然而，卵泡膜细胞缺乏将雄激素转化为雌激素所必需的芳香化酶。大部分的雄激素穿过基膜进入颗粒细胞。FSH 激活由颗粒细胞产生的芳香化酶，使卵泡内膜细胞的雄激素转化为雌激素（主要为 17β 雄二醇）。排卵后，雌激素由卵泡所形成的黄体产生。雌激素在血中的运输形式是与性激素结合球蛋白（SHBG）和清蛋白结合。它们通过靶细胞内受体起作用。雌激素反馈作用于垂体前叶和下丘脑（通常是抑制作用）。雌激素的主要作用是促进生殖器官和第二性征的发育、子宫内膜功能层增生。

有文献报道通过动物和人的研究证明，雌激素在情绪性行为中发挥重要的作用。一般认为，在月经和生殖周期的不同阶段内，雌激素水平的降低与妇女抑郁、恐慌、焦虑、易怒情绪有关，而排卵前期雌激素浓度激增会使妇女产生良好的心境，但也会引起焦虑和紧张不安。比如，患有焦虑症的妇女体内雌激素水平较低时，她们的焦虑症状反而得以减轻。雌激素能广泛地影响人类的身体和大脑，它对情绪的潜在作用也得到了认可。但其具体的影响，脑内的靶区以及作用于情绪的机制仍需进一步探索。

雌激素能引导神经递质的产生和调节其活性，影响电兴奋性和突触功能，改变神经元的形态学特征，还能够促进神经生长，提高神经生长因子和神经元结构蛋白的转录。雌激素已经被证实能影响大量神经递质体系，包括多巴胺、儿茶酚胺、5-羟色胺、胆碱类、γ氨基丁酸系统，因此雌激素在多个水平上对中枢神经系统发挥作用。

（二）孕激素的产生及作用

孕激素是在月经后半周期由黄体分泌的。黄体是由排卵后卵泡中的颗粒细胞转变而成的。LH 维持这些细胞的分泌活动，主要的孕激素是黄体酮，它是由胆固醇仅通过两个步骤转化而成的。妊娠期，孕激素由胎盘继续产生。孕激素在血中的运输是与皮质类固醇结合球蛋白（CBG）和清蛋白结合，通过靶细胞内的受体起作用。黄体酮对垂体前叶和下丘脑产生负反馈，黄体酮的主要作用是维持子宫内膜和刺激子宫分泌。

（三）雄激素的产生及其作用

雄激素是雌激素的中间产物，然而全身系统也有少量释放。它们与肾上腺的雄激素共同作用，启动青春期和青春期腋毛的生长。

（四）卵巢的内分泌调节

青春期前，卵巢雌激素的分泌主要受雌激素对垂体 LH、FSH 分泌的负反馈调节而控制，少量孕激素可由肾上腺皮质分泌。女性进入青春期（13～18 岁）后，下丘脑出现 60～90 min 一次的强脉冲式 GnRH 分泌，促进腺垂体大量释放 LH 和 FSH。女性内外生殖器发育成熟，第二性征出现，并诱导卵泡细胞膜上的 FSH 受体及卵泡内膜、颗粒细胞膜上的 LH 受体增多，周期性地每次出现一个成熟卵泡，而雌激素和孕激素的分泌亦出现与卵泡周期性变化有关的波动，形成月经及周期性排卵，标志着女性性功能发育成熟。月经周期中，排卵前分别由卵泡的内膜细胞及颗粒细胞合成分泌雌激素和少量黄体酮，排卵后则由黄体颗粒细胞及黄体卵泡内膜细胞大量合成释放黄体酮和雌激素。

女性周期及卵巢功能受神经体液调节，与中枢神经系统和内分泌系统有密切联系，下丘脑的神经细胞脉冲式地分泌释放激素（GnRH），通过垂体的门脉系统到达垂体前叶，控制垂体促性腺激素（FSH 和 LH）的分泌，垂体促性腺激素调节卵巢的生殖功能和内分泌功能。卵巢分泌的性激素（雌激素和孕激素），一方面作用于靶器官（子宫、子宫颈、阴道），使之发生周期性改变及一系列全身变化；另一方面又对下丘脑-垂体起反馈作用，另外卵巢局部的因子及卵巢内自分泌-旁分泌调节系统对卵巢的内分泌功能可进行局部调控。下丘脑-垂体和卵巢间存在着很精密的联系，既相互促进又相互制约。这种联系绝不是孤立的，其他内分泌激素如甲状腺素、肾上腺皮质素等对垂体也有反馈作用。

四、下丘脑-垂体-睾丸轴

男性生殖功能是通过由下丘脑、垂体和睾丸组成的生殖轴（hypothalamic-pituitary-gonad axis）来调控的（图 2-4）。由丘脑下部分泌促性腺激素释放激素刺激脑垂体分泌促性腺激素，在促性腺激素的作用下，睾丸分泌雄性激素和产生精子，雄性激素作用于靶细胞而发生生物效应，在适当的时候促发青春期发育，并维持正常男性的特征。通过下丘脑-垂体-性腺轴的反馈及负反馈作用来调节内分泌激素，因此外周激素的水平保持相对稳定，对维持男性生殖功能的正常也是一个重要因素。下丘脑-垂体-睾丸轴调节着男性激素水平，维系男性性功能，对体内大部分激素的水平有调节、控制的功能。

（一）睾丸的内分泌

睾丸的内分泌主要包括两部分，一是有间质细胞分泌雄激素（主要为睾酮，其次为雄烯二酮、去氧表雄酮等），另一部分是精曲小管内支持细胞分泌的相关激素（雄激素结合蛋白、抑制素等）。

睾丸间质细胞分泌的雄激素具有十分重要的生理作用，是男性生殖系统分化、发生和成熟的基础。从睾丸分离出来的类固醇不止 20 余种，其中最主要的雄激素为睾酮，其余还有雄烯二酮、雄烯二醇、双氢睾酮、去氢表雄酮、雄烷二醇和雄素酮等。但在体内起生理作用的主要还是睾酮和双氢睾酮，雄激素的活性由其自身受体（AR）介导，形成激素与受体复合物而发挥作用，但双氢睾酮与雄激素受体的（AR）的亲和力远大于睾酮。睾酮进入前列腺后，经 5α-还原酶的作用生成活性更强的双氢睾酮。雄激素的主要作用是促进男性生殖器官的形成和第二性征的发育、维持成年男性性功能和生精功能、参与下丘脑-垂体-睾丸性腺轴系的负反馈调节。

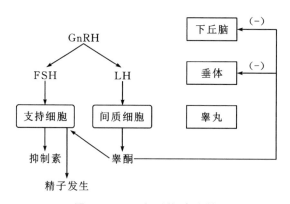

图 2-4　下丘脑-垂体-睾丸轴

睾丸的内分泌调节主要通过睾酮对下丘脑 GnRH 释放及腺垂体 LH 和 FSH 分泌的负反馈调节来控制。LH 可与睾丸间质细胞膜上的受体结合，促进睾酮的合成、分泌。而 FSH 则在 LH 诱导下分泌的适量睾酮参与下，促进精子的生成。非青春期睾酮分泌的昼夜节律不甚明显，清晨约比傍晚高 20%。但进入青春期的男孩，可能因松果体分泌的降黑素减少，GnRH 出现约每 2h 一次的脉冲式分泌，特别在夜间尤著，促使 LH 及 FSH 释放增多。

（二）下丘脑-垂体-睾丸轴的反馈调节

有两个反馈调节系统参与促性腺激素的分泌和合成，这两个负反馈系统是性腺类固醇系统、激活素-抑制素-卵泡抑制素系统。它们对 GnRH 分泌具有抑制性效应。性腺类固醇系统包括睾酮（T）和其代谢产物（E_2），主要通过存在于下丘脑神经元和垂体的雄激素受体，对 GnRH 神经元和促性腺激素分泌具有负反馈作用。T 可分别被芳香化酶和 5α-还

原酶进一步代谢为 E_2 和双氢睾酮（DHT）。T 和 E_2 受体功能的部分或完全缺失可引起垂体分泌 LH 增多，提示两种性激素均参与负反馈调节。在男性先天的 5α-还原酶活性缺失者，其血清 LH 水平较正常者高，说明 5α-还原酶参与负反馈调节。DHT 通过 5α-还原酶转换为双氢雄酮，使 T 作用灭活。睾酮的反馈调节作用主要在下丘脑水平，而雌激素的反馈作用在垂体水平，调节 GnRH 节律引起促性腺激素分泌。在男性，不同的促性腺激素调节不同的类固醇激素分泌。而睾酮对 LH 的负反馈作用主要由雄激素本身调节，对 FSH 的负反馈作用主要由睾酮的芳香化形式即 E_2 调节。所以 E_2 是男性 FSH 分泌的主要调节因子。

有关学者研究情感性精神障碍和精神分裂症患者外周性激素的功能状态，他们发现躁狂症和精神分裂症发作期，T 水平明显高于对照组，且躁狂症又明显高于精神分裂症。所以说性激素水平变异除了与精神症状的兴奋与抑制因素相关外，也与情绪因素有关，而且是更重要的相关因素。研究表明，雄激素与精神运动性兴奋、正性情绪（高涨情绪）呈正相关，E_2 与精神运动性抑制、负性情绪（抑郁情绪）呈正相关。复方炔诺酮治疗躁狂症的报道也恰好印证了这种观点。由此提示，情感性精神障碍与下丘脑-垂体-性腺轴功能间相互影响要比精神分裂症与其间相互影响敏感得多。

第二节　下丘脑-垂体-肾上腺轴及其调节

一、下丘脑-垂体-肾上腺轴

下丘脑-垂体-肾上腺轴（hypothalamic pituitary adrenal axis，HPA）也被叫作边缘系统-下丘脑-垂体-肾上腺轴（LHPA 轴），是一个直接作用和反馈互动的复杂集合，包括下丘脑、脑垂体以及肾上腺。这三者之间的互动构成了 HPA 轴。HPA 轴是神经内分泌系统的重要部分，参与控制应激的反应，并调节许多身体活动。它是一个协调腺体、激素和部分中脑相互作用的机制。HPA 轴的活化机制是：下丘脑通过垂体门脉系统运送下丘脑调节肽（CRH）到脑垂体，从而调节腺垂体的分泌。腺垂体在调节肽的作用下释放 ACTH，然后作用于肾上腺皮质，释放肾上腺皮质激素到全身。

（一）肾上腺皮质的分泌

肾上腺由内侧的髓质和外侧的皮质所构成。肾上腺皮质由外向内形成球状带、束状带和网状带，分别产生 3 类类固醇激素，即盐皮质激素（醛酮）、糖皮质激素（皮质醇）和性类固醇，包括雄激素和雌激素前体，主要是脱氢表雄酮（DHEA）及其硫酸盐（DHE-AS），尚分泌少量雄烯二酮和睾酮。肾上腺皮质是除卵巢外可合成分泌甾体类激素的重要器官。肾上腺皮质不但合成分泌糖皮质激素和盐皮质激素，而且在合成分泌少量雄激素和极少量的雌激素、孕激素中也起到了重要作用。

肾上腺雄激素由肾上腺网状带合成，主要的肾上腺雄激素有脱氢表雄酮（DHEA）和雄烯二酮。

肾上腺分泌的性激素生物活性弱，但它们可通过外周组织中酶的作用转化为更具活性的雄激素，如睾酮。少量的雄性激素是正常女性所必需的，但是当雄性激素合成分泌过多，下丘脑分泌 GnRH 的功能受到抑制，对抗雌激素的功能，则经迟、闭经、不孕等卵巢功能抑制的表现突出。

（二）肾上腺髓质的分泌

肾上腺髓质分泌去甲肾上腺素和肾上腺素。这两种激素都属于儿茶酚胺，这是根据它们的化学结构而命名的。肾上腺分泌的儿茶酚胺 80% 是肾上腺素。肾上腺素和去甲肾上腺素作用于靶细胞的 α 受体和 β 受体，分别通过 PLC-IP$_3$/DG-PKC 和 AC-cAMP-PKA 信号转导通路发挥作用。

（三）肾上腺功能初现

肾上腺开始分泌雄激素，称肾上腺功能初现，在青春期前几年（7～9 岁）出现，标志着网状带的成熟。在男性，肾上腺功能初现之后，肾上腺雄激素的分泌导致男性性器官的早期发育。在成年男性一生中，肾上腺雄激素只占总雄激素活性的 5%，所以它们对成年男性影响不明显。在女性，从肾上腺功能初现之后到其终身，肾上腺雄激素大约占总雄激素活性的 50%，这些雄激素促进女性阴毛及腋毛的生长，还有维持性欲和性行为等作用。

肾上腺可参加机体的应激性调节和应急性调节。当机体遭遇各种有害刺激（创伤、手术、中毒、感染等），可刺激肾上腺皮质激素大量分泌，提高机体对伤害性刺激的耐受能力。应急（如运动、疼痛、休克、低血糖、迫在眉睫的考试）刺激儿茶酚胺的分泌。应急刺激下丘脑的某一区域，使包括肾上腺髓质在内的交感神经系统被激活。肾上腺髓质不直接接受垂体的调节。

二、肾上腺功能对女性生殖内分泌的影响

肾上腺与性腺在胚胎学和内分泌学均有密切的联系。肾上腺来源于肠系膜根部，与性腺原基邻近，均由体腔上皮的囊胚层发育而来。两者都能合成和分泌甾体激素，并有共同的物质来源和激素前体即乙酸胆固醇和孕烯醇酮，只是因各腺体的酶系统和细胞类型不同，从而合成不同的类固醇激素。HPA 轴对维持正常的生殖功能也是必要的，其功能失调可导致生殖障碍。由垂体分泌的 ACTH 是皮质醇及雄激素分泌的主要调节激素。ACTH 又受促肾上腺皮质激素释放因子（corticotropin-releasing factor，CRF）及中枢神经介质调节。CRF 可以促进 ACTH 的分泌，ACTH 可促进肾上腺皮质激素的分泌及束状带和网状带的增生，CRF 和 ACTH 亦受糖皮质激素反馈性抑制。

当肾上腺类固醇皮质激素浓度升高时，通过负反馈可使下丘脑分泌促皮质素释放因子（CRF）减少，又经旁路作用使黄体生成激素释放激素（LHRH）分泌也减少，直接影响垂体-卵巢轴，导致性腺功能低下，出现闭经、乳房萎缩、性功能减退。增多的肾上腺源性雄激素使女性男性化，出现痤疮、多毛，性腺功能进一步紊乱。若由于 ACTH 分泌不足或肾上腺皮质本身病变，使肾上腺部分或完全丧失功能，肾上腺皮质功能减退时，卵巢

功能也受到影响，因肾上腺雄激素合成减少，常有阴毛、腋毛脱落、性欲减退、月经失调、排卵障碍，即使妊娠也难以维持。急性肾上腺功能不全一般对生殖功能无影响，慢性患者多在肾上腺皮质进行性损害超过 90％时才出现症状。机械、心理、免疫等应激对机体产生伤害时，由促肾上腺皮质激素释放激素（CRH）发动激活 HPA 轴。HPA 轴功能亢进引起 HPO 轴功能低下或紊乱，其中最重要的影响是 GnRH 脉冲分泌减少，继而 LH 分泌减少，导致排卵障碍。

HPA 轴与 HPO 轴同为女性重要的内分泌系统，两个系统的下丘脑-垂体解剖结构邻近、激素分泌反馈效应机制相似、HPA 轴自身分泌雌激素、孕激素及雄激素等性激素，某些致病因素，如免疫、炎症因素可能同时作用于这两个内分泌系统的某一个或多个靶器官，HPA 轴的某些病变会同时引起 HPO 轴的变化，表现为女性激素的改变、月经的变化及性征异常，影响妊娠分娩的结局。

第三节　下丘脑-垂体-甲状腺轴及其调节

一、下丘脑-垂体-甲状腺轴

下丘脑的神经内分泌细胞产生促甲状腺激素释放激素（TRH），通过垂体门脉系统，随血流进入垂体前叶（腺垂体），促进促甲状腺激素（TSH）的释放与合成。TSH 对甲状腺的调节是通过血液到达甲状腺，与腺泡细胞膜上相应的受体结合，通过细胞内 cAMP-蛋白激酶系统，促使甲状腺激素的释放与合成。这就构成了下丘脑-垂体-甲状腺轴（hypothalamic-pituitary-thyroid axis，HPT）。

（一）甲状腺激素分泌及作用

甲状腺主要分泌的是甲状腺激素（thyroid hormone，TH），主要参与机体能量代谢、生长发育、心血管系统等调节，是机体内重要激素之一。甲状腺激素中甲状腺素和三碘甲状腺原氨酸具备生理活性。甲状腺素和三碘甲状腺原氨酸对性腺的发育成熟、维持正常的月经和生殖功能有重要作用。

甲状腺激素与女性生殖系统密切相关，一方面直接作用于卵巢，另一方面通过影响性激素结合球蛋白（SHBG）的合成调节泌乳素（PRL）、GnRH 的分泌和凝血因子的功能而对月经周期进行调控。

（二）甲状腺激素的调节

甲状腺激素主要通过下丘脑-腺垂体-甲状腺功能轴调节。下丘脑神经内分泌细胞分泌促甲状腺激素释放激素（TRH），促进腺垂体分泌促甲状腺激素（TSH）。TSH 是调节甲状腺分泌的主要激素。动物去垂体后，其血中 TSH 迅速消失，甲状腺吸收碘的速率下降，腺体逐渐萎缩，只靠自身调节维持最低水平的分泌。给这种动物注射 TSH 可以维持甲状腺的正常分泌。切断下丘脑和垂体门脉系统的联系，或损坏下丘脑促甲状腺区，均能使血中 TRH 含量显著下降，TSH 及甲状腺激素含量也相应降低。这说明下丘脑-下垂体-甲状腺之间存在功能联系。

下丘脑促甲状腺激素释放激素（TRH）刺激垂体前叶分泌促甲状腺激素（TSH）。TSH 作用于甲状腺滤泡细胞表面的细胞外受体，形成环磷酸腺苷（cAMP），刺激以下 5 个合成和分泌过程：①碘摄取。②甲状腺球蛋白合成。③碘化。④结合。⑤为分泌做准备的吞饮。

由于上述调节作用，T_3 和 T_4 合成和分泌的速度更快。TSH 对甲状腺有长期作用，通过增加其体积和血液，促进激素的合成等因素影响甲状腺激素的释放。以下 3 种主要因素刺激分泌：①作用于垂体前叶的长期低温暴露。②作用于垂体前叶的雌激素。③直接作用于甲状腺的肾上腺素。

过量的甲状腺激素和糖皮质激素（如皮质醇）通过作用于垂体前叶抑制 TSH 的释放而抑制甲状腺激素的分泌。

甲状腺激素在血中的浓度经常反馈调节腺垂体分泌 TSH 的活动。当血中游离的甲状腺激素浓度增高时，将抑制腺垂体分泌 TSH，是一种负反馈。这种反馈抑制是维持甲状腺功能稳定的重要环节。甲状腺激素分泌减少时，TSH 分泌增加，促进甲状腺滤泡代偿性增大，以补充合成甲状腺激素，供给机体的需要。

二、甲状腺功能评估

评估甲状腺功能主要通过测定血液中 TSH、TT_3 及 TT_4、FT_3 及 FT_4 来完成。有时也需要检测甲状腺自身抗体。

（一）TSH

成人的正常值是 $0.4 \sim 5.0$ mIU/L，其范围随着不同试剂、各家正常值不一。由于甲状腺激素的负反馈，在原发甲状腺功能亢进时，TSH 随之下降，原发性甲状腺功能减退时，TSH 则会升高。TSH 介于 $5.0 \sim 10.0$ mIU/L，但 FT_3 及 FT_4 正常时，诊断为亚临床甲状腺功能减退，其临床意义仍需进一步确认。

（二）TT_3 及 TT_4

TT_3 正常值为 $1.2 \sim 2.9$ nmol/L，TT_4 正常值在 $64 \sim 154$ mmol/L。能影响甲状腺素结合球蛋白（TBG）水平变化的因素都可影响总甲状腺激素浓度。例如妊娠、病毒性肝炎、雌激素都使 TBG 上升，造成 TT_3 及 TT_4 随之升高，这时应该测定游离型甲状腺激素来进行判读。

（三）FT_3 及 FT_4

FT_3 正常值为 $2.1 \sim 5.4$ pmo/L，FT_4 正常值为 $9 \sim 25$ pmol/L。游离型甲状腺素的测定可采用直接测定或测量游离甲状腺素指数的方法。FT_3 临床意义较低，以游离型 FT_4 较常被采用。筛查甲状腺功能时可以先检测 TSH。当 TSH 正常时，无须检测 T_3 及 T_4。如果 TSH 异常时，则必须检测 FT_3 及 FT_4 来判断疾病的严重程度。甲状腺功能减退的患者在接受药物治疗时，FT_4 的变化较不明显，因此多以 TSH 的测量作为调整剂量的参考。甲状腺功能亢进患者接受治疗时，TSH 的变化晚于 FT_3 及 FT_4 的变化，因此治疗初期多以 FT_3 及 FT_4 的变化来评估治疗效果。

（四）甲状腺自身抗体

许多抗甲状腺抗体的检测，例如甲状腺过氧化酶抗体（TPOAb）、甲状腺球蛋白抗体（TgAb）、促甲状腺素受体抗体（TRAb），有助于自体免疫甲状腺疾病的诊断。TPOAb 具细胞毒性，可引起甲状腺功能低下。TRAb 可以刺激 TSH 受体，引起甲状腺功能亢进，是 Graves 病的致病性抗体。

三、甲状腺功能对女性生殖内分泌的影响

（一）动物研究

T_3 能影响实验动物的动情周期、生物行为、妊娠维持、胚胎生长以及哺乳。T_3 抑制动物的求偶行为，怀孕小鼠的 T_3 及 T_4 都下降。给予幼年大鼠甲状腺激素可以引发性早熟，给予成年大鼠甲状腺激素则产生较多的卵泡及黄体。给予甲状腺激素造成实验动物外周血 LH 降低，并使子宫内膜增厚。

幼年小鼠切除甲状腺会造成卵巢缩小，性晚熟，阴道及子宫发育不良。成年小鼠切除甲状腺则造成月经不规律及卵巢萎缩，虽然仍具备受孕能力，但流产、死胎及胚胎发育不良的比例增加。成年大鼠切除甲状腺则导致不孕。

（二）甲状腺功能亢进对生殖内分泌的影响

1. 激素变化　甲状腺功能亢进使性激素结合球蛋白（SHBG）升高，E_2 浓度也上升 2～3 倍。由于 E_2 与 SHBG 结合，使相应的代谢清除率下降。甲状腺功能亢进的女性，LH 对 GnRH 的反应性增强，因此 LH 升高，但 FSH 仍维持正常。

2. 月经异常　青春期前发生甲状腺功能亢进，对初潮年龄没有明显的影响，但在青春期后则会引起闭经、月经稀发、经量减少及无排卵。甲状腺功能亢进常伴随营养障碍及情绪失调，间接造成月经的改变。有时月经的变化在诊断为甲状腺功能异常前就已经发生。

3. 药物的影响　I^{131} 是治疗甲状腺功能亢进的常用方法，因治疗所需剂量低，对生殖功能及后代健康并没有显著不良影响，但仍应在治疗结束后 6 个月后再行怀孕。

（三）甲状腺功能减退对生殖内分泌的影响

1. 激素变化　甲状腺功能减退使 SHBG 结合力下降，造成总睾酮及 E_2 降低，但游离型睾酮增加。LH 对 GnRH 反应性下降，但促性腺激素仍维持正常。由于 TRH 升高，刺激垂体分泌催乳素增多，可能引起溢乳。

2. 月经异常　甲状腺功能减退使月经周期及经量都发生改变。无排卵造成雌激素突破性出血，临床上出现月经稀发或无月经。因患者凝血因子减少，也可能出现经量过多或月经频发。

四、甲状腺功能对男性生殖内分泌的影响

男性生殖功能的调节主要是由下丘脑-垂体-睾丸轴各环节共同完成。甲状腺功能紊乱

的男性患者常常表现为性欲降低、勃起功能障碍、早泄等，甚至有些男性患者会出现乳房发育。研究甲状腺功能紊乱男性患者体内性激素水平时发现，甲状腺功能紊乱男性患者体内 FSH、LH 水平高于甲状腺功能正常组，甲亢男性患者体内睾酮（T）、雌二醇（E_2）、性激素结合球蛋白（SHBG）高于正常组，且睾酮、SHBG 水平随着总三碘甲状腺原氨酸（TT_3）、总四碘甲状腺原氨酸（TT_4）升高而升高。待甲亢控制后，男性甲亢患者体内 E_2、T、SHBG 可降低，性功能可恢复至正常，但体内 FSH、LH 水平下降的并不明显，说明甲状腺激素主要通过调节男性患者体内 T 及 E_2 水平对性功能产生影响。男性甲减患者体内 T 水平低于正常组，E_2、PRL 水平高于正常组，泌乳素与男性的性欲、性功能、精子的生成有着密切的关系。

本章小结：神经系统和内分泌系统之间存在着密切的相互联系。下丘脑神经细胞之间存在着密切的相互联系。下丘脑神经细胞也可合成并释放内分泌激素，通过门脉系统血流进入垂体前叶，即下丘脑的 GnRH 呈脉冲样释放进入正中隆起的门脉系统，促使垂体促性腺激素（gonadotropic hormone，GH）包括促卵泡激素（FSH）及促黄体生成素（LH）的产生和释放。GnRH 脉冲的频率及其振幅大小对 FSH 和 LH 的合成和分泌有重要作用。可见神经细胞还具有内分泌的特性，其分泌物不像神经递质，并不进入触突间隙，而是进入血循环，影响远处靶器官。这就是神经内分泌。

现代内分泌系统的概念已从 6 个经典内分泌腺扩展到神经、心血管、肺、肝、肾、消化道、脂肪、皮肤和免疫细胞等几乎全身的组织或细胞。广义的激素包括神经递质、神经肽、脑肠肽和细胞因子。传递信息的途径除内分泌外，还有神经分泌（突触式）、神经内分泌（非突触式）、旁分泌、自分泌、腔内分泌和胞内分泌等途径。调控机制除反馈调节外，更多而精细的是局部调控机制。

人类生殖内分泌的主体是中枢神经系统下丘脑-垂体-性腺轴的功能。中枢神经系统对下丘脑抑制影响的解除和下丘脑促性腺激素释放激素（GnRH）-促性腺激素（Gn）脉冲分泌的激活是启动该轴功能的关键。性腺生殖细胞的储备及其辅助的体细胞是繁衍后代的物质基础。下丘脑-垂体-性腺轴、下丘脑-垂体-肾上腺轴与下丘脑-垂体-甲状腺轴之间存在着复杂的联系。神经内分泌营养调节网络涉及下丘脑调节食欲的神经肽、CRH、脂肪激素（瘦素）和胰岛素等。这些网络通过影响 GnRH-Gn 脉冲分泌或直接影响卵巢和睾丸。下丘脑分泌的 GnRH 又受下丘脑 II 级神经元的影响，而 II 级神经元还要受更高级的神经中枢支配，如人体内在环境、外在环境、思想感情的变化都可能导致生殖功能的波动。因此，在治疗中除应用激素类药物调节内分泌外，还要注意全身及精神疾病的诊治。

第三章 人类心理活动调控的神经内分泌基础

第一节 神经系统的结构与功能

神经系统是人体结构和功能最复杂的系统，经过漫长的生物演化过程，人类长期从事生产劳动、语言交流和社会活动，使大脑有高度的感觉和运动皮质，而且有支配复杂语言的神经网络，这是人类思维和意识活动的物质基础。神经系统能感受体内、体外环境的变化，并相应地调节人体多方面的活动，对内能协调各器官、系统的活动，使它们相互配合形成一个整体，对外使人体能适应外部环境的各种变化。

现在认为，认知、情绪和记忆等是通过脑内相互联系的神经回路和网络系统产生的。回路中的任何一点的损害都可能导致相同的症状。本节主要讨论与认知、情绪、记忆和行为等相关的大脑皮质及皮质下的结构和功能。

一、大脑皮质

大脑皮质是人类大脑最大的部分，是认知的结构基础，包括数以亿计的神经元和近一万亿个胶质细胞。大脑皮质中不同区域细胞的微观结构明显不同，不同的结构对应不同的功能。研究者根据细胞的不同结构，不断地对大脑皮质区域做出了日趋精细的划分。为了方便理解，我们将这些区域划分为 4 个脑叶，根据他们在颅骨下所居的位置，分别命名为额叶、颞叶、枕叶、顶叶（图 3-1）。下面将主要阐述那些与认知、情绪和记忆等最关键的部分。

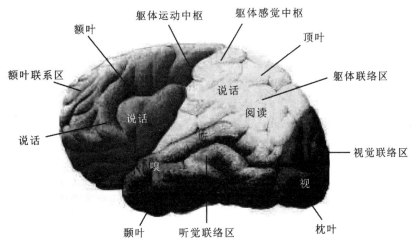

图 3-1 人类大脑皮质分区

（一）额叶

额叶在主要皮质叶中占据最大的体积。它包括神经精神功能（如执行功能、人格、智力、工作记忆、言语）的5个关键区域和运动功能。额叶岛盖包括左侧的Broca区（负责言语的流畅性）。右额叶岛盖赋予言语以情感——姿势、韵律和音调变化。Broca区损伤导致迟滞型失语，以难以产生流畅语句、理解命名不能和复诵受损为特点。患者通常知道这些缺陷，对言语的理解力也完好无损。右额叶岛盖损伤导致患者说话不带情感复诵的"表达性失语"，理解力仍完好。

优势中间区域包括前扣带回和补充运动区的中间部分。这些区域促进言语和复杂运动的起始和同步化。这些区域的损伤可导致运动不能性缄默症，伴有交流能力受限、无表情、身体或手臂运动受限。单侧损伤所致的有意图运动的减少可能是暂时的，甚至可自行恢复。

眶额部和下部近中区域与社会行为、自知力、判断力和情绪有关。眶额部皮质在限制对环境状况的情绪反应方面发挥作用。这一区域的损伤可导致社会性行为的严重瓦解，包括计划、判断和决策功能缺损。这一区域损害可导致患者不能对创伤或焦虑情境做出自发性反应。

背外侧前额叶区对集中注意力、工作记忆、逆行记忆回忆的管理和情绪调解非常关键。通常，左半球更多的与言语记忆管理有关，右半球与非言语和视空任务有关。损害后可能引起患者智能缺陷、对时间和事件的频率失去记忆、不能集中注意力、不能转移注意力（如精神分裂症）。

补充运动皮质、前视野和初级运动皮质都包含在额叶。它们对视觉引导的运动和目标命中、目标运动的始动和肌肉群的运动很重要。

（二）颞叶

颞叶接受听觉刺激，同时也参与物体命名、形成和处理记忆以及视觉辨认，对许多情绪和记忆回路是必不可少的。一些颞叶功能表现出明显的半球优势。左侧下部区域对视觉辨认非常重要，损害后可导致面容失认。右侧下部区域参与视觉辨认，损害后导致对时间和空间中物体的辨认能力丧失。左侧前部区域对物体的命名非常重要，损伤这一区域可导致物体认识不能（与面容或人相比）。右侧前部区域也参与物体的命名，同时管理回溯性事件记忆。损害后不仅导致物体命名缺陷，还丧失对亲身经历的过去事件发生的时间和细节的记忆。背外侧皮质是初级听觉皮质，它和听觉联合皮质区感受声音，上颞回前侧部分属于Wernicke区，为听觉辅助皮质，帮助对声音的理解、有意义言语的产生和言语复诵，这一区域损伤将导致感觉性（Wernicke's）失语症，频繁用词不当、复诵受损、听觉理解缺陷。与Broca's失语症不同，Wernicke's失语症者不能正确使用语言和语法，常常言不达意。双侧损害可导致中枢性耳聋。中颞区包含海马复合体和杏仁核，将在后面阐述。脑岛包含嗅皮质，双侧损害可导致嗅觉丧失。幻嗅通常发生在中颞叶癫痫发作，可能是由于与这些发作病灶相邻的缘故。

（三）顶叶

顶叶是感觉、语言、理解力和其他智力功能发挥作用的重要区域，主要功能是对感觉信息的高级加工和整合。对大脑发育的研究显示，顶叶和额叶的整体联系变得更加明显。它们对集中注意力和对时间、空间的指向和注意至关重要。右半球同样对辨认和处理音乐和歌声非常重要。缺损包括失音乐症（失去辨认歌声以及音乐的能力）。双侧损害导致听觉失认，不能辨认或识别任何类型的声音。左下顶叶支持言语传导、言语复诵、有意义言语的产生、物体命名、大声朗读、拼写和听写。损害后会导致传导性失语、复诵受损、流畅性错乱言语、物体命名不能、口头阅读受损、拼写或听写不能、物体触觉失认和失算症。右顶叶下部对视听意识和缺损辨认重要，这些区域损害可引起忽视综合征，包括不注意视听形态、忽视内部和外部空间、疾病感缺失、否认肢体轻瘫或丧失触觉形态。双侧损害可出现身体图式障碍和疾病感缺失。顶叶上部包括双侧感觉联合皮质。这一皮质对对侧身体的感觉整合和识别很重要，损害后可出现感觉整合和识别丧失。对接收身体感觉必不可少的初级感觉皮质也立于顶叶，从后部直接到中央沟，损伤会导致对侧肢体麻痹。

（四）枕叶

枕叶对视觉是必不可少的，含有原始视觉皮质。初级视皮质接收视觉投射，对视觉、色觉、整个物体的整合或成像以及阅读都是至关重要的。左右半球间的连接支持视觉信息的整合。损害后致视野缺损（如失明）、物体成像整合障碍和色盲。相邻的视觉联合皮质对视觉定向、外围注视方向、视觉指引环境中的视觉扫描很重要。距状沟或裂隙以上的区域称作背侧部分。这些区域损害可导致 Balint 综合征，以视觉定向障碍、视觉失用和视觉混乱为特点。也可能是运动知觉缺陷和深度知觉能力下降（一侧损害可导致部分或轻度障碍）。在距状沟或裂隙以下的区域称作腹侧部分。左侧损害可导致左侧偏盲、痛觉感知不能和面部意象缺损。右侧损害可导致右侧偏盲、"完全"失读症和心理意象受损。双侧损害可导致全盲、物体视觉失认、受损的心理意象和人面失认证。

人类的大脑皮质如此之大，让我们很容易把其想象为整个大脑。事实上很多动物在没有大脑皮质的情况下也能做出许多令人印象深刻的复杂行为。大脑皮质的基本功能似乎是对感觉材料进行整合和精细加工。鱼没有大脑皮质，但也能看和听，只是不能像哺乳动物一样识别和记住感觉刺激的所有复杂属性。大脑皮质的功能，就好像某家公司的电视广告中宣传自己并不制造任何产品，但他们可以使很多别的公司的产品变得更好。

二、皮质下区

（一）基底节

基底节是由尾状核、壳核、苍白球、屏状核、丘脑下部区域和黑质组成的一组小的互相联结的皮质下核团。尾状核和壳核常被称作纹状体，苍白球和壳核称作豆状核。这些核团是产生情绪、执行功能、动机和运动的一个关键位点。有许多输入和输出回路贯穿这些区域，包括背外侧、眶额和前扣带回的 3 个额叶回路。这些结构损害导致运动功能减退或亢进综合征以及认知情绪功能障碍。基底节包含重要的乙酰胆碱（Ach）、多巴胺（DA）、 γ-氨基丁酸（GABA）和神经肽分泌物。多巴胺受体是精神分裂症和帕金森病的作用靶点。

（二）尾状核

尾状核呈 C 形结构，分头、体、尾。它们顺着侧脑室壁呈弓形弯曲，终止于双侧的杏仁核。尾状核和壳核被认为是共同的输入核团，接收大脑皮质、丘脑和黑质致密部的投射。尾状核和壳核的主要输出对象是苍白球和黑质网状部。损伤尾状核和壳核的主要输出对象是苍白球和黑质网状部。损伤尾状核后的神经精神症状很多，可分为行为、情绪、记忆、语言和其他症状。较常报告的缺损包括脱抑制、解体、执行功能失调、冷漠、抑郁、记忆丧失、非典型失语症、精神病性症状、人格改变和谵妄体质。

（三）壳核

壳核是基底节的最外面结构。内囊前肢将它与尾状核分开。壳核和尾状核被认为是输入核团（见"尾状核"部分的输入输出投射）。壳核损害导致的神经精神症状包括原发性语言和行为缺失（如非典型失语症、强迫观念-强迫行为特质、执行功能障碍）。然而，抑郁和记忆丧失也有报道。

（四）苍白球

苍白球位于壳核中间，分成两个部分（内部和外部）。苍白球在功能上被认为是一输出核团。主要的输出是通过 GABA 通路到丘脑下部和丘脑。与苍白球损害相关的最常见的是情绪方面的神经精神症状，最常见的是焦虑、抑郁、失语、精神病性症状和中枢痛，遗忘症和认知缺失也偶有报道。

（五）黑质

因含有黑色素，中脑的黑质核团是黑的，被分为致密部和网状部。致密部把 DA 输送到尾状核和壳核，网状部接收从纹状体来的输入，并输出到丘脑、丘脑下部和网状结构。食物的形状与气味会激活其神经元放电，将引起正性感情反应，这是它的独特作用。当它的神经元被毁坏时，将失去享乐而引起厌恶反应。如果切除背部下丘脑而保持它的完整，却不会引起厌恶。它是脑中唯一被切除（对实验鼠）后，消失对甜食引发任何正性感情奖励作用的部位，反映出腹侧黑质神经元对甜食的正性感情起关键作用。黑质损害引起的神经精神症状主要包括行为和情感的缺失，如运动不能、共济失调、攻击和抑郁，偶见记忆和认知缺失。

（六）边缘系统

边缘系统这一术语最常用来描述参与情绪、记忆或攻击行为的脑区。最先由 Broca 提出。这个名称完全是对这个结构的解剖学位置的描述。Papez 提出，这些区域不只对先前人们已公认的嗅觉重要，而且对记忆和情绪也很重要。边缘系统的重要组成包括海马结构、海马旁回及内嗅区、齿状回、扣带回、乳头体以及杏仁核（图 3-2）。上述结构通过 Papez 环路相互联系，并与其他脑结构（新皮质、丘脑、脑干）有广泛联系，所以边缘系统的作用是使中脑、间脑和新皮质结构之间发生信息交换。

海马结构和海马旁皮质共同看作是"记忆结构"。本质上，它们的功能是形成和管理

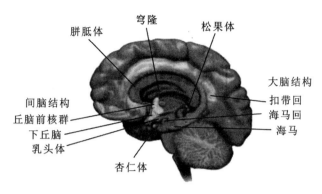

图 3-2　大脑边缘系统

记忆的储存。海马旁结构从扣带回延伸到杏仁核。海马的主体从穹隆脚延伸到杏仁核，定位于颞中叶。海马结构损害后导致的神经精神症状主要是记忆缺失，包括顺行和逆行性遗忘、不能形成新的记忆和暂时性遗忘。

穹隆是海马结构的主要纤维束。它由输入和输出海马纤维组成。穹隆损害导致的神经精神症状是记忆缺失，与海马结构损害症状叠加，包括近期记忆受损、短暂遗忘综合征和长期的顺行性遗忘。

乳头体是位于间脑后部的两个小而圆的核团。它们接受从海马来的输入，并输出到脑干和丘脑。乳突丘脑束是乳突小体到丘脑前核的投射。乳头体或其纤维束损害导致的神经精神症状主要是记忆缺失和精神病。最常见的是虚构和顺行记忆丧失。

杏仁核位于尾状核的尾和海马、海马旁最前端的交界处。与内侧颞叶、前额叶皮质、前扣带回、丘脑和下丘脑等许多脑区有着广泛的神经联系。它发送投射到基底前脑和纹状体、下丘脑、丘脑、中脑和脑干。相关研究表明，杏仁核在负性情绪反应方面起着重要的作用，尤其是与恐惧、焦虑、厌恶等负性情绪密切相关。动物一旦杏仁核受损，就明显失去了对威胁刺激的恐惧反应，常见的神经精神症状主要是行为和情绪方面的，包括被动或攻击、性欲亢进、害怕、焦虑以及惊恐情绪减少、情绪和记忆的关联减少。即使割裂杏仁核与颞叶之间的联系，有机体仍能发生类似的情绪反应，表明这种联系与恐惧反应的关系并不紧密。因此，杏仁核是恐惧条件反射形成的关键脑区，对恐惧情绪的学习和相关记忆的存储具有重要作用。

（七）丘脑

丘脑位于尾状核和壳核内侧、第三脑室的外侧。上部和内侧部分包含前核、内侧背核和外侧背核。这些核团与边缘系统有密切的联系。左侧丘脑内侧部分损伤与语言、言语智力和言语记忆的缺失有关。右侧丘脑损伤与视觉空间、非言语智力和视觉性记忆的缺失有关。内侧丘脑可能是记忆时间方面的重要结构。双侧损伤与严重的记忆受损（"丘脑遗忘症"）和痴呆有关。记忆缺失可能是连接这些丘脑核团与边缘结构的纤维束被破坏的结果。丘脑前部和内侧丘脑损伤也可导致自主功能、情绪和睡眠-觉醒周期的紊乱。

（八）下丘脑

下丘脑围绕第三脑室，位于丘脑腹侧。它有输出，同时也接收眶额皮质、边缘回路、丘脑、网状结构和自主内分泌系统的投射。因此，它是连接机体内稳态和外部环境的关键结构。研究发现，切除或损伤外侧下丘脑，将对动物失去饥饿、性和情绪的动机起关键作用；若切除腹侧中央下丘脑，则会增加食欲、社交和攻击行为。下丘脑损害常见的症状是攻击、暴力、厌食、抑郁、长时记忆受损、痴呆、痴笑发作和睡眠-觉醒周期改变。

（九）脑桥

脑桥位于中脑和延髓之间的后窝。它包含对唤醒（网状结构）和情感稳定性必要的核团和纤维束。中缝核（沿整个脑干的中线）往整个大脑的结构投射5-羟色胺能纤维，包括丘脑、海马、基底节和额叶皮质。蓝斑位于脑桥中，它发出去甲肾上腺素能的投射到边缘系统、下丘脑、丘脑、小脑和大脑皮质。脑桥损害导致的神经精神症状包括行为、情绪、语言、记忆和其他缺失。通常报道的缺失包括脱抑制、睡眠-觉醒周期紊乱、焦虑、抑郁、情绪不稳、认知缺失、中枢疼痛、人格改变、木僵和精神病。

（十）小脑

小脑围绕第四脑室，位于颞叶、枕叶和脑桥的腹侧。除了与运动系统的广泛联系，小脑还通过丘脑投射到扣带回、背内侧前额叶和背外侧前额叶皮质。有研究标明，小脑（特别是后小脑和小脑蚓）损害会导致一系列的认知和情绪缺失，包括执行功能障碍、视觉空间缺失、人格改变和语言异常。

第二节　内分泌系统与人类心理

我们常说，压力太大导致了内分泌紊乱，如性功能异常、女性月经紊乱等，可见内分泌与人类精神心理有着密切的关系。一方面，内分泌系统疾病往往导致精神障碍；另一方面，人类的心理活动也影响着内分泌系统的改变，在有精神疾病时也出现内分泌异常，如精神应激可以导致或加重高血压、冠心病、消化性溃疡、皮肤病等。

内分泌系统是一种整合性的调节机制，通过分泌特殊的化学物质来实现对有机体的控制与调节。同时它也是机体的重要调节系统，它与神经系统相辅相成，共同调节机体的生长发育和各种代谢，维持内环境的稳定，并影响行为和控制生殖等。

大脑本身就是一个内分泌器官，其旁神经元细胞含有神经内分泌肽或囊泡样颗粒，一旦受到某种刺激时，可释放神经递质或激素样物质到突出间隙，经细胞内短距离移动后作用于靶细胞或通过血液被输送到较远的作用点而产生作用。

人体内分泌系统主要是由垂体腺、甲状腺、甲状旁腺、胸腺、胰腺、肾上腺、生殖腺等组成（图3-3）。它受自主神经系统支配，各腺体之间又有互相支配的关系。下面介绍的是和人的心理活动联系最为直接的几种内分泌腺以及各腺体与心理活动的相互作用。

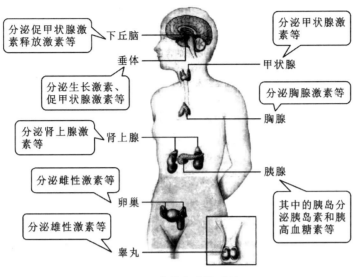

图 3-3　人类内分泌系统

一、垂体腺

（一）基本结构

垂体腺也称脑垂体，位于丘脑下部，是两个分开而又紧密靠着的腺体，称为垂体前叶和垂体后叶。垂体后叶完全为下丘脑所控制，它所产生的抗利尿激素控制尿的分泌速度和分泌量；它还间接控制血压，并影响分娩和乳汁分泌。由于下丘脑的作用，在一定的情绪影响下，排尿、血压均可发生变化；事实上，分娩和排乳也受情绪的影响。

垂体前叶产生多种激素，也由下丘脑控制。垂体前叶释放的一种激素有直接效应，它直接影响身体生长的速度和持续时间，如果分泌过少会引起侏儒症，分泌过多则引起巨人症。垂体前叶释放的另一些激素则通过触发其他内分泌腺的活动，影响与那些腺体有关的生理活动。例如，触发肾上腺分泌会引起在情绪变化方面的垂体-肾上腺相互作用。

（二）常见的脑垂体异常所致的精神障碍

1. 腺垂体前叶功能亢进（巨人症或肢端肥大症）所致的精神障碍　常表现为性格改变，早期以情绪不稳定为主，后期有精神萎靡、呆板、迟钝、淡漠、少语寡言等。也有两组症状交替发生，有人认为这是肢端肥大症最基本的精神症状，可能因钩回受压而引起钩回发作。还可见被害妄想、嫉妒妄想等，幻觉少见。

2. 脑垂体前叶功能减退所致的精神障碍　最常见的表现为类神经衰弱型，且多发生于早期或轻型患者，表现无力、疲倦、白天嗜睡、夜间失眠、意志减退、淡漠、迟钝、过敏等。常被误诊为神经衰弱。有的表现为癔症样发作、分裂样精神病状态、抑郁状态、意识障碍等。

二、肾上腺

（一）基本结构

肾上腺位于肾脏的上部，由肾上腺皮质和肾上腺髓质的两个腺体组成。肾上腺对有机体的应激状态、行为和情绪有重要的影响。

1. 肾上腺髓质 肾上腺髓质分泌肾上腺素和去甲肾上腺素。肾上腺素与自主神经系统中的交感系统的活动紧密联系，它能激活有机体使之处于应激的状态，引起出汗、心率加速、外周血管舒张、胃肠血管收缩等与交感系统活动类似的现象。肾上腺素还作用于网状结构的某些部位，从而激活交感系统，再次激活肾上腺分泌，由此形成一个维持生理激活的循环，这就是为什么在刺激因素消失后，情绪激动状态会持续存在一段时间而不能立刻消失的原因。

去甲肾上腺素具有与肾上腺素类似的作用。由于去甲肾上腺素是交感系统中的神经递质，它可直接促进交感系统的活动。

肾上腺髓质的活动是受交感系统控制的，在交感系统与肾上腺髓质之间有着互相协调的相互作用。例如在情绪性刺激作用下，交感系统同时刺激内脏器官和肾上腺髓质。神经刺激激起内脏器官立刻进入紧张活动，而激素启动较慢，但可维持较长时间，以保持肌体活动处于维持需要的状况。

2. 肾上腺皮质 肾上腺皮质分泌肾上腺类固醇。它直接受垂体腺的调节。垂体腺前叶分泌的激素之一为促肾上腺皮质激素（ACTH），在环境刺激因素的作用下，通过促肾上腺皮质激素的分泌控制肾上腺皮质活动；肾上腺皮质分泌的肾上腺类固醇在血液中的含量又能反馈到神经中枢和垂体，从而调节垂体腺的 ACTH 分泌。肾上腺类固醇的分泌影响有机体生理效应，又通过中枢神经影响有机体的行为和情绪。是通过"垂体腺-肾上腺"这一循环系统的自动调节，使肾上腺皮质分泌维持恒定。特别肾上腺类固醇的分泌水平有周期性，可见有机体生物钟也在发挥着维持生理平衡的作用。

（二）常见的肾上腺皮质功能异常所致的精神障碍

1. 肾上腺皮质醇增多症（皮质醇增多症）所致精神障碍 皮质醇增多症是由于肾上腺皮质分泌过量的糖皮质激素（主要是皮质醇）所致的一组疾病。研究发现，本病患者发病前有明显的应激性生活事件。肾上腺皮质激素亢进的多数患者有抑郁症的既往史或家族史，说明肾上腺皮质功能亢进和情感障碍之间可能具有相似的敏感性。在该病的表现中，抑郁状态最多见，性格的改变大多为情绪不稳定，可有幻听、幻视。意识障碍多为嗜睡。

2. 肾上腺皮质功能减退所致的精神障碍 早期常出现易激惹、焦虑、不安或淡漠、抑郁、注意力不集中等，情感方面表现为情绪不稳定、时而欣快，时而抑郁，会出现周期性的幻觉妄想状态，肾上腺危象时常突然发生意识障碍，出现嗜睡、昏睡、谵妄、错乱以致昏迷。

（三）心理应激状态下肾上腺功能的改变

一般来说，情绪影响生理过程，其中包括对内分泌的影响；反过来，生理变化，特别是内分泌的变化又影响情绪。因此，神经-内分泌系统的自动调节机制也是情绪控制的机制，人在一定的情绪起伏之后会恢复平静。但是必须注意到，由于环境因素的变化所引起的情绪反应，可以超过神经-内分泌自动调节的限度。在这种场合下，人所体验的情绪纷扰就会比较持久而强烈，甚至在环境刺激下长期存在，以及在个体认知和人格特性的一定条件下，一般的情绪纷扰转化为情绪异常也是可能的。

有研究表明，焦虑、发怒、恐惧等有害的心理刺激能明显地增加 ACTH 和皮质类固醇的分泌量，并导致一系列生理效应，例如，人处在焦虑状态时，外周血管收缩，血糖深度下降，肌肉松弛，消化腺分泌活动下降，这与 ACTH 和皮质类固醇分泌的增加有关，这两种激素水平的变化是心理紧张的一个函数。

以紧张、恐惧为例，在情绪发生时，双侧杏仁核受到激活，从而激活下丘脑-垂体-肾上腺轴，下丘脑一方面刺激自主神经系统的交感神经部分，交感神经作用于平滑肌和内脏、扩散瞳孔、轻度刺激唾液腺、松弛肺内支气管、加速和增强心跳、刺激肝脏释放葡萄糖、抑制胰腺和胃的活动、减少消化、松弛膀胱等。同时下丘脑也释放 CRF，并促进脑垂体释放 ACTH 的分泌量，然后 ACTH 刺激肾上腺分泌其他激素，包括皮质醇，让人在紧张、恐惧状态下做好"战斗或逃跑"的准备。

三、甲状腺

（一）基本结构

甲状腺位于气管上端的两侧，呈蝴蝶形。分左右两叶，中间以峡部相连，峡部横跨第二、第三气管软骨的前方，正常人在吞咽时，甲状腺随喉上下移动。甲状腺的前面仅有少数肌肉和筋膜覆盖，故稍肿大时可在体表摸到。

甲状腺由许多大小不等的滤泡组成。滤泡壁为单层立方上皮细胞，它们是腺体的分泌细胞。泡腔有胶状物，为腺体细胞分泌的贮存物。滤泡之间有丰富的毛细血管和少量结缔组织。

甲状腺分泌甲状腺素，其功能是促进机体代谢，增进机体的发育。甲状腺分泌功能亢进或不足均会造成代谢功能相关的疾病。亢进者饭量剧增却不增加体重，患者过分敏感、紧张，情绪容易激动。分泌不足者精神萎靡、记忆力减退、容易疲劳。儿童期患者发育受到严重影响，表现为呆小症。

（二）甲状腺功能异常所致精神障碍

1. 甲状腺功能亢进（甲亢）所致精神障碍　甲亢是指甲状腺分泌过多甲状腺素或血循环中甲状腺激素水平增高的一组常见内分泌疾病。同时也是内科疾病中与精神活动关系较为密切的一组疾病。本病所致的精神障碍甚为多见，常见的表现为神经衰弱综合征、性格改变、躁狂或抑郁状态、幻觉妄想状态，出现意识障碍时有甲状腺危象的可能，长期严重的甲亢患者也可以出现记忆力减退和智力障碍等。

2. 甲状腺功能减退（甲减）所致精神障碍　甲减是由多种原因引起的甲状腺激素合成、分泌不足或生物效应缺陷引起的脑代谢改变导致的神经精神障碍，因起病年龄不同分为呆小病、幼年型甲减和成年型甲减。甲减引起的精神障碍症状并不少见，症状表现多种多样，但精神活动的反应性、兴奋性和警觉性降低是其特点。

呆小病所致的精神障碍以智力发育低下和躯体矮小为特征，抑郁时活动慢、迟钝、冷淡、孤僻，情感反应迟钝或淡漠，对周围不关心等。

成人甲减所致的精神障碍存在智力障碍，表现为反应轻度迟钝、注意力不集中、记忆力减退、思维贫乏等，可出现错觉或片段幻觉。也可出现意识障碍，多见于病程较长者和老年患者。

老年甲减时所致精神障碍起病隐匿，发展缓慢，病程较长，常出现智力减退、健忘、淡漠、反应迟钝以及抑郁、冷漠等。

（三）甲状旁腺功能异常所致的精神障碍

甲状旁腺的功能是维持正常血钙水平，功能亢进时出现高血钙症，功能低下时引起低血钙症。血钙过高或过低时均可能导致精神障碍。

1. 甲状旁腺功能亢进所致的精神障碍　甲状旁腺功能亢进可分原发性和继发性两类，前者是由于甲状旁腺肿引起，后者由于躯体因素引起代谢障碍，如长期低血钙症，使甲状旁腺分泌过多。精神障碍的产生，一般认为与血钙显著升高有关。此外，肾功能衰竭和循环功能障碍等也起一定作用。

常见的精神障碍有神经衰弱综合征、抑郁、焦虑状态，以情感抑郁为主，伴有意志减退、焦虑、不安等。可伴有轻度智力障碍，急性起病者常伴有意识障碍，在甲状旁腺危象时可发展至昏迷。血钙一般在 $16\sim19$ mg/dl 或 19 mg/dl 以上。血钙与精神障碍的预后有关，血钙愈高，精神障碍愈重。

2. 甲状旁腺功能减退所致的精神障碍　大多发生在甲状腺手术后，其次为甲状旁腺切除后。此外，还有原因不明的所谓特发性甲状旁腺功能减退症。本病所引起的精神障碍，主要是血钙降低导致的，因此又称为"手足搐搦性精神病"。本病的精神症状颇为常见，发病率为 $30\%\sim60\%$。表现为情感不稳、多变、易哭、易激惹、易怒、类癔症样发作等。情绪障碍多为抑郁、焦虑状态，有的表现为轻躁狂，常见有幻听、被害、关系妄想等类分裂样症状。在儿童期发生的特发性甲状旁腺功能减退者，约 18% 可出现智力障碍，严重的病例可有记忆力严重减退、人格衰退等。可伴有意识混浊、急性错乱状态或类木僵等意识障碍。

四、性腺

（一）基本结构

男性的性腺是睾丸，女性的性腺是卵巢。睾丸分泌睾丸激素，它刺激精子的产生。卵巢分泌雌性激素和孕激素，分别控制排卵、怀孕和月经周期。性腺还促进第二性征的发育。

GnRH 是一种 10 肽，它可促使 LH 和 FSH 从垂体释放。GnRH 对性行为有直接的中枢兴奋作用，并能提高警觉和注意力的水平。

去甲肾上腺素（NE）可促进 GnRH 的释放，而性类固醇通过负反馈系统抑制其释放。对男性同性恋和异性癖患者使用 GnRH 可引起他们对异性的性行为。男性抑郁症患者常有轻度外周睾酮、LH、FSH 水平下降，这种改变可随症状的改善而恢复。精神分裂症患者可有 FSH 对 GnRH 反应下降，但 DA 受体拮抗剂也能使 FSH 和 LH 的水平明显下降。哺乳动物的脑结构是有性别差异的，性类固醇对神经系统的作用能维持这种差异性。个体出生后，性类固醇与心理和社会因素共同作用于性的发育。各种雄性功能不足状态使攻击性和性动力不足，而补充雄性激素可提高攻击性和性行为。

雌激素可影响下丘脑和边缘系统的神经活动。它直接作用于神经元的兴奋性并对黑质 DA 受体的敏感性有复杂的影响。抗精神病药物常改变月经周期，而药物引起迟发性运动障碍的危险性与患者雌激素水平的关系特别密切。此外，维持生理水平雌激素具有神经保护作用，动物实验发现雌激素能增强乙酰胆碱神经元对皮质和海马的投射，减轻胆碱能神经元损害所伴随的认知障碍。绝经后的妇女使用雌激素替代治疗可以减轻阿尔茨海默病（AD）患者认知障碍的程度。

（二）性腺功能异常所致的精神障碍

性腺功能异常所致的精神障碍是指由于生理和病理的原因引起性腺激素平衡失调以致性腺功能异常引发的精神障碍。一般是指女性在不同时期，如月经期、妊娠期、分娩期、产后和更年期，由于内分泌改变所产生的各种精神障碍（但也有男性更年期精神障碍的报道）。

1. 经前期精神障碍（经前期综合征）　经前期综合征是指经前 5～7 d 出现的一种躯体症状和精神障碍，月经开始后自行消退，个别人可延长至整个经期甚至经期结束。精神症状主要表现为情绪不稳定、易烦躁、易激惹、易争吵、易疲劳、敏感、焦虑、抑郁、烦闷、消极、寡言，偶有失神发作、幻听、多疑、兴奋、话多、好管闲事等。

2. 月经期精神障碍　月经期精神障碍是指行经的同时出现的情绪障碍和行为改变，其原因可能是在月经前半期雌激素分泌增多、黄体酮分泌减少而出现的躯体症状、性冲动和情感不稳等临床表现，症状在月经期最明显，月经后消失，次月月经期又复现，但也有报道性冲动在月经期降低，月经后升高，直至中期。精神障碍以抑郁、紧张、焦虑、苦闷为多见。可见冲动、攻击、毁物、好争吵等。意识障碍不明显。

3. 妊娠期精神障碍　妊娠期精神障碍是指在妊娠过程中由脑垂体为主的内分泌改变引起的精神神经症状。精神障碍大多出现在妊娠早期 3～4 个月及妊娠后期 3 个月内。

妊娠初期临床表现与后期临床表现多有不同。初期可出现情感不稳、焦虑、激动、过敏、多疑等。脑衰弱综合征，如头痛、失眠、疲倦、无力等也常出现。重症者可出现伴有意识障碍的躁狂状态，类似谵妄性躁狂，患者多言、忙碌、外出徘徊等，但喜悦、联想奔逸少，感染性不强。也会出现类精神分裂症症状，如情感淡漠、思维松弛、行为怪异、无故发笑、幻觉、妄想等。

妊娠后期除脑衰弱综合征外，抑郁状态也较多见，患者有抑郁、悲伤、消极、自责、焦虑等。此外，在并发妊娠毒血症时可发生谵妄或错乱状态等意识障碍，偶可出现柯萨科夫综合征。

上述精神障碍多短暂，常在分娩后1～3周消失，再次妊娠可复发，有报道复发者约占1/2。

4. 产后精神障碍 关于产后所产生的精神障碍是否为一个独立疾病单元，各家有明显的分歧。但大多都认为产后精神病除起病在产后、分娩仅为诱因外，其临床表现与其他相应的精神病无异，如因合并产褥感染引起的精神障碍与感染性精神病相同；由心理因素引起的与神经症、反应性精神病类似；那些呈现精神分裂症、情感性精神病的临床表现者则应归入该疾病分类中。因此，不支持把它另列为一个独立的疾病单元。临床表现主要有急性脑病综合征、功能性精神病、神经症等症状。

5. 更年期综合征和更年期精神障碍 更年期的定义各家意见不一，它是成熟性腺的衰退期，也是从中年向老年的过渡时期。女性在45～55岁，以月经不规则为开端至完全闭经的2～3年时间，其间内分泌系统发生异常波动而产生以多种自主神经症状为特征的全身性综合征，临床称之为更年期综合征。一般认为，完全停经1年后，可认为是更年期的结束，但也有报道可长达10年直至进入老年期。部分男性（年龄在50～60岁）也有更年期的变化，即所谓"男性更年期综合征"，其症状较女性更为复杂。有人统计273例男性更年期综合征的临床症状，以神经症样症状最多见，常伴有阳痿，但自主神经症状较少出现。

根据临床症状的重点表现不同，大致可分为更年期综合征、更年期情绪障碍及更年期偏执状态。

6. 周期性精神病 本病的概念与范围各家观点不一。Kraeplin早期指出，凡是周期性发病的精神障碍都被列入情感性精神病范畴。BleulerE将这种周期性发病称之为月经周期类型。有的泛指周期发作的精神病，如周期性紧张症、反复发作的精神分裂、梦呓性精神病、克莱恩-莱文综合征等。Barauk认为本病属于内分泌障碍，并称之为卵泡素过多性精神病。近年来，国内学者大多认为周期性精神病是指一组与月经周期有关的精神障碍，它按月经周期多次反复发作，两次发作期间有明显的间歇期，临床呈急性精神障碍。本病是否为一个独立的疾病单元，或是一种综合征，以及其归属问题迄今未定。张明园等（1978）随访了诊断为本病，住院的110例中有84例（76.4%）仍符合周期性精神病的诊断。韩宝全等（1998）经过10年的随访表明，本病无论是近期和远期预后都良好，不留任何痕迹，内分泌制剂加小剂量抗精神病药即能收效等特点而区别于内因性精神病，故支持周期性精神病可作为一个独立疾病单元的观点。

多数患者有前驱症状，在月经前数日有失眠、嗜睡、头痛、头昏、食欲减退等，精神症状各式各样，几乎包括了所有精神疾病的症状，但每个患者每次发病症状相对固定，与前次发作类同。临床常见类型有躁狂、抑郁焦虑、惊恐、不宁，但哭泣、悲伤等不明显，言语运动虽有抑制，但无联想迟钝，日常生活等尚主动，常有出其不意的自杀行为。幻觉以言语性、评论性幻听多见，幻视为少，妄想多为短暂、片段的被害、关系妄想，情绪反应较为强烈。联想松弛，不协调的精神运动兴奋、躁动、冲动、伤人、毁物、抗拒、刻板及木僵状态等。意识障碍常为嗜睡、意识模糊、朦胧状态，少数可出现谵妄状态。

第三节　高级神经活动的反射学说与人类心理

巴甫洛夫通过对动物和人的反射活动的实验研究，发现了许多神经系统高级部位功能活动规律，创立了高级神经活动学说。

一、巴甫洛夫学说的几个基本概念

（一）兴奋和抑制

巴甫洛夫认为神经活动的基本过程是兴奋和抑制。兴奋是指神经活动由静息状态或较弱的活动状态，转为活动的状态或较强的活动状态；抑制是指神经活动由活动的状态或较强的活动状态，转为静息的状态或较弱的活动状态。兴奋和抑制相互联系，相互制约，还可相互转化。

（二）反射、反射弧和反馈

反射是有机体在神经系统的参与下，对内外环境刺激做出的规律性回应。吃东西流口水，瞳孔在光线照射下收缩，手碰到烫的东西会迅速缩回来，等等，巴甫洛夫都称其为反射活动。原始的动物也会在外界刺激的作用下做出反应，但是，巴甫洛夫并不称其为反射。因为反射是在神经系统的参与下完成的，没有神经系统的动物只具有对外界刺激的感应性，而不具备反射能力。

实现反射活动的神经通路叫反射弧（图 3-4），它由感受器、传入神经、反射中枢、传出神经和效应器五个部分组成。感受器是指感觉器官中将外界刺激的物理化学能量转化为神经冲动的组织，如视觉器官的视网膜、内耳中的科蒂氏器官等。传入神经就是感觉神经，它把神经冲动传到神经中枢。神经中枢就是脊髓和脑。传出神经就是运动神经，它把神经中枢的指令传至肌肉、筋腱、关节和内脏器官即效应器，做出对外界刺激的应答性反应。

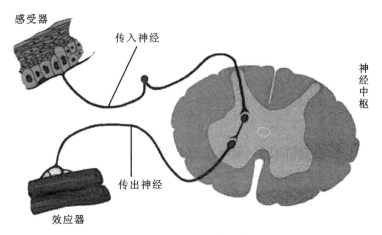

图 3-4　反射弧的组成

反馈是指反射活动的结果又返回传到神经中枢，使神经中枢及时获得效应器活动的信息，从而更有效地调解效应器活动的过程。

（三）无条件反射和条件反射

无条件反射是动物和人生而具有，不学而会的反射。例如吃食物流口水，光照使瞳孔收缩等都是与生俱来、不学而会的，都是无条件反射。

条件反射是个体通过模仿、学习，在无条件反射的基础上形成的反射。例如，巴甫洛夫在每次给狗吃食物之前都给它一个灯光，经过灯光和食物的几次结合之后，灯光一亮，狗就要流口水。这时，灯光成了食物的信号，也就是说这时狗已经形成了对灯光的条件反射。条件反射是有条件的，即只有外界刺激是某种无条件反射刺激的信号的时候，例如只有当灯光是食物出现的信号的时候，它才能引起条件反射。当灯光不再是食物出现的信号的时候，它就不再能引起条件反射了。而无条件反射是没有这种条件的，只要无条件刺激出现，就会引起无条件反射。

除巴甫洛夫进行了条件反射的实验研究之外，美国心理学家桑代克（Thorndike，E. L.）和斯金纳（Skinner，B. F.）也进行了条件反射的实验研究。斯金纳把一只饥饿的白鼠放到箱子里，箱子里有个杠杆，按压杠杆就会出现一粒食物。开始，白鼠偶尔跳到杠杆上，压出了一粒食物，它吃了，但它还没有发现自己跳到杠杆上和出现食物之间的联系。但是，它多次按压杠杆都出现了食物之后，只要把白鼠放到箱子里，它就会去按压杠杆。动物做出某种活动或动作可以获得食物，为了获得食物，动物就要做出某种活动，这时动物就形成了条件反射。

马戏团里训练动物用的就是条件反射的方法，或巴甫洛夫式的条件反射，或斯金纳式的条件反射。人的学习活动实际上也是建立了一系列的条件反射。为了区别起见，我们把巴甫洛夫所研究的条件反射称为经典条件反射，把斯金纳所研究的条件反射称为操作条件反射，或工具条件反射。两种条件反射之间既有密切的联系，又有明显的区别。

（四）第一信号系统和第二信号系统

巴甫洛夫为了区别动物和人的条件反射，提出了两种信号系统的概念。以直接作用于感觉器官的现实的、具体的刺激物为信号刺激而形成的条件反射属于第一信号系统，如灯光、铃声所引起的条件反射都属于第一信号系统；以词和语言为信号刺激而形成的条件反射属于第二信号系统，它是人所独有的。例如对学生来说，电铃坏了，铃声没响，只要喊一声"下课了"，学生照样会走出课堂，这是词的作用，是属于第二信号系统的反射活动。在森林里有人看到一条草绳子，以为是蛇，回头就跑，所谓"一朝被蛇咬，十年怕井绳"，就是第一信号系统的条件反射；如果这个人一边跑一边喊："蛇！蛇！"后边的人听到前边有人在喊"蛇"，也回头跑起来，这是词作用的结果，是属于第二信号系统的条件反射活动。

二、巴甫洛夫发现的几个高级神经活动的基本规律

（一）条件反射的抑制

条件反射并不是在任何情况下都会出现，有时条件反射也会受到抑制。额外刺激出现

时，条件反射停止反应，叫外抑制。例如，突然出现的强烈铃声会使正在进行的灯光条件反射停止反应；神经细胞长时间的工作，或者受到强烈刺激的作用，会使条件反射受到抑制，叫超限抑制或保护性抑制；当已经形成的条件反射不再给予强化的时候，条件反射也会被抑制，叫消退抑制；在条件反射形成的初期，类似于条件刺激物的刺激也会引起条件反射，这叫条件反射的泛化现象。例如对 40 瓦的灯光形成条件反射以后，其他的灯光，如 80 瓦的灯光也能引起条件反射。但是如果只给条件刺激物强化，其他刺激不予强化，这样，对其他刺激的反应就会逐渐消失，这叫分化抑制。

（二）扩散和集中

神经过程在大脑皮质上运动的基本形式就是扩散和集中。一个地方的神经细胞的兴奋会引起它周围其他神经细胞的兴奋叫扩散。条件反射的泛化就是由神经过程的扩散过程引起的。当条件反射多次进行，通过学习、训练，区别了不同的刺激，形成了分化，就只对条件刺激物进行反应，这就是神经细胞兴奋过程的集中。

（三）相互诱导

兴奋和抑制两种神经过程是相互联系、相互作用的。当一种神经过程进行的时候，可以引起另一种神经过程的出现，这叫相互诱导。大脑皮质某一部位发生兴奋的时候，在它的周围会引起抑制过程，这叫负诱导；在一个部位发生抑制引起它周围发生兴奋的过程，叫正诱导。诱导可以是同时性的诱导，也可以是相继性的诱导。当皮质某一部位的抑制会使其后在这一部位出现的兴奋加强的话，就是继时性的诱导了。

（四）动力定型

连续给动物形成几个条件反射：灯光的食物条件反射，铃声的防御条件反射，等等。当这些条件反射都是按照固定的顺序出现的话，多次训练以后，只要第一个条件反射的刺激灯光一亮，动物就会流口水，而且吃完食物还没有听到第二个条件反射的刺激铃声响，它便会出现第二个条件反射，即防御性的动作反应，此后，按照固定的顺序，其他的反射活动也会陆续出现。刺激形成了固定的顺序，反应也跟着形成了固定的顺序。巴甫洛夫把大脑皮质对刺激的定型系统所形成的反应定型系统叫动力定型。

巴甫洛夫认为，动力定型是人的习惯的生理基础。因为有了各种习惯，人常常不用花费多少精力就可以把很多活动维持下去。例如，我们不需要去想，早晨起床、刷牙、洗脸等一系列活动就可以顺利地进行下去。这样，我们可以把精力主要用在需要用心去解决的新的任务上。巴甫洛夫还认为，动力定型的破坏会引起人的消极情绪反应。例如，一个人有睡午觉的习惯，一旦因为特殊原因，这天他没睡成午觉，他整个下午就会觉得不舒服、不愉快。

三、高级神经活动反射与攻击和逃避行为

我们所观察到的动物的大多数情绪和行为都可归为攻击和逃避行为，而且，我们把交感神经系统称之为战斗或逃跑系统并不是偶然的。这些行为和由此而引发的情绪——愤怒和恐惧，无论在行为上还是在生理上都是紧密相关的。

攻击行为可能是激情、平静的，也可能是超脱的。举例来说，士兵在战场上在面对敌人时不会感到恐惧，人们有时候为了获得经济利益，也会变得冷血。我们很难为攻击行为找到一种单一的解释。

攻击行为依赖于个体，同样依赖于情境。以仓鼠为例，假如一只仓鼠闯入另一只仓鼠的地盘，那么后者首先会闻一下这只入侵者，然后采取攻击行为，而不是马上就攻击。假设这只入侵者离开了，又来了另一只入侵者，这时候仓鼠会表现出比刚才更快和更猛烈的攻击行为。在随后的 30 min 甚至更长的时间内，第一次攻击行为增加了第二次攻击的可能性。看起来像是第一次攻击使得仓鼠产生了再次攻击的心境。人类也具有与此相似的行为：当你被辱骂后，你会变得具有攻击性，而且这种状态可以持续很久。

第四节　免疫系统与人类心理

免疫系统是机体进行自我监控的系统，它与感染、过敏症、癌症和自身免疫性疾病有关。免疫系统的主要功能是识别自体细胞与入侵物（抗原），攻击和清除外来入侵者，保护机体免受外来攻击。免疫系统就好像是警察，如果它太弱，"罪犯"（病毒、细菌）就会失去控制，从而对机体造成损害。如果他太强和不分青红皂白的话，它就会开始袭击"守法公民"（身体自身的细胞）。如果免疫系统攻击正常细胞，我们称这种情况为自身免疫症，如重症肌无力就是其中的一个例子。

一、免疫系统的组成

免疫系统主要由淋巴组织构成，分布于全身。包括胸腺、淋巴结、脾脏、扁桃体、阑尾、淋巴结群（小肠黏膜上密集的淋巴小结）和骨髓（图 3-5）。

免疫系统中最重要的成分是白细胞，骨髓产生 3 种白细胞：①多核白细胞，能识别、提取和破坏抗原，与炎症和过敏性反应有关。②单核细胞、巨噬细胞，识别、消化和破坏外来抗原，分泌细胞因子帮助激活 T 细胞。③淋巴细胞，包括 T 细胞、B 细胞和自然杀伤细胞（NK 细胞）。

B 细胞主要在骨髓中成熟，分泌抗体，这些抗体是 Y 形的蛋白，它与特殊种类的抗原相结合，就像是一把钥匙配一把锁。

每个细胞表面都有被称之为抗原的表面蛋白，你身体内的抗原就像你的指纹一样是唯一的。B 细胞能识别"自身"的抗原，但是当它们发现不熟悉的抗原时，它们就攻击这个细胞。这种攻击保护了身体免受病毒和细菌的威胁，也同样导致对移植器官的排斥，除非医生采取特殊方法来减少这种攻击。当机体制出对抗特殊入侵者的抗体之后，它们会"记住"这个入侵者，如果再次遭遇这种入侵者，它们会迅速制造出更多的同种的抗体。

T 细胞在胸腺中成熟。有几种 T 细胞直接攻击入侵者（没有分泌抗体），另外一些 T 细胞会帮助其他 T 细胞和 B 细胞增殖。

自然杀伤细胞，另一种白细胞，攻击肿瘤细胞和感染了病毒的细胞。每个 B 细胞或 T

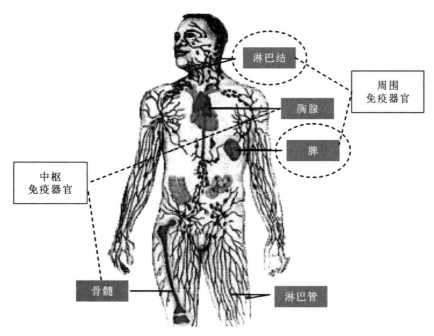

图 3-5　免疫系统的组成

细胞攻击特殊种类的外来抗原，与之不同，天然杀伤细胞攻击所有的入侵者。

在对感染的反应中，白细胞和其他细胞产生小的蛋白质，被称为细胞因子，例如白细胞介素-1，或 IL-1，细胞因子对抗感染，并且可作用于大脑诱发适当的行为。细胞因子以免疫系统的方式来通知大脑机体患病的消息。脑内的细胞因子可激发下丘脑引起发热、睡意、缺乏精力、缺乏食欲并且丧失性冲动。免疫系统也会通过提高前列腺素的分泌量来对感染做出反应，这是一种额外的提高睡意的化学物质。换言之，细胞因子和前列腺素是引起一般适应症候群的原因。

我们一般认为综合征实际上是身体对抗疾病的一种反应。大多数人认为发热和嗜睡是疾病导致的，但是实际上它们是我们进化而来的抵抗疾病的策略，如适当的发烧有助于抵抗许多感染，睡眠和怠惰能够保存能量，这样机体就能够投入更多的能量来完成对抗入侵者的免疫攻击作用。

二、心理对免疫系统的影响

神经系统对免疫系统的控制比我们想象中的强大，在研究中发现，免疫系统可以通过经典条件反射和操作性条件反射进行条件反应，这一结果开辟了心理神经免疫学领域，为心理因素改变个体免疫反应的研究提供了可能性。心理神经免疫学是对中枢神经系统和免疫系统之间的关系展开研究，它建立在个体的心理状况能够通过神经系统影响免疫系统的假设基础之上。

我们的心理比如应激，通过几种方式影响免疫系统。在应激性经历的反应中，神经系统激发免疫系统增加自然杀伤细胞的产生和细胞因子的分泌。攻击和愤怒能暂时地增强免疫系统的反应。比如在期末考试期间，许多学生处于应激状态，表现出免疫系统的活性增强。细胞因子水平的提高有助于抵抗感染，但是他们也能激发大脑产生与生病相同的症状。老鼠在遭受不可避免的电击时会出现与生病相似的症状，包括发烧、嗜睡、食欲减退。人遇到很大压力时的表现与此相同。许多抑郁症的症状，如丧失兴趣和食欲，与生病的反应相同，可能与抑郁患者体内的细胞因子增多有关。简言之，假如你已承受巨大的压力并开始感觉生病，一个可能性是你的症状仅仅是对应激本身的反应。

长期的应激反应对身体的消耗就如同长期疾病一样。一个可能的假设就是皮质醇长时间的增加会导致新陈代谢的能量增加，从而减少了用于蛋白质合成的能量，这其中包括免疫系统中的蛋白质。一项关于南极洲科学家的研究发现，长达 9 个月的又冷又黑而且与世隔绝的生活能导致 T 细胞的功能降低到正常水平的一半。

长期的应激也能损伤海马。应激引起皮质醇释放，而皮质醇能提高整个机体的新陈代谢活动。当海马内的新陈代谢活动提高时，它的细胞变得更加脆弱。毒素或过度刺激将比平时更可能伤害或杀死海马内的神经元。下面简要介绍几种与免疫和疾病相关的心理因素。

1. 情绪 消极情绪与较差的免疫功能之间存在相关性。抑郁与细胞免疫的很多改变有关，尤其引起淋巴细胞对抗原的增殖反应降低、NK 细胞活性降低。抑郁程度越高，细胞免疫功能减弱得越明显。抑郁与免疫之间的关系在老年人和住院患者样本中表现最强烈。

2. 信念 据 Kame 等研究，内控的、稳定的、全面的归因方式（如持悲观生活态度的人往往自责）可以预测个体以后较差的健康状况，悲观通过 T 细胞的减少和免疫抑制与健康相关。格里尔等人指出，斗争精神、不绝望等信念能预测乳腺癌的存活率。

以色列心理学家 Antonovsky 针对二战集中营幸存妇女开展的更年期适应性研究发现，在信念系统中，存在内聚感（有强烈的意义感，对自己面对生活挑战的能力有足够信心）的个体健康状况较好。

3. 乐观 Segerstrom 等发现乐观和积极的应对策略对免疫功能有益。90 位法律系一年级学生在入校时和第一学期的期中完成如何应对学校应激的调查问卷，同时检测免疫指标。结果显示：乐观和较少使用逃避应对策略的学生较少陷入困窘中，而悲观逃避、情绪不佳的学生 NK 细胞活性降低，T 细胞数目减少。

4. 自我效能/自我控制 自我效能感和面对应激事件的自我控制感，与应激时的免疫减弱相关。一个针对女性风湿性关节炎的研究发现，那些认为她们能够应对应激性生活事件、对自己应对能力满意的人，血循环中 B 细胞水平较高。

5. 情绪表达 有研究表明，抑制和否认的表达方式与较差的愈合有关。研究者普遍认为，不表达情绪（尤其是消极情绪）对健康是有害的。

Pennebaker 的研究中，实验组在连续的 3～5 d 中每天写作 15～30 min，对情感进行表达，而控制组则写作无关主题。这种干预应用到了包括成人、儿童、学生、患者、罪犯等大量人群中，结果反映，随后的就医情况、自我报告的身体症状、失业后再就业的情况均有所下降。情感表达会导致辅助 T 细胞反应性的变化、自然杀伤细胞的活性的变化。

第四章　不孕不育人群的心理问题

第一节　心理失调的原因

古语有云："不孝有三，无后为大。"总有些家庭无法生育，在数千年的朝代更替中，"求子"一直是一个长盛不衰的话题。早期的医学典故对于不孕不育的分析是这样的："妇人无子，其事有三也。一者坟墓不祀，二者夫妇年命相克，三者夫病妇疾，皆使无子。"在迫切求子的心理动力下，古人将求子的希望寄托在一系列的巫术上。拜神是古代女性求子最普遍的方法了，准备怀的要去拜，不孕的更要去拜。要拜的神仙非常之多，最常见的就是女娲娘娘、观世音菩萨，还有与送子有关的神人，如张仙、送子弥勒、碧霞元君等。各地还衍生求子的不同风俗，如安徽有"送瓜求子"的风俗，在中秋来临之前，亲朋好友要派人在菜地里偷个冬瓜，然后把冬瓜打扮成人的样子，用彩笔画出人脸，裹上衣服。让年长者送到求子者家中，放到求子的女子的床上，用被子盖着，口中念着"种瓜得瓜，种豆得豆"，接受赠瓜的人家要举办筵席。之后女方就把瓜切开食用。《中华全国风俗志》有过记载，我国福建某乡有着"棒打求子"的习俗。每年的正月十五，天还没亮，乡民就会带着竹枝到处去寻找新婚后的女子，看见就打，边打还边问："怀了吗？"如果女子答"怀了"就作罢，如果回答"没怀"，那就要吃一顿痛打，边打还边威胁，明年的这个时候一定得怀上。等待第二年同一时候，如果这个女子还没怀孕，还得被打，直到她生了孩子。乡民打得特别狠，新婚女子又不能逃回娘家躲避（按照乡里的规矩），只能到处找地方藏，常常有女子因为不能忍受而自尽。

1980 年，世界卫生组织出台的第一版精液分析标准中规定，每毫升精液中，精子数目的正常值是 6 000 万；而在 2000 年的第四版世界卫生组织精液分析标准中，只需要 2 000 万/ml 的浓度，就可算正常了；又过了 10 年，2010 年的第五版精液分析标准中，正常标准又被下调到了 1 500 万/ml。

在全球范围内，不孕不育的患病率都居高不下，英国的一项 1.5 万左右样本的研究发现，女性不孕不育的患病率为 12.5%，而男性的患病率为 10.1%。而土耳其从 1993—2008 年，人工辅助生殖技术的使用由 1.9%上升到了 4.1%。国内对不同民族的研究发现，汉族的不孕不育患病率为 6.8%，维吾尔族为 10.9%，而哈萨克族为 10.1%。今天的中国，不孕不育专科几乎是中国医院里最繁忙的科室之一。在一些以治疗不孕不育见长的专科医院，每天早晨的候诊大厅挤满了人，就像春运时候的火车站。繁忙的不孕不育门诊，即提示着不孕不育患者在增加，也反映了不孕不育患者普遍的焦灼状态。导致不孕不育的原因是多样的。就躯体疾病方面，男方的因素主要有性功能障碍或是少精、弱精等，而女性就复杂多了，可能是因为输卵管不通或各种因素导致的排卵障碍，以及子宫内膜问题或免疫方面的问题所导致的受精卵不能正常着床。而在心理因素方面，对不孕不育的影响可能与个体的精神状况、配偶关系、家庭和社会问题等多方面有关。在确诊不孕不育以前，心理因素对于生育的影响主要体现在对性功能和受孕能力的影响，例如影响性功能的各种精神疾病、导致女性生育能力降低的精神障碍。

一、性功能障碍

性功能（sexual function）是指男女性活动的整个过程，包括性欲、准备、性交、性高潮和射精等环节。性功能障碍（sexual dysfunction）表现为性唤起障碍、性兴奋障碍、性高潮障碍等多种表现形式，是比较多见的心理障碍。由于本书在相关章节对于性功能障碍进行了更全面的讲解，故而本章节中仅对心理因素引起的性功能障碍做初步介绍。性功能障碍极其常见，总体上讲，女性性功能障碍较男性更为常见，但由于受我国传统文化的影响，在求医之路上，男性性功能障碍患者远远多于女性，女性性功能障碍患者通常羞于谈及自身问题。性功能障碍的临床表现也多种多样，男女有别，常见的性功能障碍的分类如表 4-1 所示。药物、疾病、损伤和心理状态都可能影响性反应的各个阶段。原发性性欲缺乏大多数以躯体因素为主要病因。如果首先表现为勃起障碍，则受心理反应性因素的影响较多（表 4-2）。无论如何，心理因素是心理学家要重点考虑的。例如，女性性体验的暂时性波动既取决于男性的性行为，也依赖于过去的手淫经验，尤其是男女双方性兴奋的不一致。性的学习缺陷、性敌视教育以及相应的担心，对女性的作用往往比男性要持久。在社会性方面，女性性行为与情感活动的联系更紧密。在迟缓性性心理发育中，要看到深层的神经症性形成因素的影响，不自觉地担心污染和伤害，在性爱与性的感受不协调的情况下可妨碍美满的夫妻关系。在心理动力学方面应考虑到家庭教育和儿童早期的性经历的影响。在夫妻或伴侣关系中，担心被男性利用也可使体验能力受到损害等。常见的影响性功能障碍的心理因素见表 4-2，而原发的各种精神障碍也同样伴有性功能的受损（表 4-3）。

表 4-1　常见的性功能障碍的分类

性反应受损的阶段	女性	男性
欲望	性欲减退	性欲减退
	性厌恶	性厌恶
兴奋（唤起，血管）	性唤起障碍	勃起障碍
高潮（肌肉）	性高潮障碍	性高潮障碍
		早泄
性交	性交痛	性交痛
	阴道痉挛	

表 4-2　引起性功能障碍的心理因素

易感因素	诱发因素	持续因素
缺少性知识/性经验	分娩	人际关系问题
不现实的期望	出轨	家庭压力
家庭对性的消极态度	伴侣性功能障碍	工作压力
性创伤、强奸、乱伦		经济压力
		抑郁症
		表现焦虑
		性别认同冲突

表 4-3　影响性功能的精神因素

精神因素	临床表现
抑郁症（重性抑郁障碍或恶劣心境）	性欲低下，勃起功能障碍
双相障碍（躁狂发作）	性欲亢进
广泛性焦虑障碍，恐怖障碍，创伤后应激障碍	性欲低下，勃起功能障碍，阴道润滑度缺乏，性高潮障碍
强迫症	性欲低下，勃起功能障碍，阴道润滑度缺乏，性高潮障碍
精神分裂症	性欲低下，性欲奇特
性欲倒错	性唤起变异
性别认同障碍	对自己的性取向或表型不满意
人格障碍（消极反抗、强迫、戏剧化）	性欲低下，勃起功能障碍，早泄，性高潮障碍
婚姻功能障碍/人际问题	多样的
害怕亲密/承诺	多样的，内心深处问题

二、进食障碍和不孕不育

进食障碍（eating disorders，ED），包括神经性厌食（anorexia nervosa，AN）、神经性贪食（bulimia nervosa，BN）和其他进食障碍（other eating disorders），该障碍与心理因素有关，主要表现为反常的进食行为、显著的体重改变和生理功能紊乱。患进食障碍的患者多具有追求完美的倾向，其多自我评价偏低，过分的关注体形和体重，以此来判断自我价值。心理动力学理论认为这类患者的性发育与心理发育不同步，其症状表现是向儿童期的退行和对青春期的情感问题的逃避。患者的核心症状是"恐惧肥胖"，过分的关注体型、体重。有些患者即使已经骨瘦如柴，仍认为自己胖。患者刻意限制进食，甚至严格限制食物的种类、成分及进食顺序，逐渐发展成不吃。有的患者采用过度运动、服用减肥药物、诱吐等行为避免体重增加。随着患者的体重下降，患者可出现失眠、精力减退、注意力及记忆力下降，逐步出现性欲丧失，伴有严重的内分泌功能紊乱，女性闭经、男性性欲减退或阳痿。众多的研究也表明，患有进食障碍的女性生育率明显低于正常女性，这种低生育率有 68%～89% 与进食障碍引起的继发性闭经有关。进食障碍会引起下丘脑-垂体-性腺轴失调，并导致 FSH 和 LH 分泌不足，这会对进食障碍患者的生育造成长期的影响。但欧洲人类生殖与胚胎协会（the european society of human reproduction and embryology，ESHRE）的专业观点认为，即使进食习惯出现了一点小小的改变也可能导致生育问题，主要原因是能量平衡原理，并不是营养状态和身体的脂肪含量直接影响下丘脑-垂体-性腺轴的功能，从而影响生育功能。

（一）进食障碍的临床表现

进食障碍主要表现为害怕体重增加，从而出现的进食行为改变。对于不孕不育的患者，如果伴有进食障碍，则进食障碍的症状很可能被认为是胃肠道的症状和体重减轻相关的内科疾病，例如，患者因为严重胃胀气、恶心或便秘而限制饮食，但事实上，限制进食也能引起或导致这些症状。典型的进食障碍症状（表 4-4）主要与身高、年龄不相符的低体重（$BMI \leqslant 17.5 \ kg/m^2$ 或 BMI 小于成人预期体重的 85%）、害怕肥胖等有关。

表 4-4　进食障碍的临床症状和体征

	体征	认知或情感体征和症状	行为症状或体征
神经性厌食（AN）	与身高、年龄、性别不相符的低体重，如 $BMI \leqslant 17.5 \ kg/m^2$ 或 BMI 小于成人预期体重的 85%	害怕体重增加或变胖；体象障碍	无特殊症状，需要满足精神障碍诊断与统计手册诊断标准 几乎总是与限制食物模式相关；50% 的病例有暴食或清除行为
神经性贪食（BN）	BMI 在正常到超重范围；由于低体重最可能诊断为 AN，同时伴有 BN 的症状	自我评价严重影响体重和体形；经常过度关注体重和体形	经常有规律地暴食（最近 3 个月至少每周两次）；经常有规律地进行不恰当的代偿性行为预防体重增加（如清除、禁食、过度运动；最近 3 个月至少每周两次）

国际疾病分类（international classification of diseases，ICD）第 10 次修订本中神经性厌食和神经性贪食的诊断标准如下。

为确诊神经性厌食的诊断，以下条目是必备的。

（1）体重保持在至少低于期望值 15% 的水平（或是体重下降或是从未达到预期值），或 Quetelet's 体重指数为 17.5 或低于此值。青春期前的患者可以表现为在生长发育期内体重增长达不到预期标准。

（2）体重减轻是自己造成的，包括拒食"发胖食物"及下列一种或多种手段：自我引吐；自行导致的通便；运动过度；服用食欲抑制剂和/或利尿剂。

（3）有特异的精神病理形式的体象扭曲，表现为持续存在一种害怕发胖的无法抗拒的超价观念，患者强加给自己一个较低的体重限度。

（4）包括下丘脑-垂体-性腺轴的广泛的内分泌障碍：在妇女表现为闭经；在男性表现为性欲减退及阳痿（一个明显的例外是厌食症妇女接受激素替代治疗，最常见的是口服避孕药时，出现持续性的阴道流血）。下述情况也可以发生：生长激素及可的松水平升高，甲状腺素外周代谢变化及胰岛素分泌异常。

（5）如果在青春期前发病，青春期发育会放慢甚至停滞（生长停止，女孩乳房不发育并出现原发性闭经；男孩生殖器会呈幼稚状态）。随着病情恢复，青春期多可正常度过，但月经初潮延迟。

为确诊神经性贪食的诊断，以下条目是必备的。

（1）持续存在进食的先占观念，对食物有种不可抗拒的欲望；难以克制的发作性暴食，患者在短时间内进食大量食物。

（2）试图以下列一种或多种手段抵消食物的"发胖"作用：自我引吐；滥用泻药；间断禁食；使用某些药物如食欲抑制剂、甲状腺素制剂或利尿药。当糖尿病患者出现贪食症时，他们可能会无视自己的胰岛素治疗。

（3）精神病理包括对肥胖的病态恐惧，患者为自己制定了严格的体重限度，它远低于医师认可的健康的体重标准。患者多有神经性厌食发作的既往史，两者间隔数月至数年。既往厌食症可能表现得很充分，也可能以轻微潜隐的形式表现，如中度体重下降和/或短暂停经史。

（二）并发症

进食障碍对生育的影响主要体现在它的并发症上，如对内分泌系统的影响、对发育以及对生殖的影响（图 4-1）。

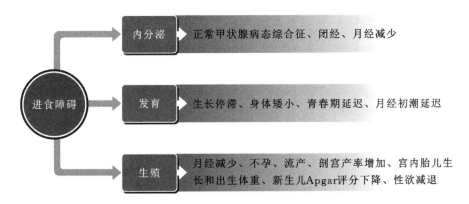

图 4-1　进食障碍对生育的影响

案例 1　艾米 2009 年大专毕业，毕业之后靠自己的力量应聘到一家银行，银行系统的职工大多数都是本科以上文化水平，竞争非常强，她总觉得自己跟人家比起来，差了很多，很希望通过努力的工作还有漂亮的外表，使自己在银行保有一席地位。艾米长得非常漂亮，皮肤白净，穿着打扮也很精致，举止优雅，谈吐不俗，表达能力很强。在银行工作很短的一段时间之后，她就开始出现进食的问题。她本来的体重是 54 kg，大概身高在

1.64 m，是比较标准的身材，但是她觉得还是有点偏胖，于是开始节食。她基本上荤菜不吃，主食不吃，只吃素菜、水果，然后也不愿意喝汤，说怕把胃撑大了。所以她的饮食结构明显变化之后，体重开始下降，一直掉到 40 kg 左右，胃也开始不舒服了，她就觉得更不能多吃了，接着出现了闭经，也去了妇科，然后检查治疗，但是效果都不行，也没有查到明显器质性病变。2011 年她恋爱了，男朋友家境良好，两个人情投意合，很快就结婚了。结婚 2 年后一直也没要上孩子，两口子开始有些暗暗着急，婆婆也开始对媳妇不满了。婚后第 3 年，在双方父母的催促下，两口子开始在各大医院的不孕不育门诊求治。

（三）治疗策略

进食障碍的特点是疾病不易康复，即使患者能够认识到症状是一种病，但往往觉得也能够从中获得益处。对于不承认症状的严重性和不承认症状是疾病的患者，适当的强硬是必不可少的。对于不孕不育患者，如果伴有进食障碍，有用的干预措施包括：①医务人员对患者进行健康教育，明确告知其不孕不育与进食障碍之间存在关联；②心理治疗；③行为矫正治疗；④适当的药物治疗；⑤酌情实施营养康复计划。由于低体重和营养缺乏，进食障碍患者治疗之初最恰当的策略是恢复体重，热量的增加应该逐渐递增，而非迅速增加。

进食障碍伴随闭经的主要治疗就是营养恢复。因进食障碍导致闭经的患者，需要在 6 个月内达到理性体重的 90%，其月经才能恢复。

认知和行为治疗对于优化治疗动机、巩固营养和医疗康复、优化耐受体重和行为改变的能力是明确有效的。但进食障碍患者心理治疗通常会受到饥饿和低体重错误认知的影响。低体重患者通常专注于体重和食物，并且有相当严格的进食行为。即使体重稍有增加，也会导致认知可塑性明显好转，进一步促进内省力和行为的改变。

药物对进食障碍的治疗作用是有限的，因为进食障碍的患者无法耐受药物的副作用。但因为进食障碍经常和其他精神障碍共病，因此可以从药物治疗中获益，主要治疗的药物常选用抗抑郁剂、小剂量的抗精神病药物，如奥氮平。此外，几乎所有的进食障碍患者都伴有情感和焦虑障碍、人格障碍和物质滥用。因此，接诊医生应对患者进行充分全面的评估，从而给出合适的治疗意见。

第二节　不孕不育引起的心理障碍

心理障碍和不孕不育的治疗以一种非常复杂的方式相互影响，心理障碍的出现会影响生育功能，而不孕不育的确诊又能导致适应障碍或是其他与压力相关的心理障碍，不孕不育治疗的失败会引起原有的心理障碍加重或是产生新的心理障碍。同样的相互影响关系还出现在抑郁和焦虑与不孕不育之间，这种影响对男性不育者和女性不孕者均同样明显。而在不孕不育的治疗过程中，精神心理障碍其实是不孕不育中很常见的问题，但这些障碍常常在不孕不育的治疗过程被当成确诊不孕不育的"正常的情绪反应"。不孕不育引起的痛苦体验，妻子的感受通常更甚于丈夫，较多的女性在确诊不孕后公开表达悲伤，她们对此的第一个反应常常是休克和否认，她们感到对生活丧失了控制，绝望和幻想、缄默是最常见的反应，自责也是常见的反应，她们会不理智地认为这是过去自己做错了事情而受到的惩罚，并感到自卑、挫败。一些女性可以受孕，但罹患流产和生产死胎亦可体验到失去孩子的罪恶、愤怒、悲伤。不孕还会引起夫妻关系的改变，不孕女性可出现害怕被抛弃，或是考虑离婚以便使希望有孩子的丈夫得到解脱。

案例2　我天生月经紊乱，但是我妈也如此，还生了我和我哥两个孩子，所以我也没放在心上。我和老公都是很谨慎的人，婚后为保证二人生活质量，严格避孕，打算要孩子以后，试了两三个月，没动静。去医院检查，医生结合激素、B超，判断我是多囊卵巢综合征。先开了3个月达英。我成了朋友圈里"结婚好长时间还没孩子"的人。吃完后查激素水平正常了，医生说回去试吧，一般3个月以内就能怀孕。可是并没有，于是我监测了一次卵泡，亲眼看着卵泡长大成熟，步步遵医嘱，结果最后月经还是来了。那天我崩溃了，和老公说，我不想再折腾自己了。吃药3个月，出现恶心、头晕、胸胀等各种不良反应，隔两天做一次B超，还得早早到医院，就怕耽误上班。我自问没做过任何影响生育的事情，可老公是独生子，他爸妈不会接受他没孩子的，我想那就离婚吧。老公开解我，知道我这段时间看医生太受罪了，安慰我说："回家吧，不看。以后能怀就要，不怀孕就两个人，老了一起住遍全世界的养老院，也挺好。"那段时间我基本是神经病状态，听不得亲朋好友怀孕的消息，不想出门，不想上班，不想见人，什么都不想干。想起这件事就哭，整晚的失眠，老公买我以前喜欢吃的巧克力，可我连看的兴趣都没有……

一、抑郁症和不孕不育

不孕不育和精神障碍之间相互影响的关系在焦虑抑郁和不孕不育最为明显。早在20世纪90年代，就有众多研究发现不孕不育患者在患病过程中出现明显的焦虑和抑郁症状，Lund等人发现在接受不孕不育治疗的患者中，约有15％的女性和6％的男性在不孕不育治疗失败后出现严重的抑郁症状。Petersen对1 400多名接受不孕不育治疗的患者研究发现，11.6％的女性和4.3％的男性被确诊为抑郁症。而在抑郁症的心理学症状和躯体症状中不乏与性相关的症状，如性欲减退、性唤起困难、男性勃起障碍、女性高潮延迟或无法达到高潮。这是一种互为因果的表现。另外，在不孕不育的治疗过程中，使用的促排卵药物，作用于雌激素和黄体酮，从而对患者内分泌系统产生影响，也可能导致患者出现抑郁、焦虑等情感症状。

（一）临床表现

抑郁症的核心症状包括抑郁心境，对个体来讲，这种状态存在于一天中大多数时间里，且几乎每天如此，基本不受环境影响，持续至少2周；对平日感兴趣的活动丧失兴趣或愉快感；精力不足或过度疲劳。其典型的症状包含心理学和认知症状（表4-5），行为症状和躯体症状（表4-6）。但对于不孕不育患者，其情绪问题可能不是典型的抑郁症表现，例如出现严重程度轻于抑郁症的恶劣心境、适应障碍等。接诊患者的医生需注意观察，如患者出现抑郁症状，在无法鉴别诊断时，可建议患者到精神科门诊就诊。此外，对不孕不育患者可采取一些容易操作的量表对患者进行抑郁症的筛查，如抑郁自评量表（self-rating depression scale，SDS）（下一节中进行介绍），或是他评的汉密尔顿抑郁量表（Hamilton depression rating scale for depression，HAMD）、蒙哥马利抑郁量表（Montgomery-Asberg depression rating scale，MADRS）。

表 4-5　抑郁症的心理学症状和认知症状

心理学症状	认知症状
情绪低落	注意集中困难
兴趣或动力缺乏	记忆困难
无法享受事情	犹豫不决
兴趣缺乏（快感缺失）	完美主义
冷漠	自责自罪
易激惹	悲观、绝望
焦虑或紧张	无助感
过度担忧	认知扭曲（如"我不可爱"）
性欲减退	专注于自己
对批评或拒绝过度敏感	疑病
依赖奖励	低自尊
强迫	无价值感
死亡或自杀的念头	
伤害他人的念头	

表 4-6　抑郁症的行为症状和躯体症状

常见的行为症状	常见的躯体症状
哭泣	疲乏
人际摩擦或对抗	手脚沉重感
愤怒的攻击或情感	入睡困难（前期失眠）
回避焦虑或令人生气的场景	睡眠维持困难（中期失眠）
社交退缩	早醒（后期失眠）
避免情感和性亲密	睡眠过多（嗜睡）
减少闲暇时间的活动	频繁打盹
仪式或强迫动作形成	食欲下降
强迫进食	体重减轻
强迫性上网或电子游戏	食欲增加

常见的行为症状	常见的躯体症状
工作狂行为	体重增加
物质的使用或滥用	性唤起困难
人格特质或病理行为的强化	勃起障碍
过度信任或依赖他人	高潮延迟或无法达到高潮
过度的牺牲或自我欺骗	痛苦和疼痛
劳动生产能力下降	背部疼痛
自伤或自残	骨骼肌肉系统不适
自杀企图或姿态	胸痛
暴力或攻击性行为	头痛
	肌肉紧张
	胃肠道功能紊乱
	心悸
	灼热或刺痛的感觉
	感觉异常

（二）治疗策略

不孕不育患者出现抑郁症的表现时，首先可以选用的是心理治疗，包括支持性心理治疗、认知行为治疗、人本主义疗法。对于一个期待孩子的家庭，夫妻间的关系非常重要，所以人本主义疗法非常合适。如患者症状严重时，可以选用抗抑郁剂治疗，但需注意常用抗抑郁剂的不良反应，尤其是当患者正在计划妊娠，更是需谨慎选用药物。例如：选择性5-羟色胺再摄取抑制剂（selective serotonin reuptake inhibitor，SSRIs）类药物中，一些研究显示，妊娠的早期如果使用了帕罗西汀，可能会增加新生儿患心脏缺陷的风险。而如果女性患者在计划妊娠期间打算戒烟，安非他酮可能是个不错的选择，目前还没有足够的数据支撑妊娠过程中使用了安非他酮会增加新生儿畸形的风险，而且因为它可以帮助戒烟，而香烟是可能致畸的。

案例3　我和老公是通过相亲认识的，结婚后婆婆就迫不及待地想抱孙子了，那时我和老公玩心重，就这样到了结婚的第3个年头，婆婆已经无法再等下去了，给我们下了最后通牒，一年之内一定要让她抱上大孙子，不然就别回家了！

我和老公在压力无比大的情况下，每到排卵期就拼命造人，在全家的期盼下，我的"大姨妈"第一次没有按时来，又过了一个星期，觉得腰有些酸，小腹还有些隐隐胀痛，而且食欲不振，肚子也比以前大了。可是这样的喜悦没有持续太久，医生为我做了一系列的检查，就在我担心胎儿能不能保住的时候，医生的话却让我不敢相信。假孕，这种只在传说中听到过的名词，竟然在我身上发生了。

假孕又叫想象妊娠。一般多发生于结婚多年而未曾怀孕过的不孕妇女，她们盼子心切，总希望自己能有一个活泼可爱的小宝宝。看到其他孕产妇怀孕以后的经历和临产时前后的表现，印象极深。因此，当出现闭经时，也会感到乳房肿胀、恶心、呕吐、食欲改变等，甚至腹部逐渐地出现脂肪堆积而隆起，形似妊娠时增大的子宫，并可自觉有胎动。但经妇产科检查却未发现怀孕。

假孕是中枢神经系统——下丘脑功能紊乱而导致闭经的一种典型实例。假孕患者的血液中，黄体生成激素和泌乳素水平均增多，从而可长期维持黄体功能和溢乳，因而出现类似妊娠的症状和体征。所以说，假孕是精神和神经内分泌之间的联系发生紊乱，精神抑郁是导致假孕的关键因素。

现代医学研究发现，假孕妇女体内泌乳素和孕激素增高到一定的水平，抑制了排卵，故而出现闭经，后期又由心理问题转换成躯体症状，表现出恶心、呕吐、腹部膨隆、"胎动"等症状，医学心理学上称为"转换性癔症"。

在确诊为假孕以前，必须认真地排除宫内孕和宫外孕的可能，同时还应鉴别盆腔肿瘤或精神病等疾病，然后，耐心细致地进行心理疗法，并适时地给予人工周期治疗，以调整其月经周期，设法使其真正妊娠。

二、焦虑症与不孕不育

在不孕不育患者中，焦虑症的诊断和治疗会遇到巨大的临床挑战。由于焦虑普遍存在并缺少特异性表现，在不孕不育患者中，病理性焦虑和行为可能会被归因于自身躯体不适，而"单纯的焦虑"则可能被认为是确诊不孕不育的正常情绪反应。正如下文案例 4 中的小许，在不孕不育患者中，领养了孩子之后成功受孕生子的例子并不罕见，迷信的说法是"领养一个，带来一个"。但从科学的角度去看待这个问题，则可能是领养了孩子之后，夫妻双方的焦虑情况得到改善，反而可以正常受孕。许多关于不孕不育患者治疗的研究发现，患者拥有良好的精神状态和比较低的焦虑水平能够提升不孕不育治疗的有效性。

案例 4 小许今年已经 38 岁了，由于年轻长得还算漂亮，是厂里的一朵花，20 多岁经人介绍，认识了现在的丈夫，丈夫外貌普通，家境平平，所以对小许是捧在掌心里疼。两口子在家里备孕两年也没怀孕，周边的邻居都开始说闲话，丈夫也想要个孩子。两口子琢磨，是不是丈夫有问题，小许夫妇俩就去医院做检查，结果显示丈夫很正常，是小许的问题。在十几年前女人不能生孩子，是一件特别屈辱的事情，不过丈夫没有说什么，虽然小许知道他心里肯定也憋屈，只是还觉得没到要闹到明面的地步，婆婆老实，小许那时候还是比较凶的，她也不敢说什么。小许和老公就奔走于各大医院，都没有治疗好，各种偏方也用了。后来，在县城里一个小诊所，一个老医生，看起来很厉害的样子，说可以治好不孕，小许那时候真的压力特别大，总感觉惶惶不安，当时看到这个医生好像抓住了一个救命稻草，有什么方法都愿意试一试。那时候，他给开了一种药，说是让滴到耳朵里面，一定要坚持用。小许每天都会坚持滴，希望能有一丝希望。小许后来回忆不孕症怎么和耳朵还能扯上关系了，这个药水导致小许的耳朵失聪，时好时坏，有的时候能听见，有的时候听不见。这下小许夫妇就彻底地失去了希望，不孕没治好，又来了一个病。小许感觉丈夫对自己还是不离不弃的，出门挣的钱都交给小许，所以丈夫在确定生孩子无望后，就每天出去和别人喝酒，经常酩酊大醉地回来，小许也不好多管。再后来，小许和老公就去领养了一个女孩。领养了孩子之后，两口子也收了心，不再四处求医，专心打工挣钱，把领养的女儿当亲生的待。本来打算日子就这样过了算了，谁知道领养了孩子两年后，小许怀孕了。

（一）临床表现

焦虑可以表现在躯体、情感、认知及行为等各个方面。焦虑一方面可以导致自主神经兴奋、产生表现各异的躯体不适（表 4-7）；一方面可以表现为烦躁不适或惶恐不安的情绪体验。在认知层面，往往表现为过度地担心感情的困境和身体的不适；在行为上，焦虑会促发一系列的反应来减少并躲避这些痛苦的感觉。对于不孕不育患者而言，多数情况下，焦虑被看作是一种正常而短暂的应对和适应压力的反应，人在焦虑状态下会分泌更多的甲状腺素、去甲肾上腺素等兴奋多感神经的激素。但是，过度焦虑或病理性焦虑，不仅仅是产生更多甲状腺激素，这是一种不正常的状态。

表 4-7　焦虑的体征和症状

体征	症状
厌食	肌紧张
胃部不适	恶心
胸痛，胸闷	面色苍白
出汗	心悸
腹泻	感觉异常
头昏	性功能障碍
口干	气促
呼吸困难	腹痛
意识模糊	心动过速
面色潮红	发抖
头痛	尿频
过度通气	呕吐
头晕	

焦虑症可以通过以下 4 个方面与正常的情绪反应加以区别：自主性、强度、持续时间和行为表现。自主性是指在某种程度上，感受到轻微的环境刺激后焦虑便可应运而生；强

度是指痛苦的程度，不适感超过了患者的承受能力，焦虑症状已经严重到需要医生的帮助；痛苦体验的持续时间也有助于诊断焦虑症。如果不孕不育患者的正常社会功能及适应能力受到了影响，或者出现了逃避行为时，往往提示这种焦虑是病理性的。

案例5　27岁的小刘在婚后2年发现自己不孕，在医院检查后确诊为双侧输卵管梗阻，进行了介入手术治疗，当时手术很成功。但在接受治疗后的半年，小刘仍然没有怀孕。再次到医院就诊时，小刘的行为表现得不像她第一次就诊，她看到医生显得情绪很激动，变得惶恐不安，不愿与人接触。她本来是个外表靓丽的时尚女性，结婚后做起了全职太太，丈夫是企业高管，虽然被周围的同龄人所美慕，但她的生活充满了虚荣和攀比。这是她第一次因为生病而感到害怕和不堪重负。她担忧自己将来是否能怀孕，和丈夫的关系是否会受到影响。这一次就诊，她描述了自己经常坐立不安，有时候感觉肚子不舒服，丈夫的宽慰能让她暂时平静，但是一旦丈夫离开身边，这些症状又回来了。

案例6　一名35岁的男性张某，在确诊精子活力不足后2周，他的太太告诉他，她怀孕了。张某最近一个多星期出现头昏、胸闷、气促等不适。他和妻子发生了争执，但在妻子流泪后，他又表现出后悔。在妻子的建议下，他到心理门诊进行咨询，他在和医生的交谈中表现出对妻子不忠的怀疑，认为妻子欺骗了自己，并愤怒不已。尽管医生和他解释，精子活力不足是有受孕的可能性的，但张某仍不能完全相信。他在诊室来回踱步，反复询问精子活力不足后受孕的概率有多少。

（二）治疗策略

当患者确诊不孕不育后，大部分患者能够通过各种应对机制来减轻这种巨大的压力感，往往以下策略是有效的，例如：理性化和自我安慰（如"事已至此""医生会知道怎么做的"），否认和最小化（如"这只是个小问题""和我一样生育有问题的人很多"）。另外来自家人和朋友的支持，以及和其他不孕不育患者交流是有助于缓解焦虑的。

在对患者进行全面的评估后，可以对患者进行心理治疗。Hosaka 和 Jaffe 等的研究发现，无论支持性心理治疗还是认知行为治疗，都能显著提高不孕不育患者的受孕比例。治疗焦虑症的认知行为障碍主要通过认知重构、暴露和症状控制等技术，来应对焦虑症的行为模式。错误的、不合适的认知增加和维系了患者的焦虑；认知干预有一系列的操作来改变和重构这种认知（具体内容将会在下一节进行介绍）。如果患者的家庭成员之间有关系不良的表现，还可以针对整个家庭进行家庭治疗。

当心理治疗无效，或是患者焦虑表现严重时，可以考虑药物治疗，可供选择的药物包括苯二氮䓬类药物、抗抑郁剂和非苯二氮䓬类抗焦虑药物。但如果正处于计划妊娠状态的女性，则需谨慎使用苯二氮䓬类药物。现有的研究已经发现，在妊娠第 1～3 个月接触苯二氮䓬类药物会增加新生儿患唇腭裂的风险。

焦虑可以加重患者对自身不孕不育的关注，帮助患者解决目前的困难，如查明不孕不育的病因，积极地进行不孕不育的治疗可以反过来有效地减少焦虑对不孕不育治疗的影响。另外，在处理患者焦虑表现时，需要进行完善的身体检查，排除一些临床表现类似焦虑的躯体疾病，如嗜铬细胞瘤、甲状腺功能异常、癫痫等。也要关注患者的生活习惯，如咖啡因的过量摄入。

三、酒精成瘾与不孕不育

一项回顾性研究发现，不孕不育治疗失败的女性会出现较高的精神障碍住院率，最常见的原因是酒精或其他精神活性物质滥用。在接诊不孕不育患者时，一次简单易行的筛查，即 CAGA 问卷 [C：你是否感觉自己需要减少饮酒量？A：你是否因为有人指责你饮酒而觉得困扰？G：你是否对饮酒感到不好或内疚？A：你是否感觉清晨第一件事就是要喝杯酒以缓解紧张情绪或摆脱宿醉（即晨饮）？]，可以帮助医生发现患者是否存在相关问题，若问卷中有两条回答为"是"，则需要详细评估。

（一）酒精戒断综合征

计划妊娠的夫妇们常常会改变自己的生活习惯，希望迎接健康的小生命，如戒烟、戒酒等。但是如果这些未来的父母中有酒精成瘾的情况，那么贸然地停止饮酒则可能出现酒精戒断综合征。酒精戒断综合征的范围包括从不需要药物处理的轻度不适到需要重症监护的多器官衰竭。其中，无并发症的酒精戒断是最常见的，其特征是在停止饮酒数小时后出现，并在 3～5 d 后，随着血液酒精浓度的下降而消除。其早期表现主要为食欲丧失、易怒以及颤抖。戒断综合征的特征性表现是全身性的颤抖（频率快，患者处于应激时更明显）。这种颤抖在一定程度上可累及舌部，导致患者无法讲话。下肢也可震颤，导致患者无法行走。手部和肩臂部可剧烈晃动，以致在举着酒杯时不能确保内容物不溢出。患者高度戒备，有明显的惊吓反应，并抱怨失眠。震颤的极端表现是患者会出现癫痫大发作，通常在停酒后 2 d 内发生。严重的患者会出现错觉或幻觉，导致患者产生模糊的不安感。症状可长达 2 周。

（二）治疗策略

主要为对症支持治疗和药物治疗。如果患者生命体征、生化指标存在异常，可以予以对症支持治疗。另外，在戒断症状出现的时候给予苯二氮䓬类药物，可以每隔 1～2 h 给药，直到患者镇静并且生命体征在正常范围内。

第三节　心理诊断技能

一、面谈的技巧

面谈必须从自我介绍开始，并确定面谈的目的，这有助于在面谈伊始就建立联盟关系。面谈者应试图用友好温和的态度接受患者，并在言语中显露出关心和关注。应尽量避免记笔记或使用电脑，如果使用，尽量不要影响到与患者之间的目光接触。所有的面谈都在一定背景下产生，了解这些背景需要考虑的因素有环境、主体、意义。

（一）环境

不孕不育患者通常对面谈环境极其敏感。病房、门诊医生办公室或心理治疗室，不同的场所的环境区别是巨大的。在门诊、病房这些环境，周围充满了流动和变化，并且有医院人员、其他患者来回穿梭。对患者而言，紧迫的气氛很难让他们平静而充分地呈现个人信息。直接询问患者是否舒适，或询问在房间里的感觉，尝试为患者提供隐秘和安静的环境，尽可能避免打扰，这才是明智的选择。

（二）主体

有些患者可能勉强来就诊，甚至存在很大的抵触情绪。许多患者是被家人送来就诊，患者可能会否认任何问题，或简单的归因为面对怪异的、无法解释的环境或是"心理问题"。有些问题对患者而言是自我和谐性的，比如"神经性厌食"，这些患者通常会认为医生想让他们变胖而把医生视为敌人。对抵触的患者，一开始就指出问题所在非常有效。例如："李女士，我知道你不想来这里，我了解医生和你的家人都很关心你的体重。我向你保证，我首先是要了解你的想法，你能告诉我他们让你来见我的原因吗？""张先生，我听说你妻子十分关心你的饮酒情况，但我首先要告诉你，我和任何人一样，都不能让你停止饮酒，这也不是我今天的任务，我只是想了解你的饮酒方式，此外，我希望通过了解你的一些生活情况来了解你目前的生活状态。"在上述的例子中，只是阐述了开场白的情况，让我们探讨建立医患关系、改进沟通方式和满足各种需要的详细信息时，就必须采用其他技术来建立治疗联盟。在面谈之前，找到尽可能多的辅助信息对我们总是有帮助的。这些信息可能在患者家属、初次接诊医生的谈话中能够获得。

（三）意义

由于信息匮乏，以及电视、网络等媒体的误导，不孕不育患者一般对自身的心理问题认识不足。另外，患者对于精神症状的感受通常是羞耻、焦虑、否认、恐惧和不确定性。要帮助患者认识到接受针对心理问题的治疗对其自身心理状况的改善和不孕不育辅助治疗都有重要的意义。和患者建立良好的、以患者为中心的医患关系是以友好、礼貌、共情、合作和互相交流为特点的。最重要的一个方面，是让患者有安全感。其中，向患者展现出热情和尊重是关键要素。良好的治疗效果包括情绪正常、症状的缓解和消失，包含内分泌等生理指标的正常。

二、常用的排查工具介绍

（一）抑郁自评量表（self-rating depression scale，SDS）

是由美国杜克大学医学院的 William W. K. Zung 于 1965 年编制的，是目前应用最广泛的抑郁自评量表之一，用于衡量抑郁状态的轻重程度及其在治疗中的变化。它分为 4 级评分的自评量表（表 4-8）。

表 4-8 抑郁自评量表（SDS）

	A	B	C	D
指导语：下面有 20 条文字，请仔细阅读每一条，把意思弄明白。然后根据您最近 1 周的实际情况选择适当的选项，每一条文字后面有 4 个选项，表示：A 从无或偶尔；B 有时；C 经常；D 总是如此。				
1. 我感到情绪沮丧，郁闷	☐	☐	☐	☐
*2. 我感到早晨心情最好	☐	☐	☐	☐
3. 我要哭或想哭	☐	☐	☐	☐
4. 我夜间睡眠不好	☐	☐	☐	☐
*5. 我吃饭像平常一样多	☐	☐	☐	☐
*6. 我的性功能正常	☐	☐	☐	☐
7. 我感到体重减轻	☐	☐	☐	☐
8. 我为便秘烦恼	☐	☐	☐	☐
9. 我的心跳比平时快	☐	☐	☐	☐
10. 我无故感到疲乏	☐	☐	☐	☐
*11. 我的头脑像平常一样清醒	☐	☐	☐	☐
*12. 我做事情像平常一样不感到困难	☐	☐	☐	☐
13. 我坐卧难安，难以保持平静	☐	☐	☐	☐
*14. 我对未来感到希望	☐	☐	☐	☐
15. 我比平时更容易激怒	☐	☐	☐	☐
*16. 我觉得决定什么事很容易	☐	☐	☐	☐
*17. 我感到自己是有用的和不可缺少的人	☐	☐	☐	☐
*18. 我的生活很有意思	☐	☐	☐	☐
19. 假若我死了，别人会过得更好	☐	☐	☐	☐
*20. 我仍旧喜欢自己平时喜欢的东西	☐	☐	☐	☐

* 为反向评分项 分数☐☐

SDS 总粗分的正常上限为 41 分，分值越低，状态越好。标准分为总粗分乘以 1.25 后所得的整数部分。我国以 SDS 标准分≥50 为有抑郁症状。

（二）焦虑自评量表（self-rating anxiety scale，SAS）

由 Zung1971 年编制。用于评定焦虑患者的主观感受。SAS 测量的是最近一周内的症状水平，评分不受年龄、性别、经济状况等因素的影响，但如果应试者文化程度较低或智力水平较差，不能进行自评。SAS 采用 4 级评分（表 4-9），主要评定症状出现的频度，其标准为："1"表示没有或很少时间有；"2"表示有时有；"3"表示大部分时间有；"4"表示绝大部分或全部时间都有。20 个条目中有 15 项是用负性词陈述的，按上述 1—4 顺序计分。其余 5 项（第 5、9、13、17、19）注 * 号者，是用正性词陈述的，按 4—1 顺序反向计分。

表 4-9　焦虑自评量表 (SAS)

填表注意事项：下面有 20 条文字，请仔细阅读每一条，把意思弄明白，然后根据您最近一星期的实际情况在适当的方格里画√，每一条文字后有 4 个格，表示：1 没有或很少时间；2 小部分时间；3 相当多时间；4 绝大部分或全部时间。

	1	2	3	4
1. 我觉得比平时容易紧张或着急				
2. 我无缘无故在感到害怕				
3. 我容易心里烦乱或感到惊恐				
4. 我觉得我可能将要发疯				
*5. 我觉得一切都很好				
6. 我手脚发抖				
7. 我因为头疼、颈痛和背痛而苦恼				
8. 我觉得容易衰弱和疲乏				
*9. 我觉得心平气和，并且容易安静坐着				
10. 我觉得心跳得很快				
11. 我因为一阵阵头晕而苦恼				
12. 我有晕倒发作，或觉得要晕倒似的				
*13. 我吸气、呼气都感到很容易				
14. 我的手脚麻木和刺痛				
15. 我因为胃痛和消化不良而苦恼				
16. 我常常要小便				
*17. 我的手脚常常是干燥温暖的				
18. 我脸红发热				
*19. 我容易入睡并且一夜睡得很好				
20. 我做噩梦				

SAS 的主要统计指标为总分。将 20 个项目的各个得分相加，即得粗分；用粗分乘以 1.25 以后取整数部分，就得到标准分，或者可以查表做相同的转换。按照中国常模结果，SAS 标准分的分界值为 50 分，其中 50～59 分为轻度焦虑，60～69 分为中度焦虑，70 分以上为重度焦虑。

三、心理治疗种类的介绍

对不孕不育患者进行的心理治疗，是在同患者建立牢固的治疗联盟的基础上，帮助患者理解其问题的性质、根源及处理方法，提高领悟力，并为患者灌输改变的希望，使患者可以尝试和发展新的、适应性的行为，促进患者情绪的改善、自我功能的提高。

（一）治疗师的一般工作原则

1. 帮助患者自立的原则　明确工作的目的是促进患者的心理成长，而不是患者在生活中对治疗师产生心理依赖。

2. 客观中立原则　在治疗中应全程保持中立客观的态度。

3. 尊重患者的原则　心理治疗师应尊重每一位患者，尊重他们的人权和尊严。

4. 保密原则　应尊重患者的个人隐私，在临床实践中严格为患者保密。

5. 时间限定原则　在治疗过程中应注意遵守治疗时间的规定，通常个体治疗的单次会谈时间为 $45 \sim 50$ min，无特殊情况不得随意延长和更改时间。

6. 关系限定原则　在治疗过程中应按职业道德与患者建立良好的治疗关系，不得利用这种关系牟取私利，不得与患者发生治疗关系之外的关系。

（二）认知行为治疗（cognitive-behavioral therapy，CBT）

这是一大类包括了认知疗法和行为疗法的心理治疗方法，是通过改变个人非适应性的思维和行为模式来减少失调情绪和行为，改善心理问题的一系列心理治疗方法的总和。CBT 方法关注两个关键的方面：纠正认知和改变行为。认知干预有一系列的操作来改变和重构患者错误的认知。这些操作包括信息讨论、自我监控、苏格拉底式提问，以及行为构建实验。CBT 强调的是当前的思维，而非过去的经历。

（三）支持性心理治疗

指治疗师采用劝导、启发、鼓励、支持、说服等方法，帮助来访者发挥其潜在能力，提高克服困难的能力，从而促进心身康复。它是一种基本的心理治疗方法，其原则在各种治疗模式中都可以采用。基本技术包括：①倾听；②解释与建议；③鼓励与保证；④情感释放；⑤善用资源。

（四）家庭治疗

是以整个家庭为对象来规划和进行治疗，基本技术包括：①体验式家庭治疗。治疗主要就是鼓励家庭成员之间直接、清晰的相互交流，随时从交流取得的点滴经验中不断加以总结，促进个人和家庭的成长。②策略式家庭治疗。注重以一定的策略来解决家庭中存在的问题。在家庭中出现问题的原因是多种多样的，治疗师主要关注的是家庭中特定的相互关系格局内的交流方式和解决当前存在的问题，如给客观存在的行为重新下定义，打破引起局限障碍的反馈环路，进一步明确家庭内部的等级界限等。③结构式家庭治疗。这种模式认为家庭功能的失调是当前家庭结构失衡的结果。主要治疗目标是重新建立家庭结构，改变家庭成员间相互作用的方式，打破功能障碍的格局。④系统式家庭治疗。该方式认为在家庭这个系统中，每个成员都有自己特定的认识模式，这种模式决定人一贯的行为模式，反过来又受行为效果影响和作用，形成环形反馈。治疗要点可总结为"假设-循环-中立"。

第五章　不孕不育的心理学模式

不孕不育作为一种身心疾病，其病因极其复杂，但大体上可概括为 3 个原因：生物学因素、环境因素和社会因素。研究发现，不孕不育夫妇与正常育龄男女相比，以抑郁、焦虑为主的情绪困扰更加显著。有针对性的激素疗法、医疗监管和体外受精（in vitro fertilization，IVF）也给不孕不育夫妇带来了巨大的躯体上、经济上及精神上的负担，极易造成患者情绪困扰；反过来又会进一步导致患者生殖内分泌紊乱，引起排卵障碍、精子质量下降等，以致越想怀孕，越难以怀孕。由此可见，不孕不育与社会心理因素二者之间存在着互动性的促进和制约机制，很容易导致恶性循环的产生，给不孕不育夫妇带来持久的身心痛苦和生育的无能状态。

依据 seley 的应激过程理论模型，个体在应对应激事件过程中，可以通过利用自身的内外部资源来降低或消除应激源对身心健康的影响。这一理论强调了自身内部资源（如个性特征和应对方式）、外部资源（如社会支持和有形资产）在应激过程中的中介作用。这就提示我们，挖掘不孕不育与心理困扰不良结局之间的内外预测因素，并制定切实有效的针对性干预策略，对于缓解不孕不育患者情绪困扰水平，促进其心理健康具有深远意义。

对不孕不育的研究已经涉及临床医学、护理学、人类社会学、心理学及流行病学等多个领域，但是通过对相关文献的综合回顾不难看出大多的研究主要集中在对不孕不育夫妇的心理、观念、人格特征、应对方式及治疗等方面的简单描述与分析。国内虽然也有少数的学者对不孕不育夫妇的婚姻质量进行了研究，但主要是从婚姻满意度的两个极端去研究，不是婚姻满意就是婚姻冲突，而没有去关注夫妇双方在婚姻关系中的适应，也极少把"性"作为影响因素进行研究。相比之下，目前国外的一些学者将"性"议题纳入不孕不育的研究当中，从对性功能障碍作为不孕不育原因之一的探讨拓展到不孕不育夫妇或个体因不孕不育而导致的"性"状况方面变化的研究，并对亲密关系、婚姻质量和婚姻调适等方面受到的影响进行了深入的分析。

第一节　基础心理学知识

一、心理因素与不孕不育

人是一种由生理-心理-环境等多种因素影响的生物，众多的研究和众多的临床工作都显示不孕不育这一现象和心理因素有关联，关于具体的关联，也有各种假说。

不孕不育患者精神病理机制并未形成科学统一共识，存在一些未被证实的争议。常见有心理结局假说（psychological consequences hypothesis）、精神性不育假说（psychogenic hypothesis）和应激理论假说，但均从不同角度提示无法孕育与心理因素相互之间存在的联系。

现有研究证明并被多数学者所认可的心理因素致不孕不育的关系是在生殖调节过程中，长久得不到释放存积在心中的负性情绪，如悲观、抑郁、恐惧等，可能通过增加肾上腺皮质激素释放因子（CRF）分泌，使内源性阿片肽和多巴胺升高，在下丘脑水平抑制促性腺素释放激素（GnRH）神经元的脉冲释放，从而抑制垂体，减少分泌促性腺激素。影响下丘脑-垂体-卵巢轴，造成生殖轴功能失调，进而影响性激素的分泌，排卵受限，或导致与生殖有关的功能紊乱，最终导致不孕不育的发生。生活中也经常见到不孕不育夫妇抱养孩子后，精神放松而成功生子的诸多案例。因此初步认为，心理、精神因素可能是不孕不育的重要诱因，并且是导致其远期并发症或加重的重要因素之一。

众所周知，在不孕不育患者中普遍存在情绪困扰问题。据意大利的一项关于1 000对不孕不育夫妇的抑郁症和焦虑症状的流行率和发病率调查研究，不孕不育女性患者焦虑、抑郁症状分别为14.7％和17.9％；而男性患者相比女性患者而言，其焦虑、抑郁症状明显较低，分别仅占4.5％和6.9％。而美国一项关于162对不孕不育夫妇的研究，通过比较不同情绪困扰的测量方法发现，相比较不孕不育男性患者，女性患者会经历更多的情绪困扰问题，其中焦虑症状发生率为8.8％（丈夫）和14.4％（妻子），抑郁发生率为2.8％（丈夫）和5.6％（妻子），而且女性不孕患者面对的压力应激也更多。在一项瑞典调查研究中，共有545对不孕不育夫妇参与，抑郁症在10.9％的女性和5.1％的男性中普遍存在，在14.8％的女性和4.9％的男性中会遇到焦虑症。在一项英国调查研究中，男性不育患者总幸福得分高于女性，而女性不孕患者焦虑和抑郁水平显著高于男性。而我国目前对不孕不育夫妇情绪困扰发生率的调查则相对较少。

二、人格因素与不孕不育

姚石安对排卵功能障碍的不孕患者进行心理与人格联合研究，发现排卵障碍性不孕患者多具有神经质的特点，表现为焦虑、抑郁的负性情绪反应，以及忧郁、紧张、易焦虑激动、不擅交往的人格特征。饶玲铭的研究发现，具有内向性和抑郁质表现（迟缓、孤僻情绪感受性高）的患者既有易感性，又难以排解，继而更容易造成心理问题堆积，产生心理障碍。

高神经质的不孕不育患者不仅增加自身对生活应激事件的心理紧张程度，而且还会间接影响配偶的情绪紧张。不孕不育患者受到传统的生育观念"传宗接代"的刺激和冲击，自身疾病的羞耻感及被歧视感使其承受了巨大的心理压力和精神负担，加之其漫长的治疗过程、成功率低下、涉及最隐私的部位，长此以往，患者就会出现一定的人格障碍、心理及社会适应障碍，如焦虑、抑郁症等。这种心理状态长期下去势必会对配偶间的情绪困扰产生交互影响，影响不孕不育夫妇的心理健康。

外向型人格的患者，面对不孕不育这一压力性生活事件时，情绪调节和适应会比神经质患者更加稳定。不孕不育夫妇之间朝夕相处，一方的情绪波动会导致另一方也产生心理障碍，而外向型人格的患者喜欢积极的情感表达和关怀配偶，在夫妻生活中比较随和、宽容，有利于配偶间情感交流与互动，从而减轻其配偶的心理压力，帮助其疏导内心的消极想法和不良情绪，进而缓解情绪困扰症状。

三、夫妻性生活与不孕不育

有关研究指出，男性不育患者、再次行体外受精-胚胎移植治疗的女性患者，以及不孕不育史超过3年以上的夫妇，其性满意度都呈现出较低的水平；此外，经不孕不育的治疗仍不能成功怀孕的女性，其性满意度也受到消极的影响。但也有研究指出，不孕不育的诊断和治疗对夫妇双方的性满意度没有影响，而与不孕不育夫妇的应对方式和性生活的频率有关。

研究进一步指出，不孕不育可降低夫妻性生活的频率，而且11％的男性会因不孕不育的诊断、检查和治疗而出现早泄、勃起功能障碍；而性唤起障碍在不孕不育夫妇中的女性伴侣当中比较常见。然而，这些障碍多数是心因性的，可能是受传统性观念的影响所致。传统的性观念认为"性"是以生殖为目的，是生物的、医学的，并将生殖能力和性功能混淆在一起，即生殖能力下降或减弱，就表明性功能的低下。基于此观点的性生殖论无疑对不孕不育夫妇的性别角色认同带来一定影响，并导致一定的心理负担，进而对不孕不育夫妇的性状况产生一定程度的作用。不能忽视的是性活动涉及夫妻双方，并相互影响，当一方出现性方面的问题，无疑也会对伴侣产生影响；此外，不孕症的检查程序烦琐，夫妻性生活因治疗的原因而被要求在规定的疗程内进行，由此引发不孕不育夫妇出现身心反应和巨大压力，也会影响其性功能状况和性生活质量。

人类的"性"包含丰富的内容，不只局限于单纯的生理层次，而是贯穿于人的生命始终，涵盖生理性别、社会性别、性别角色、性取向、性冲动、性愉悦及性亲密关系和生育等方面，并通过思维、幻想、欲望、信念、态度、价值观、行为、活动、角色及其关系中得以表现。因此，有关不孕不育夫妇性状况的研究不应仅局限于性生活频率、性行为方式和性功能等性生理层面，而应拓展研究范围，进一步探讨不孕不育对夫妻间的性亲密关系、性自尊、性别角色等方面的影响。

婚姻质量的研究方面，最常被使用的概念有婚姻满意度（marital satisfaction）和婚姻调适（marital adjustment）。婚姻满意的概念着重个人对整体婚姻状态的主观感受的评估，而婚姻调适则指夫妻之间在一定时间内的相互适应。相关实证性的研究得出，被诊断为不孕不育的夫妇由于面对来自家庭和社会的巨大压力，会出现不同程度的心理健康问题，如抑郁、焦虑、羞耻感、社会隔离等，而且对女性的主观幸福感和整体生活满意度会产生较大的负面影响；此外，随着不孕不育经历时间的延长，夫妻双方的婚姻满意度下降，出现婚姻危机，严重的可导致夫妻情感破裂甚至离异。国内相关研究发现，家庭暴力事件的发生在不孕不育夫妇中比较常见，而且不孕不育夫妇中的离婚率是非不孕不育夫妇的2.2倍；在夫妻离婚的众多原因中，不孕不育是主要的原因之一。无疑，不孕不育会影响婚姻关系，产生严重的婚姻冲突，破坏夫妻感情，并导致离婚事件发生，应对其予以重视。

虽然人类生殖辅助技术（assisted reproductive technology，ART）给不孕不育夫妇带

来了福音和希望，但由于此技术并不能完全确保不孕不育夫妇实现怀孕生育的愿望，具有一定的不确定性，而且受孕成功与否也受到多种因素的作用，因此，相关治疗对不孕不育夫妇的身心健康和生活质量带来消极的影响。但也有研究指出，不孕不育夫妇的婚姻关系状态与不孕不育夫妇针对不孕不育所致压力的认知程度相关。当夫妻双方将不孕不育视为应共同面对的挑战，对因其导致的社会压力感知一致，并在期望成为父母角色的认知程度上一致的夫妇，其婚姻满意度高于其他的不孕不育夫妇，婚姻关系更加牢固。

此外，不孕不育作为一种生活压力事件，它会对夫妇的婚姻质量产生何种影响也取决于他们采取怎样的应对措施。研究结果显示，那些采取积极面对的应对策略（如宣泄自身感受、寻求他人建议），以及以正向意义为基础的应对策略，都对不孕不育夫妇的婚姻满意度带来了有益的影响；而那些采取主动回避的应对方式（如把不孕不育视为秘密，予以隐瞒），以及在不孕不育相关议题上出现沟通障碍的夫妇，其婚姻满意度呈现较低的水平。

"性"是婚姻质量的重要内容，是夫妻情感的重要元素。相关研究指出，不孕不育会导致个体或夫妇出现不同程度的性功能下降、性满意度的低下、性自尊的降低，进而直接影响夫妻双方情感和婚姻关系。

不孕不育夫妇或个体作为有性情欲存在的人，即便是不能自然怀孕生育，其"性"的状态依然对自身的身心健康状况有预示作用，也对增进夫妻亲密、促进沟通交流及维系婚姻的和谐与稳定起着至关重要的作用。在我国，由于受传统文化的影响，传宗接代、延续后代的观念在民众心里已成为一种道德规范，成为一种普遍被接受的生育价值观。在这种观念的影响之下，对于许多夫妇而言，怀孕生育被视为夫妻性关系和情感的不可缺少的内容，在婚姻和家庭关系中也被赋予了重要的含义，这一点尤其与西方社会文化有明显的不同。

"性"作为身心健康的重要影响因素，已被视为是人类健康的重要组成部分。近年来，针对"性"状况方面的评估，逐渐被重视并被建议作为衡量生活质量的重要内容之一。婚姻关系是影响婚姻稳定与质量好坏的重要因素，而性关系作为婚姻关系的重要内容尤为值得重视。对于不孕不育夫妇而言，其面对的婚姻问题要比一般夫妇多，也较复杂，在婚姻调适方面也可能会出现更多的问题，但针对不孕不育夫妇婚姻调适方面的研究在国内未见相关的报道。此外，集合目前国内外的研究发现，结合"性"的理论和研究方法对不孕不育夫妇进行的相关研究也并不多见，尤其是结合不孕不育夫妇的"性"状况调查及其对婚姻调适的影响，缺乏实证性的调查和分析。

第二节　家庭因素的心理影响

家庭关系中各种角色对不孕不育均有一定的影响，家庭的期待和态度也会对不孕不育者造成一定的心理压力和负性的影响，有时候是来自于家庭成员的询问和关心，当事人也感觉到内疚和自责。

陈玲玲等调查显示，不孕不育患者面临的情绪困扰问题与家庭关系显著相关；在治疗过程中，家人的作用不容忽视，特别是夫妻之间的相互作用。如果在治疗不孕不育过程中，关系和睦的家庭中，家人或配偶给予的帮助和安慰能够满足患者的需求，不孕不育患者发生情绪困扰的概率相对较低。而家庭关系不和谐的不孕不育患者由于得到来自家庭和配偶的支持和帮助较少，因而承受来自家庭的烦恼和压力较多，家庭关系的恶化会使不孕不育患者的情绪困扰发生率大大增加。

研究发现，家庭经济状况与不孕不育患者的情绪困扰呈显著负相关，高收入者的情绪困扰相对较少。这可能与来自农村的患者家庭收入水平较低，难以承受不孕不育治疗的医疗费用而产生过分担心有关。不孕不育治疗费用越高，家庭经济水平一般的患者产生的心理压力会越大，治疗过程中也会越紧张，越容易产生情绪困扰。

刘凯等的调查显示，来自农村的不孕不育患者情绪困扰明显比来自城市的患者要严重。来自农村的不孕不育患者由于受我国传统观念影响较深，将生育视为传宗接代的头等大事，假如不孕不育患者无法实现这一人生目标，不但影响了他们的生活与工作，而且会导致婚姻失败。因而不孕不育患者承受着社会舆论、周围邻里固有传统观念，以及自身紧张恐惧所产生的多方压力，导致以焦虑、抑郁为主的情绪困扰更加严重。

中国女性不孕症患者几乎普遍存在不同程度的生育压力，心理负担较重。在我国，传统"传宗接代"的生育观念根深蒂固，女性在生育方面较男性承担着更重的使命和无法摆脱的责任，又加之源于配偶、家庭尤其是长辈内心对子嗣的重视和盼望，甚至是周围的舆论等诸多外在因素所带来的影响，终究导致患者内心压力升高而表现为各种各样的心理问题。常有为求生育不惜一切的迫切型，花费大量时间、金钱且未达到目的后心理失落形成的无助型；求子或寻医过程中屡受挫折，导致对自己、对他人的失望甚至对生活绝望型；害怕面对医生、接受检查或知晓结果等表现出的恐惧型；多年治疗无果带来的经济负担及一系列家庭问题，加之受传统观念"无后等于不孝"生育价值观的影响，可能会导致一些家庭的破裂；参差不齐的文化水平，可能会造成一部分人因缺乏相关科学知识表现为性愚昧，而可能错过受孕最佳时期。

第三节　社会心理学知识

许多不孕不育患者受到抑郁、焦虑等负性情绪困扰，且生育压力影响了其生活质量。邓莉等研究发现，来自家庭和社会舆论的压力是患者生育压力的主要来源。Newton等将这些压力定义为不孕不育相关的社会性压力，认为患者感受到的生育相关的社会性压力越高，其抑郁与焦虑程度也越高。传统-现代性影响了个体的生育意愿和生育相关社会性压力。我国传统社会很重视生育子女，高传统性的个体会感受到更多的生育相关压力，进而影响其心理健康。随着传统生育观念的改变，不少现代女性认为生育很辛苦并且会影响美貌和健康。因此高现代性使个体降低了生育意愿，感受到更少的生育相关压力，从而有更高的心理健康水平与主观幸福感。结合上述两个方面，推测传统-现代性可能在不孕不育患者社会关注带来的压力与心理健康及主观幸福感的关系中起到调节作用。为此，霍亚芬等的研究分析了不孕不育患者社会关注带来的压力与心理健康及主观幸福感的关系，并且进一步分析了个体的传统-现代性在其中的调节作用，该研究结果显示，不孕不育患者感受到的来自社会关注的压力越高，其心理健康状况越差，主观幸福感越低。社会关注越高，患者体会到的压力就越大。一旦确诊为不孕不育，就意味着剥夺了生育的权利，在"没有孩子，人生就不完整"的思想影响下，不孕不育患者体验着焦虑、抑郁、自卑等各种负性情绪，导致患者心理健康水平和主观幸福感降低，这一结果与国外学者 Wischmann等、Dyer等、Fassino等、Lechner等研究结果一致，均提示患者由于受到自身、家庭以及社会诸多方面压力的影响从而出现心理情绪变化，主要表现在焦虑、抑郁、人际关系敏感等情感方面的改变。霍亚芬等的研究结果还显示，传统-现代性得分对患者心理健康水平没有明显作用，这可能是由于随着社会的开放与现代化，人们的生育目的出现了多元化的趋向，形成了一些新的生育观念，因而导致了传统-现代性得分的高低并不能预测生育意愿，国外的研究结果亦证实了这一点。因此传统-现代性得分与心理健康水平之间没有明显的关系也是合理的。

根据社会关注带来的压力得分与传统-现代性得分的交互作用结果可以发现，社会关注带来的压力得分与传统-现代性得分共同影响不孕不育患者的心理健康水平及主观幸福感。霍亚芬等的研究认为，这一结果可能与认知失调有关。认知失调理论（cognitive dissonance）由 Festinger 首创，是指一个人在做出决定、采取行动或接触到一些有违原先信念、情感或价值的信念后所体验到的冲突状态。霍亚芬等的研究结果显示，低传统-现代性得分高的患者，心理健康状况最差，主观幸福感水平最低。一般来说，高现代性的个体，应该更少地担心没有孩子别人会怎么看，因此会感受到更少的生育问题相关的社会压力。一旦高现代性的个体同时感受到高的生育相关的社会压力，其本身是出于一种认知失调的状态。而 Carney 等的研究结果支持该观点，指出这种僵化的、不合理的认知失调是负性情绪产生的一个重要的心理病理学因素，构成了负性情绪的高风险性。

社会支持是一种可利用的外部资源，与个体的心理健康密切相关，低社会支持与不良的人际关系更容易使个体产生应激反应与心理疾病。充足的社会支持，不仅对患者在应激状态下起到缓冲作用，进而减弱对其产生的不良影响，而且对保持心理健康具有深远影响。Erden 等研究发现，当不孕不育患者获得外部社会支持增多时，他们的抑郁症状随之减轻。由此可见，社会支持是一个重要的缓冲系统，能够缓解不孕不育患者的心理应激以降低情绪困扰的发生率。

第四节　　发展心理学知识

在 20 世纪前半叶，研究者早期对个体心理发展的研究重点在儿童、青少年等年龄阶段，认为发展在成熟后就停止了，此后的变化都是衰退，不重视整个人生的全程发展。随着社会不断发展，个体的平均寿命提高，对老年人生理、社会和心理发展问题的研究较为缺乏。在这种情况下，"毕生发展观"的提出和发展顺应了学界和社会需要，发展心理学以个体从出生到衰亡全过程为其研究对象，研究者对个体从胎儿期直到死亡的发展历程进行了深入的研究。毕生发展的观点强调，个体生命的任何时刻都是变化发展的。毕生心理发展的研究渐渐受到更多的重视。在我们接触的很多不孕不育患者的案例中也发现，她（他）们的心理问题也可能和早年的经历、早年的心理发展有关。

毕生发展的领域十分广泛，尽管关注的侧重点有所不同，但所有的发展心理学家都有一个共识，即将毕生发展看作是贯穿一生的连续过程。不同的理论对心理发展阶段做出了不同的划分和解释，毕生发展通常分为几个大致的年龄阶段：孕期（从受孕到出生）；婴儿和学步期（出生到 2 岁）；幼儿期（2～6 岁）；小学期（6～12 岁）；青少年期（12～20 岁）；成年早期（20～40 岁）；中年期（40～65 岁）；老年期（65 岁到死亡）。这些年龄阶段的划分是社会构建的，反映的是特定时期的社会和文化背景。一些阶段有着清晰的划分，另外一些阶段则没有明确的界限。如婴儿期开始于出生，学前期结束于进入小学；而成年早期从 20 岁开始，对现代社会背景下接受高等教育的很多人来说，可能只是大学四年中间的一年，并不一定有十分重要的意义。尽管如此，年龄阶段对毕生发展的影响是普遍存在的。各个年龄阶段的发展内容有所不同，主要是围绕着生理、认知以及社会性和人格三个大的主题。虽然不孕不育的问题一般是成年早期的问题，但是心理问题的特点可能是带着不同发育时期的个性特点，例如弗洛伊德就描述人的性格是口欲期个性、肛欲期个性、俄狄浦斯期个性等。在心理的发展期遇到的问题会滞留在我们的性格中，也会在我们的生活中留下深深的影响，也会影响不孕不育的患者的观点、性格等。我们尝试把这些心理发展时期与我们目前面临的问题相关联，帮助我们来理解患者的不孕不育的心理因素。

一、孕期（从受孕到出生）

孕期又可以分为受精卵期、胚胎期和胎儿期。受精卵期持续约两周，在这最开始的两周中，有诸多不稳定因素，如精子和卵子未成功结合或是细胞未分裂等，母体会排除异常受孕。第 2 周结束时胎盘开始发育，脐带将胎盘与发育中的生命体联系起来。胚胎期从第 3 周开始持续至第 8 周，是怀孕期间发展最快的一段时期。第 3 周开始，胚盘形成外胚层、中胚层和内胚层，分别将发育成为神经系统和皮肤、肌肉、骨骼、循环系统和其他内脏、消化系统、腺体、肺、尿道。胎儿期从第 9 周持续到孕期结束婴儿出生。在这个阶段中，胎儿的大脑和身体其他器官都迅速增长，最早在 22～26 周，早产的胎儿将有存活的可能。至第 28 周，胎儿出现人格的萌芽。高胎动水平预示着一个更加活跃的婴儿。在孕期对胚胎和胎儿发育的影响因素主要来自环境和母体本身的其他因素。在妊娠期间对生命体造成损害的环境因素被称为致畸剂，主要包括处方药和非处方药、非法药物、烟草、酒精、辐射、环境污染和传染病。致畸剂的影响并不是单一因素直接造成的，还取决于剂量的多少、遗传的易感性和其他同时出现的消极因素。母体本身的其他因素有营养、情绪、年龄和生育史等。这些都会对生命体的后期发展造成影响。有时这种影响在出生时可能并不直接显现，而是影响几十年后的健康。也就是不孕不育的患者可能是早年在妈妈的肚子里受到了一些负性的影响，影响了患者的正常受孕的健康，也有可能是因为患者目前仍然经常受到一些负性的刺激，卵细胞或精子的质量被影响，或者是胚胎不能正常着床、患者没有办法正常受孕。

二、婴儿和学步期（出生到 2 岁）

新生儿经过分娩出生时就有了相当完善的触觉，对味觉和嗅觉的偏好也在出生时就有了，能区分几种基本的味道和气味；听觉也在出生后的几个月快速进步；视觉则到出生后几年才发育到成人水平，但对色彩刺激也有不同的反应。新生儿具有一系列极具生存意义的能力。眨眼反射使婴儿免受强烈刺激。觅食反射和吸吮反射帮助新生儿找到乳头，为进食提供了可能。摩罗氏惊跳确认了进化过程中使婴儿可以抓住母亲。抓握、颈强直和踏步反射为婴儿之后的自主行动打下了基础。

0～2 岁是婴儿身体迅速发育的时期。最显著的是体型迅速变化，存在一些爆发性而不是平稳上升，在肌肉和脂肪的比率上也存在性别差异和种族差异。婴儿体型的增长并不是身体整个的同速度发展，而是遵循着"从头到脚"和"从近到远"两种发展模式。这个时期婴儿的大脑也在发展，脑重和头围都有增加。这个大脑快速发育的时期，外界刺激对今后的发展十分重要，是脑发育的敏感期。这一时期，过少的刺激比如隔绝的环境可能造成大脑永久性的损伤。根据一些收养研究的结果，6 个月以后才从极度缺乏刺激的孤儿院转而被收养进入普通家庭的婴儿，生理和认知方面都有更严重的缺陷，更加难以恢复。除了脑的发育，大动作和精细动作也有了新的发展。这个时期的婴儿在新生儿反射的基础上学会了新的动作技能。在听觉和视觉上也经历了巨大的改变。

在皮亚杰的认知发展理论中，0～2 岁处于感知运动阶段，此阶段的婴儿和学步儿还不能在头脑中进行很多思维活动，最初只是毫无目的地进行探索，在后期才逐渐做出有目的指向的行为。从这个过程中可以看到婴儿许多认知发展是连续的和渐进的，而不是突然的和阶段性的。信息加工学说还认为婴儿的各方面的认知发展不是平衡同步的。婴儿认知的发展为语言的获得和发展奠定了基础。埃里克森认为 0～1 岁的婴儿最主要的心理冲突是基本信任对不信任，在父母充满爱的和谐养育下，有基本信任感的儿童会自信地探索外部世界，而缺乏基本信任感的儿童则表现出更多的退缩来保护自己。进入学步期后主要的心理冲突变化为自主性对羞怯和怀疑，当父母给予充分的包容和理解时，儿童具有安全感而且自信，这一冲突可得到顺利的解决。在婴儿和学步期形成足够的信任和自主，成年后会更易于与他人建立良好的信任关系，反之则可能出现适应不良的问题。由于婴儿无法准确表达自己的感受，父母在帮助婴儿解决心理冲突时难以通过语言交流来判断婴儿的情绪，但面部表情和肢体语言为养育者提供了线索。婴儿的情绪从出生到能够组织表达基本情绪，是在父母敏感察觉孩子情绪并做出恰当反馈的帮助下逐步发展的。在与主要养育者的互动中，婴儿开始理解他人情绪并做出反应，此后会出现自我意识的情感和情绪自我调节的萌芽。在对婴儿情绪的观察中会发现反应性和自我调节特征上巨大的个体差异，也就是婴儿的不同气质。儿童的不同气质是构成成人人格的基础。托马斯和切斯按照不同维度和特征将儿童气质划分为易照养儿童、难照养儿童和慢热儿童三种类型，还有 35% 的婴儿属于这三种气质特征组合的类型。不同气质类型的婴儿会表现出不同的依恋类型。鲍比尔将婴儿的依恋分为 4 个阶段：前依恋阶段（0～6 周），正在形成的依恋阶段（6 周至 8 个月），明确的依恋阶段（6～8个月到18个月至2岁），双向关系的形成阶段（18个月至2岁以后）。婴儿的气质会影响到明确依恋阶段的分离焦虑，但同时成人的行为和环境也会影响到分离焦虑。安全型依恋的婴儿将父母作为安全基地，当分离时，他们可能会哭，但当父母返回，则停止哭泣并积极寻求接近。还有3种不安全依恋分别是回避型依恋、拒绝型依恋和混乱型依恋。不同的依恋在不同文化中有不同的含义和表现。依恋类型是在与主要养育者的互动中表现出来，对于婴儿来说，这个阶段也是其自我发展的时期。婴儿早在出生就有的直觉能力为自我觉知的发展打下了良好的基础，而自我觉知又影响着自我分类和自我控制。

如果在婴儿期的发育不完善，就会形成一系列的个性问题和心理问题，例如对他人非常依赖、没有足够的独立能力等。在正常怀孕阶段，没有心理能力应对作为一个准妈妈的各种心理，以致身心的反应都很多，也有可能导致不孕不育的各种相关问题。

三、幼儿期（2～6岁）

2岁后的幼儿生理发育比之前一阶段有所减缓。大脑左半球先急速发育随后速度下降，右半球则比较稳定，其中左半球掌管着语言发展。这一时期幼儿词汇量迅速增长，能使用复杂的语法形式。除了大脑皮质的快速发展外，大脑其他部位也建立起联系。大脑的快速发育为之后的运动、认知、记忆、语言等功能提供生理基础。

皮亚杰将儿童的2～7岁称为前运算阶段，这一阶段表征能力迅速发展，最为典型的表现是假装游戏。此阶段的儿童是以自我为中心的，这又导致了泛灵论和中心化思维以及不可逆性。埃里克森认为幼儿期"充满活力"，幼儿能够解决主动性对内疚感的心理冲突。2～6岁是幼儿的"游戏年龄"。在游戏中，幼儿的运动日益精细，大肌肉动作和精细动作都得到更多的发展。这一时期的幼儿开始形成自我概念，知道"我是谁"。伴随着自我概念，自尊也在幼儿期出现。语言和自我概念的发展促进了幼儿的情绪发展。在2～6岁，幼儿一方面能更好地表达自己的情绪并对他人的情绪做出反应，另一方面能更好地进行情绪调节。而情绪的发展又促进幼儿建立和发展良好的同伴关系。自我意识也在自我概念发展的同时进一步发展，更多地体验到自我意识的感受。共情也在幼儿期普遍出现。随着情绪能力的增强，幼儿的交往技能也得到提高，有了更短的同伴交际，要形成良好的主动性也需要游戏中的社交活动。提高了语言和认知等能力的幼儿开始以"好""坏"等词语来评价行为，逐渐形成道德规则，良心开始成型，从受到外部影响逐步转入内化。性别角色行为也开始发展并逐渐升级，开始理解性别的恒常性。

四、小学期（6～12岁）

小学期的儿童生长速度基本保持在与幼儿期一样平稳缓慢，有一些性别差异，如生长高峰到来的时间。大肌肉动作和精细动作都继续发展。

皮亚杰的理论中，小学期的儿童处于具体运算阶段，思维具有可逆性，空间推理能力增强，逐渐形成逻辑观念。信息加工学说则描述了儿童注意力和记忆的发展变化，小学期儿童的注意力提高，记忆策略随之发展。认知的发展使得儿童得以掌握归因，成人的反馈会影响儿童的归因。对于进入学校的儿童来说，这时最为主要的心理冲突是勤奋对自卑，顺利解决这一冲突的儿童会形成能力感和积极的自我概念。在小学期，儿童的自我概念主要成分是人格特质、能力和与同班的社会比较。自尊产生分化并调整到一个更现实的水平。在小学期，儿童自我意识的增强促进了情绪的发展。儿童认识到他人情绪的变化，对他人感受有了更多的理解，并学会在情绪调节中使用问题中心应对和情绪中心应对的两种策略，具有了听取他人意见的能力。小学期的儿童将各种道德规则加以内化，能把道德规则和社会常规区别开来，在理解规则和行为方面也取得了明显的进步。小学期的同伴交往中有更多的亲善行为，攻击行为尤其是身体攻击减少最多。小学期儿童的友谊会强化亲善行为。这一时期的男孩会增强男性角色的认同，而女孩则会尝试男性从事的活动。

五、青少年期（12～20 岁）

青少年期由青春期开始，是儿童向成人的过渡阶段。在生理上的最初标志是外部特征的快速发育。这一时期的生理变化对心理上有较大的影响。

在皮亚杰的形式运算阶段，也就是青少年的 12～15 岁，青少年具有了比儿童更加复杂的推理能力，能进行假设-演绎推理，命题思维逐渐形成，能判断与真实生活事件不符的命题的逻辑性。当青少年更多地思考自己的思维时，反映在自己与他人关系上则是新一轮的自我中心。虽然在一般智力上不存在性别差异，但是在特定心理能力上确实存在着。同时社会的性别成见也对部分心理能力存在影响。埃里克森认为青少年期主要心理冲突是同一性对角色混乱。前几个阶段冲突的顺利解决是这一冲突解决的良好基石。在青少年晚期和成年早期，同一性才逐步构建起来。同一性的形成需要一段时间的探索，主要有同一性成熟、同一性延缓、同一性早闭和同一性弥散四种状态。这一时期的青少年认知得到更多的发展，自尊也增加了新的维度且多数都有所提高。与儿童相比，青少年的道德推理更加深入，对道德含义的理解也更加深刻。在青少年早期，性别分化随着身体发育和认知提高发生，性别角色压力增大，而形成双性化同一性的青少年会有更好的心理适应，也更容易融入同伴群体。青少年期的同伴关系比儿童更加重要，青少年与同伴相处的时间往往长于与家人相处的时间。在这种长期相处的情况下，青少年的友谊也更强调亲密和忠诚。良好的同伴关系会促进青少年自我概念和同一性的形成以及提高建立与保持亲密关系的能力。

六、成年早期（20～40 岁）

18～25 岁的成年人处在成年初显期，他们逐渐离开父母却又没能迅速进入成年人的角色，延缓了同一性的发展。在成年早期，身体已经开始出现生物学上的老化，在此后一直进行着并且逐渐加速。

这一时期成年人的思维方式以辩证逻辑思维为主，认知特点是意识到真理的多元性，能把逻辑和现实加以整合，能够接受理想和现实的差距。区别于早期认知发展最重要的特点是受到更短社会发展和情感发展的影响。个体创造力在这一时期逐渐增强，至 40 岁前后达到顶峰。其中专长是创造力所必需的。大学也为年轻的成年人带来了较多的影响，除了为职业选择和创造力奠定基础外，校园生活也会影响个体的态度和价值观。离开大学后开始工作，个体会发生较大的心理转变，而职业选择早在青少年期前已经经历了幻想期，尝试期，最后到现实期的 3 个阶段。埃里克森认为成年早期的主要心理冲突是亲密感对孤独感。难以解决这一阶段困难的人往往害怕或无法与他人建立良好的亲密关系，是孤独和疏离的，这也可能来自个体早期发展阶段的失败与挫折。成年早期的友谊比其他任何时候都多，良好的友谊关系可以支持个体应对消极的生活事件。这个时期的爱情、婚姻和家庭受到诸多外部和内部因素的影响，也存在着较大的性别差异和文化差异。成年早期的职业发展对个体的生活有着重要的意义。

七、中年期（40～65 岁）

相较于其他阶段的发展来说，中年期的变化并不十分明显，但是中年人自己却有明显的觉察，在生理的变化中最先发生退化的是感知觉，其他如身体功能的衰退，记忆力的减退，女性停经和男性性功能降低，进入更年期阶段等。这些生理上逐渐由顶峰走向退化的过程对中年人的生活和工作都带来了影响，由此也影响了心理。

埃里克森认为中年期发展的主要心理冲突是繁殖感对停滞感。中年人具有稳定的人格特征，内省日趋明显，心理防御机制也更加成熟，性别角色得到整合。中年人的自我调节功能趋向于自我发展的最高水平：整合阶段。个体能正视并积极调解内部的矛盾冲突，顺应和遵从内在世界。个体对外部世界探索和改造的倾向减弱，将注意力更多地放在自身，重新认识自己。中年人不仅具有旺盛的创造力，也对下一代有更多的关心。如果个体没有生育子女，其人格可能较为贫乏，过于自我关注。

八、老年期（65 岁到死亡）

老年期指 65 岁以后到死亡这一阶段，这是人生中经历的最后阶段。这一阶段最基本也最明显的特征就是衰老，且变化比成年早期和中年期更为明显，也更容易对生活产生影响，从而导致心理上的变化。

老年期的个体，在概念学习、解决问题等思维能力上随着年龄的增长而减弱。但由于老年人经验丰富，在思维的深刻性等方面又可能比年轻人有着更为突出的表现。尽管如此，老年人还是由于这些变化出现情绪情感上的问题。老年人比较容易产生消极情绪，有更深刻的情绪体验和感受。埃里克森认为老年期的主要心理冲突是满足感对绝望感。由于衰老过程，老人的生理、心理变化，对此他们必须做出相应的调整和适应，所以被称为满足感对绝望感的心理冲突。如果此前的各个阶段都完成了对应的任务，逐渐形成了健全的人格，那么当老年人回顾过去，会体验到满足感。反之则会产生障碍，怀着绝望走向死亡。而老年人对死亡的态度又会直接影响后代儿童时期信任感的形成。

随着研究的整体变化，发展心理学在横向和纵向上都有了更为深入的研究，新的研究视角以及跨学科的结合也比过去有了更大的飞跃。婴儿心理发展和成人老化的研究是发展心理学近年来最为活跃的两大领域，与神经科学的交叉为个体的心理发展提供了神经生理机制方面的证据。针对不孕不育的患者，用发展心理学的视角去看待患者是非常独特的，也是很有意义的。

第五节　咨询心理学知识

随着现代社会发展，一方面人们的生存压力不断增加，另一方面我国提倡晚婚晚育，人工流产等情况越来越多，等等的社会因素造成了不孕不育在我国的患病率呈上升趋势。这些社会因素产生的心理压力给现代男女造成了很多心理问题，而这些心理问题也是部分不孕不育患者的根本原因，因此对于不孕不育的治疗不仅可以通过药物治疗，还可以配合心理治疗，以取得最佳效果。

以往的治疗不孕不育的重点多关注女性方面的因素，随着心理治疗领域的不断发展和完善，人们开始关注男性面对不孕不育产生的心理因素。当男性压力很大，处于沮丧、失落或精神过度紧张，他们的内分泌生殖系统功能会受到一定程度的损伤，精子数目会大大减少，甚至完全丧失制造精子的能力。比起其他生物物种，人类男性的生殖能力更容易受情绪干扰。通常来说，当一对夫妻如果长久不孕，通过医院确诊是不孕症之后，男性会陷入深深的自卑感和挫败感，怀疑自己的男子气概，并且对妻子产生强烈的内疚感。这种负性的情绪会进一步影响男性生殖能力，导致不孕不育。

尽管男性心理因素会影响不孕不育的产生，但是大部分医疗以及心理工作者更多的还是在关注女性的心理因素。因为受传统文化、社会、家庭、经济及疾病本身的影响，男女都会产生一些心理方面的问题，可是由于女性独有的一些特质，致使女性更容易也更多产生心理问题。通常来说，女性常常会出现焦虑、抑郁、恐惧、缺乏自信和自尊、人际关系困难等心理问题。

长期焦虑和抑郁等不良情绪很大程度上使下丘脑-垂体-卵巢轴受到影响，从而影响女性内分泌功能，导致排卵障碍、输卵管痉挛、宫颈黏液改变、盆腔淤血以及性功能障碍，从而影响受孕及着床。另外还有研究者发现抑郁、焦虑等心理压力与妊娠概率降低有很大的相关性，随后在漫长的不孕治疗过程中，反复的期望与失望，以及昂贵的治疗费用，加之多年不孕使患者承受着社会及家庭的双重压力，女性不孕患者更容易出现焦虑和抑郁症状。研究发现进行体外受精的不孕患者中，焦虑症状发生率为15.8％，抑郁症状发生率为32％。这些数据说明不孕又会进一步影响患者的心理健康水平。大部分不孕患者的压力源是亲人对他们不孕的谈论，没有孩子这种情绪上的负担对不孕的女性来说是一种创伤性事件，随之而来的是面对家人时的负罪感，与配偶的婚姻危机，社交活动中感受到耻辱，这些都给不孕患者带来精神上的痛苦。Ohi 等的研究也认为抑郁和焦虑是不孕患者常见的心理应激负性情感反应，不孕患者最终将生育希望寄予辅助生殖技术，初次面对繁杂的治疗多种促排卵药的使用以及频繁的检查使得她们紧张，随着治疗的深入，她们又开始担心治疗效果的好坏，对妊娠结局的翘首期待，整个治疗过程中在不安中期待，害怕失败，又希望一次成功，这些都会加重心理负担，由不孕引起的焦虑和抑郁类似于"癌症""艾滋病"等严重疾病引起的焦虑或抑郁。这种焦虑和抑郁，作为一种沉重的精神负担或打击可引起生理功能异常而导致不孕，不孕又会加重他（她）们的心理压力。

　　人际关系敏感也是不孕女性一个典型的特征。人际关系敏感的人，一般性格比较自卑、懊恼，以及在人际关系中明显相处不好，表现为不能正确处理个人与社会的相互关系，在人群中感到不自在，与人相处时有着较强的戒备、怀疑和嫉妒心理，在人际关系上存在着种种困惑，与身边的人关系紧张。相比于能够正常妊娠的女性，不孕患者对配偶与家人依赖性强，而且非常敏感，患者会怀疑公婆对自己的嫌弃，怀疑丈夫对自己的感情，怀疑周围的人鄙视自己，甚至会把别人对自己的关注和同情看作是一种嘲弄和幸灾乐祸。被确诊患不孕症后，患者通常不愿意谈论这件事，选择回避这个话题来应对压力，试图通过摆脱社会活动以减少人际间的交往，这样更容易导致人际关系困难。

　　心理灵活性和自我感、同情感是维持不孕不育患者心理健康的重要因素。心理灵活性是一个复杂动态的心理结构，指个体与环境交互作用过程中个体反复出现的与情境相匹配的动力适应过程。具有心理灵活的个体通过自我调节能够灵活适应变化的情境，从而拥有良好的适应性。当个体在充分接触环境之后，根据个人价值方向的指导和坚持来改变自己的行为。个体不把精力用在回避痛苦等消极记忆、情绪或感受上。当不孕不育患者受抑郁和焦虑折磨时，心理灵活性和自我同情能够充当保护因素。患者对自我不能生育的自责和羞耻感会使抑郁加重，积极的个人价值观和心理灵活性能够帮助减轻抑郁焦虑程度。

　　另外，家庭关系对不孕不育也有很重要的影响。婚姻是家庭的基础，中国传统观念认为，孩子是维系夫妻双方的纽带。既往研究表明，那些不孕不育患者的婚姻失调现象较多，婚姻调适情况良好者仅占 51.3%，家庭功能障碍是导致不孕妇女心理应激、产生焦虑抑郁心理的因素。Verhaak 等认为，对婚姻不满意是不孕治疗失败后发展为焦虑、抑郁的风险因素。

第六章　不孕不育的心理咨询

2016 年欧洲人类生殖和胚胎学学会（european society of human reproduction and embryology，ESHRE）制定了对不孕不育的群体的临床实践指南，该指南的目的是帮助所有生育诊所工作人员（医生、护士、助产士、辅导员、社会工作者、心理学家、胚胎学家和管理人员）在日常的临床决策中对患者进行适当和有效的护理。该指南提供了以证据为基础的最佳实践建议，并探讨如何将心理社会护理纳入日常不孕不育护理。这也是将心理关注提到了前所未有的高度，在整个治疗的过程中，所有医务人员都有不同程度的涉及心理方面的工作和内容，其中对夫妇和其家属及其医疗服务提供者提供的心理关怀，包括提供完善的生育护理，控制不孕不育及其治疗的心理和社会影响。

欧洲人类生殖和胚胎学学会（ESHRE）特别提出保证生育治疗的健康体验、提供高质量的生育保健，不仅需要为患者创造最佳的治疗条件以实现生育，而且还需要提供支持患者和医疗服务提供者控制不孕不育及其治疗的各种影响因素，当然也包括心理影响因素。

首先，大多数人决定生育孩子的时候，如果面临不孕不育，不可避免地会给他们造成心理负担，而标准的生育治疗只能帮助患者生育，却没有针对不孕不育的心理因素的治疗。其次，不同程度的情绪困扰是大多数患者在治疗期间都会经历的，治疗时因不堪承担各种心理压力，既往的研究数据显示，大约 23％的患者提前终止了治疗。然后，大约 1/3 的患者虽然经历各种困难仍没有成功妊娠或活产，会因各种原因而终止治疗，也会经历各种心理上的复杂的过程。即使成功怀孕，关于胎儿的生存能力和这个群体对健康的焦虑也随之增加。心理上的帮助也是促进他们的心理健康的重要因素之一。

随着社会的发展，心理咨询和心理治疗的工作也在蓬勃发展，针对不孕不育这一问题的心理因素和心理现象虽然已经逐步被众人认识到，但是并没有相关的系统的治疗指导方案。同时不孕不育这一现象受多种因素的影响，针对这一群体的心理方面的关注也需要越来越全面。日益普及化的心理咨询也成了提供这种多元化帮助的一种可能。

欧洲人类生殖和胚胎学学会（ESHRE）提议，针对不孕不育的群体的心理关注包括常规的心理护理，这是基于对该群体的心理因素的基本的了解而进行的一些相应的心理支持；不孕不育的心理咨询（如危机干预、悲伤支持、暗示咨询），这一些对心理咨询师的专业性有更高的要求；还有针对该群体的心理治疗（对于诊断为抑郁症、焦虑症、创伤后应激障碍等精神健康障碍的患者），这一类群体还可能需要合并相应的药物治疗以及精神科医生的帮助。在欧洲人类生殖和胚胎学学会（ESHRE）的心理指南中把这些统称为心理护理，用心理治疗的观点来看，很容易被人理解为只是护士的工作或者护士教给患者及家人需要进行的工作，而实际上这一项工作涉及不孕不育这一群体和其家属以及为此群体进行工作的医生、护士、助产士、辅导员、社会工作者、心理学家、胚胎学家和管理人员等，而不仅仅是护士群体，所以，笔者认为称为心理关注或者心理干预更合适。

随着心理咨询的兴起，心理咨询的形式也逐渐多样化，心理咨询的形式与咨询者和咨询师互相关联，虽然大多数时候，不孕不育这一群体并没有意识到，也没有有意识地去选择自己需要什么形式的心理咨询。

第一节 常规的心理干预

自不孕不育的个体与周围的群体打交道的时候，就可能涉及周围的群体对她（他）们造成的一系列的心理影响，不仅仅是与（她）他们打交道的各级工作人员，如医生、护士、助产士、辅导员、社会工作者、心理学家，胚胎学家和管理人员等，还包括他们的家人、亲朋好友、同事等熟人。帮助她（他）们被周围的人理解也是一种很重要的心理干预。按照 BREC 的分类，患者的心理需求可以分为行为的、关系的和社会的、情绪的、认知的四类。

一般来说，为不孕不育的患者提供这些常规的心理干预也是必要的，因为常规的心理干预可以帮助大多数患者解决一些日常生活中常见的问题，也满足了很多患者的心理需求。目前虽然只有约 20% 的患者才出现有临床症状的较重的心理或精神方面的问题，然后他们可能会寻求专业的心理咨询或心理治疗，但大多数的患者都是在寻求治疗不孕不育的过程中遇到一系列的问题，也可能是需要心理上的认同感、独自一人面对各种检查和不确定的孤独感，甚至是来自社会和家庭的关心也让她（他）们倍感压力、对治疗的不确定等都可能导致一定程度的不安、抑郁、焦虑等。如果在与患者接触的过程中能够进行常规的心理干预，甚至和医疗保健相结合，患者就会更容易获得帮助。

目前大多数患者都认同治疗过程中遇到的一系列相对常见的挑战，但只有约 20% 的患者出现临床上较重的问题，导致他们寻求或保证转诊至专门的心理治疗（不孕不育咨询或心理治疗）。通过提供常规心理护理，大多数诊所可以解决大多数患者的共同需求。但是，为了有效，在常规实践中必须与医疗保健结合起来。这意味着常规的社会心理护理应该是所有与患者接触的工作人员的责任（取决于诊所如何组织他们的服务，这些可能包括精神卫生专业人员）。这种方法符合以生物心理学和以患者为中心的护理模式，并且已经在不同的健康状况下被提倡和实施。虽然有部分患者因情绪问题或者心理问题可以转介到专门的心理治疗，但这种常规的心理干预不同于心理健康专业人员如专科心理咨询师、心理治疗师、心理学家、精神病医生、社会工作者等的工作。

欧洲人类生殖和胚胎学学会（ESHRE）的心理指南提供的证据表明，提供日常的社会心理护理可以减轻压力以及对医疗程序的担忧并改善生活方式，患者的幸福感提升，并更能够遵医嘱。而且由于患者的幸福感与对护理的满意度相关，所以可以预期其他更多的益处。此外，如果能够完全符合治疗，可以预期生育诊所怀孕率增加 15%。

一、"预处理"阶段的心理干预

"预处理"阶段是指从第一次到诊所开始治疗直到第一个治疗周期开始的阶段。

生殖工作人员应该意识到患者自身的价值以及患者对整体治疗的重要性，从各个程序开始着手，包括员工如何与患者联系，员工能够让患者感受到工作人员对患者的理解和关注，而且帮助患者意识到自己的情绪反应和情感状态也会影响到不孕，帮助患者意识到医患双方都在参与治疗的过程以及治疗的决策，接受工作人员的心理关怀，也许工作人员有敏感的特质，但是是值得依赖的。注意他们与其病史有关的不同需求。

生殖工作人员应该意识到患者自身的价值，让她们的等待时间最少，不急于建议医疗咨询的，以及给予延续性的关心，在不孕不育诊所里，在 IVF 治疗之前、期间和之后，提供专业的社会心理护理（不孕症辅导或心理治疗）。

生殖工作人员要注意的是，需要情感支持的患者更重视专业的心理护理（不孕不育咨询或心理治疗），患者在体检过程中可能会重视伴侣的存在，例如，男性比较重视指定用于产生精子样本的房间。

生殖工作人员应该意识到患者的价值，书面处理相关信息，做好治疗结果和治疗选择的解释，提供关于社会心理护理选择的信息，如联络详情、在线支持选项、获得不孕症咨询、心理疗法。

生殖工作人员应该知道，体外受精患者同样喜欢面对面或电话咨询，以讨论他们的治疗结果和未来的计划。

生殖工作人员应该意识到这一点，接受以患者为中心的护理与更好的患者健康相关联，积极的员工特点（沟通、尊重、能力、参与和信息）与更好的患者健康相关联。

生育工作人员应提供有关诊断程序的准备性信息，因为它能减少不孕不育患者的焦虑和压力。量身定制的在线心理教育干预可能会改善不孕不育患者的压力和自我效能感，以及社会关注，不太可能为 IVF 患者提供基于互联网的个人健康记录（抑郁、焦虑、自我效能感）。

（一）行为需求

在对不孕不育患者进行治疗前，生殖工作人员应对患者的生活行为、锻炼情况、营养情况和依从性进行详细的了解。

通常来说，有些来接受生育治疗的患者会选择不要进行治疗。患者不愿意接受生育治疗的原因有很多，比如对治疗缺乏热情，个人现实原因，夫妻关系问题，财务问题和心理治疗负担太重等。在等待接受治疗的患者名单上，很多人因为以上原因并不适合做 ART治疗。另外，还有相当数量的患者有一些不良生活习惯，对他们的生殖健康会产生不利影响。

生育工作人员要让患者对自己的需要进行评估，然后了解他们的评估结果，教给他们一些调整情绪的方法。目前没有可靠的预处理工具或预测指标来鉴别那些不适合进行生育治疗的患者。要时刻警惕患者隐瞒一些影响生育能力的风险因素（例如进食障碍），生殖工作人员要明确筛查出降低生育率的风险因素（例如吸烟、饮酒和饮食）。

生育工作人员可以针对患者提出的行为需求提供一些调整建议，比如提供一些饮食和运动减肥计划，降低体重指数（BMI）。另外，可以进行一些健康宣教，让他们知道哪些生活习惯对生殖健康有负面影响。鼓励患者改变不良生活习惯，增强体质。

（二）关系、社交需求

了解不孕不育患者与伴侣、家人、朋友和更大的社交网络以及工作的关系能够更好地帮助他们选择合适的治疗。生殖工作人员要知道，适合进行治疗的患者的婚姻状况和性生活不能太差，而且生育检查出的性功能障碍的患病率不高。

生殖工作人员要知道，女性患者有较大的社会和不孕症压力，患者处理生育问题的方式与社会中存在的不孕不育困境有关。很多女性结婚以后，会很积极地寻求生活中的其他目标，比如工作、旅行等，这种情况可能和整个社会低生育率有关。对夫妇来说，其中一个对不孕症诊断的反应方式与另一个的反应方式是有关联的。有些夫妻对父母和社会关心的重要性有不同看法，那么这段婚姻里面的关系满意度可能会比较低。

面对患者的关系和社交需求，生殖工作人员要为他们提供额外的心理护理服务，鼓励夫妻双方积极参与诊断和治疗过程。

（三）情感需求

患者的情感需求会涉及很多情绪，包括抑郁、焦虑、压力、痛苦、幸福感、生活质量等。生殖工作人员要注意患者的情绪状态，在开始 IVF 治疗之前，是否比一般患者更加抑郁，在第一次试管受孕周期开始之前是否比一般人群更加焦虑，在 ART 治疗之前，是否表现出比一般人群更多的精神疾病或心理障碍。

女性面对抑郁症和不孕症的压力高于男性。职业地位较低的不孕患者比中等或高等职业地位的不孕患者有更高的压力和焦虑感。因为男性因素引起不孕的女性，比因为女性因素以及不明原因引起不孕的女性更焦虑。患者处理生育问题的方式与他们的苦恼水平有关：患者因为不孕不育苦恼程度高，则倾向于被动应对方式，例如反刍、退缩；患者因为不孕不育苦恼程度低，则倾向于主动应对方式，积极理性地解决问题。

生育工作者要认识到夫妻之间的合作、交流以及积极的回应能够降低他们因为不孕不育带来的压力。夫妻双方的抑郁程度和他们自己以及对方的不孕不育相关。工作人员在每个治疗周期开始前要使用 SCREENIVF 心理评量表，评估患者的潜在情绪问题。

生育工作人员要向患者提供治疗准备阶段需要知道的信息，这样能够减少不孕症的焦虑和压力。工作人员要把通过 SCREENIVF 心理评量表确定为患有情绪问题的患者转介至专门的社会心理治疗机构（不孕不育咨询或心理治疗）。最后，还要积极鼓励夫妻双方参与诊断和治疗过程。

二、"治疗期间"的心理干预

"治疗期间"是指包括任何治疗周期的时间，不管是一线治疗如宫腔内人工授精（IUI），还是辅助生殖技术（ART）周期。

（一）行为需求

生育工作人员需要知道每 12 名患者就有 1 名不适合做 IUI 治疗，每 5 名患者就有 1

名不适合做 ART 治疗。患者提出终止 IUI 治疗的原因通常是治疗效果不良、治疗心理负担过大等。一个周期的 IVF/ICSI 治疗失败后，患者提出终止治疗的原因有财务问题、心理负担、生理负担以及夫妻关系问题等。尽管治疗中患者会提出终止治疗，但是目前仍没有可靠的工具和预测指标来识别不符合推荐治疗的患者。

在治疗中，当患者提出终止治疗，生育工作人员要跟患者讨论治疗中出现的问题，并且提供支持，鼓励患者慎重决定。

（二）关系需求

在使用 IVF/ICSI 治疗的过程中，患者的夫妻关系满意度并没有显著的变化。IVF/ICSI 治疗期间，处于月经周期恢复阶段的女性对夫妻亲密度的报告高于男性。妊娠试验后，妇女的性生活满足感比 IVF/ICSI 周期开始前低。在正常的月经周期中，妇女卵细胞恢复和 IVF/ICSI 周期的胚胎移植期报告的社交支持较同时期低。在 IVF/ICSI 周期中，10 位患者中有 6 位会在治疗中出现缺勤的情况，平均而言，每位患者要错过 23 h 的治疗。

在开始刺激卵巢时，取卵以及在怀孕测试后，男性报告的社会支持低于女性。在 IVF/ICSI 治疗周期中，男性报告的社会孤立程度高于女性。IVF/ICSI 治疗中，受教育水平较低、生活和情感投入较少的患者可能需要更多时间投入到治疗里面。

生育工作人员需要知道目前提供的交互式复杂干预不太能够改善患者感受到的个人关注程度和性格关注差异，为 IVF/ICSI 治疗提供的，基于互联网的个人健康记录提供不太可能为患者改善社会支持。因此，生育工作人员需要为缺少社会支持的患者提供额外的心理护理，鼓励夫妇积极参与到治疗中。

（三）情感需求

IVF/ICSI 治疗时，在胚胎移植也就是妊娠检查前的等待期，患者的卵母细胞、情绪压力波动等出现高峰。IVF/ICSI 周期中，女性的积极情绪水平下降。当等待时，患者预期怀孕结果的时候，比取卵和胚胎移植，也就是妊娠试验之前，焦虑和压力水平更高。当患者被告知要开始接受治疗时，患者会出现很多的情绪困扰。当治疗失败的时候，10 名妇女里面有 1～2 名会有显著的抑郁症状出现。接受 IVF/ICSI 治疗后，4 名女性中有 1 名会得抑郁症，10 名男性中有 1 名会得抑郁症，1/7 的女性和 1/20 的男性患有焦虑症。

在治疗中，女性可能会经历焦虑、抑郁、压力和精神病。治疗周期的次数和男性、女性的抑郁症、焦虑症以及精神疾病发病率无关。接受 IVF/ICSI 刺激时的患者在获取卵母细胞时更有可能会经历负性情绪，刺激之后以及治疗之后，就不太可能经历这种负性情绪体验。以前有过精神障碍的患者更有可能在治疗期间经历抑郁症、焦虑症和/或精神病的发病。妇女处理生育问题的方式与他们经历的不孕不育困境有关。不孕不育患者对治疗信息的接受不良和治疗不成功有很大相关性。不孕不育患者在治疗不成功时，更容易经历焦虑和抑郁。对夫妇来说，其中一个对不孕不育的反应方式与他们选择的治疗方式有关。

三、"治疗后期"的心理干预

"治疗后期"指患者进行最后一个治疗周期后的 1 年。现有关于治疗后期的文献区分了不接受治疗和接受治疗，即治疗失败和顺利生存的治疗。虽然生育工作人员一旦完成治疗就没有与患者接触，但可以考虑在治疗期间和治疗结束时采取预防性护理措施，以满足患者治疗后的需求。

（一）行为需要

生育工作人员应该意识到，在 IVF/ICSI 治疗失败后 5 年内仍然无子女的患者，可能比通过采用或自然成为父母的患者更多地使用安眠药，更频繁地吸烟，并且更多地饮酒。

治疗成功后，通过 IVF/ICSI 治疗实现妊娠的女性，他们的生活方式与一般怀孕的妇女相似。

（二）关系需要

IVF/ICSI 治疗失败后，大概两年以后，患者对他们的婚姻关系普遍满意度较高，但是在失败后 5 年内仍然无子女的患者比通过领养或自发成为父母的患者离婚可能性高出 3 倍。无论是通过哪种治疗方式，成功怀孕后，患者与胎儿的相处方式与一般人是相似的。

（三）情感需要

IVF/ICSI 治疗失败后 10 年内仍然没有子女的女性，不会比从未接受过治疗的同龄女性有更大的可能性发生精神疾病，在治疗 3~5 年后仍然坚持治疗的女性比开展新生活或已成为母亲的女性更易焦虑和抑郁。

接受 IVF/ICSI 怀孕的孕妇，怀孕期间与自发怀孕的孕妇相比，并没有更多的抑郁状态、更差的自尊或更低的心理健康水平。但是，生育工作人员要注意，经历多次失败的 ART 治疗，经受高度压力的妇女怀孕期间更可能出现焦虑症状。另外，多次经历 ART 治疗后怀孕的妇女出现心理问题的可能性并不大于那些第一次接受 ART 治疗就怀孕的妇女。

以上是治疗成功和治疗失败后，患者会出现的一些症状。生育工作人员针对这些情况，需要做出不同的干预措施。对治疗失败的患者：①将有心理问题的患者转介到专业的心理治疗机构进行不孕不育咨询或者心理治疗。②当治疗结束的时候，需要对患者提供额外的社会支持和心理护理。③为患者提供机会，讨论治疗的终止，以及不成功的原因。对治疗成功的患者：①治疗成功后，将有心理问题的患者转介到专业的心理治疗机构进行心理治疗。②治疗成功后，为患者提供社会支持和心理护理。③让患者讨论他们在妊娠过程中出现的问题。

第二节　专业的心理咨询和心理治疗

通过身体语言（或其他符号形式），达到帮助他人改善症状、解决心理问题的方法，都可以称之为心理咨询或者心理治疗。心理咨询与心理治疗的种类繁多，方法也不尽相同，但是每一种方法都建立在一定的心理学的理论基础之上，并有一定的原则、方法和流程。心理治疗师在与来访者建立良好的关系的处理上，运用心理治疗的有关理论和技术，对来访者进行帮助，激发和调动来访者，改善动机和潜能，以消除或缓解来访者的心理问题和障碍，包括促进其人格的发展和成熟等。心理咨询与心理治疗并无严格的界限与区分。

一、心理咨询的原则

在临床工作中，心理治疗的基本原则包括如下几点：①保密原则；②客观中立的原则；③帮助患者自立的原则；④时间限定原则；⑤感情和关系的限定原则；⑥尊重患者的原则；⑦重大决定延期的原则等。

1. 保密原则　心理咨询师或者心理治疗师对来访者的相关资料予以保密，除特殊的某些涉及法律的原因外，不得对外公开来访者的姓名、个人情况等相关资料；尊重来访者的个人隐私，除案例督导或者案例讨论等专业场合外，不能在咨询室以外的其他地方随意谈论来访者的问题，即使是进行案例督导，参与案例督导的相关人员也需要对督导内容保密。如因工作需要或者专业的原因不得不引用咨询案例时，也需要对来访者的材料进行适当的处理，未得到来访者的允许时，不得公开来访者个人相关的资料，尤其是来访者的真实姓名、单位或住址等需要特殊处理。

2. 客观中立的原则　咨询人员在心理咨询过程中需要尽量保持客观性、中立，通过来访者的语言、行动和情绪等尝试去理解来访者的内心原因，不得以道德的眼光批判对错，不以咨询人员自身的价值观评判来访者的心理和行为，更不能对来访者进行批评或指责，心理咨询师主要是帮助来访者分析原因并寻找新的出路。

3. 帮助患者自立的原则　咨询人员的主要目的是帮助来访者分析心理问题或者问题行为的所在，既理解来访者的问题的原因，也帮助来访者看到不同的、正性的一面，建立积极的心态，树立自信心，帮助来访者的心理得到成长，自己找出解决问题的方法。如果来访者面临的心理问题超出咨询人员的专业能力范围时，心理咨询人员需要向来访者说明情况，并主动、及时地把来访者转介到合适的心理咨询机构。

4. 时间限定的原则　心理咨询需要遵守一定的设置和时间限制。心理咨询需要在专业的、固定的咨询室进行，心理咨询的时间也有一定的规定，例如大多数为每次 50 min 左右（初次受理时可以适当延长），没有特殊原因，不随意延长咨询时间或间隔。有特殊的机构或者特殊的原因，给来访者提供的是 30 min 左右的咨询，在咨询之前也对来访者有一定的告知。大多数情况下，来访者很容易出现需求更多，咨询师因对来访者的了解和同情而给予更多。时间的限定也是帮助咨询师在感性的基础上也有一定理性去看待来访者的心理问题。

5. 感情和关系的限定原则　咨访关系的建立是咨询工作顺利开展的关键，是咨询师和来访者心理沟通和接近的桥梁。但"这座桥梁"也是有一定的限度的。因为大多数来访者都需要更多的时间或者和咨询师建立更多的、更深入的关系，甚至是咨询之外的关系或联系，咨询师需要理解来自来访者的劝诱和要求，即便来访者是好意，在终止咨询之前应该予以理解性的拒绝，并建议来访者在现实中和他人建立有意义的人际关系。

6. 尊重患者的原则 心理咨询人员在向来访者提供咨询服务时，应给予来访者自己的意愿，到心理咨询室求询的来访者必须出于完全自愿，这是确立咨访关系的先决条件，即"不求不助"原则，或者"来者不拒、拒者不追"的原则，"来者不拒"是指对来访者尽可能积极提供帮助，"去者不追"是指在心理咨询过程中如果来访者要求退出或离开，不必勉强建议来访者继续进行心理咨询服务，需要及时安排，对来访者有一定的理解，并尊重来访者的意愿而结束或者终止咨询。当然，如果是未成年的来访者，需要对来访者的父母或者监护人进行一定的告知或说明。

7. 重大决定延期的原则 在心理咨询期间，来访者谈及自己的心理问题时，容易出现情绪过于不稳和动摇，咨询师需要规劝来访者不要轻易做出如退学、转学等重大决定。在咨询结束后，来访者的情绪逐渐稳定、心境得以整理之后往往想法有一定的不同，冷静时做出的决定不易使其出现后悔或反悔等。咨询师需要在咨询开始时告知来访者，在咨询过程中不做重大的决定。

心理咨询有一些基本的原则，这是心理咨询人员在工作中需要遵守的基本要求，也是咨询工作者在长期的咨询实践中不断认识并逐步积累的经验。

二、心理咨询的规律

心理咨询针对个体及不同的人，会有一些个体的差异性，在咨询的过程中还会逐渐形成一定的规律性，以下几点就是咨询过程中的常见的规律。

1. 信赖性 这是指在心理咨询过程中，因为咨询人员是本着从尊重来访者的角度去帮助来访者，也通过共情去努力和咨询对象工作，逐渐在咨询关系中建立起朋友式的信赖关系。在咨询中建立的信赖性有助于心理咨询工作的顺利进行，是咨询取得圆满结果的保证。

2. 整体性 这是指在咨询过程中，心理咨询人员要有整体观念，对求询者的心理问题做到全面考察、系统分析，既重视来访者的需求，也考虑来访者的问题与其他相关联的地方。既要重视心理活动诸要素的内在联系，又要考虑心理、生理及社会因素的相互制约和影响，以使咨询工作准确有效，防止或克服咨询工作中的片面性。

3. 发展性 这是指在心理咨询过程中，咨询人员要以发展变化的观点来看待求询者的问题，甚至是早年时的经历在现在的生活中被激活引起的反应，不仅要在问题的分析和本质的把握中善于用发展的眼光做动态考察，而且在对问题的解决和咨询结果的预测上也要具有发展的观点。既理解问题的根源性，也理解问题的变化性。

4. 异同性 所谓"异同性"，是指在咨询过程中，咨询人员既要注意求询者的共同表现和一般规律，每个来访者都是一个独立的个体，又不能忽视其年龄差异、性别差异和个体表现差异，要善于在同中求异、异中寻同、努力做到二者的有机结合和统一。

5. 艺术性 这是指心理咨询人员在咨询过程中要通晓咨询的理论和技巧，同时运用智慧将自己的理论和来访者的内心特点相结合，善于运用言语表达、情感交流和教育手段促进求询者的思想转化和行为改变，以便如期实现咨询的目标。

第三节　常用心理咨询的方法

　　大量实践证明，在生物医学模式下的医疗行为只能改变临床症状，减轻患者痛苦，无法改变和消除疾病产生的心理社会因素。不孕不育的发生、发展、治愈与心理社会因素都有着密切的联系。在大力提倡生物-心理-社会医学模式的今天，不能单纯注重疾病现象、将患者看作是单纯的生物体，必须将患者看作与自然界、社会时时刻刻、息息相关的社会人，我们注重药物治疗的同时也要注重心理治疗的运用，根据个体不同的心理状况进行具体的心理治疗，以减少患者心理障碍，改善其不良情绪，提高其生活质量及疗效。

　　心理因素和不孕不育存在着互动性的循环促进和制约机制。一方面，不孕不育作为一种特殊生殖健康缺陷，由于其治疗过程复杂、漫长且不确定性强，虽然是非致命性疾病，但常常导致不孕夫妇心理健康出现问题，患者极易发生心理失衡等不良现象，尤其在临床治疗过程中，患者情感波动幅度较大；另一方面，消极或乐观开朗的心理反应，会影响其社会功能，会抑制或促进患者的治疗效果，严重不良的心理问题甚至会直接影响不孕妇女的妊娠结局。对不孕不育患者进行个体心理治疗，不仅能改善患者对应激的认知，增强患者的应对能力，而且能调整由应激引起的情绪反应，以减轻过于强烈的情绪反应对生殖系统的影响。生殖系统的功能与患者的精神情绪状况有着密切的关系，女性不孕症主要是神经内分泌系统的疾病，而男性的生殖内分泌水平也能够影响其性功能及精子质量，从而影响生育能力，而内分泌是受神经系统的支配和调节的，因此，改善患者的心理健康状况可以利于患者生殖内分泌水平的恢复以提高疗效。个体心理治疗在不孕不育治疗中的重要性也逐渐得到了认可和重视。个体心理治疗是针对患者心理状况因人施治，选择不同的咨询和治疗方法，提供机会让不孕不育夫妇在治疗中加强情感交流，理解彼此因性别不同而产生的不同的情绪体验，以拓宽心胸，增强信心，分散注意力，保持一种自然愉悦的心情。有学者采用个体心理治疗对80对夫妻进行了一项前瞻性研究，发现个体心理治疗能够提高治疗的妊娠率。

　　一般性心理治疗适用于各类患者，也是各种心理治疗方法的基础，具有支持和加强患者防御功能的特点，能使患者增强安全感，减少焦虑和不安，最常用的方法有解释、鼓励和安慰。由于传统生育观念的影响，加之对自己所患疾病的性质缺乏认识和了解，不孕不育患者往往会产生自卑心理，并容易产生焦虑不安、情绪低落、悲观失望、缺乏自信心等不良认知和情绪，给治疗带来不必要的麻烦。因此，及时向患者解释、鼓励和安慰患者非常重要。通过解释能够给患者提供一种新的认识，使他们对疾病的态度和认知发生积极的改变，使其树立治疗的自信心，为今后的继续治疗打下良好的基础。

　　目前常用的心理治疗方法主要有以下几种。

一、精神分析疗法

　　精神分析疗法是著名奥地利精神病学家西格蒙德·弗洛伊德所创建的一种特殊心理治

疗技术，既可适用于某些精神疾病，也可帮助人们解决某些心理行为问题，是建立在潜意识理论基础上的。弗洛伊德认为许多神经症（癔症、强迫症、恐惧症、焦虑症等）的发病原因主要是压抑在潜意识内的某些本能欲望、意念、情感、矛盾情绪与精神创伤等因素的作祟。这些被压抑的东西，虽然人们自己不能觉察，但在潜意识内并不安分守己，而是不断兴风作浪，从而引起患者自己也不理解的焦虑、紧张、恐惧、抑郁与烦躁不安，并产生各种精神障碍表现。精神分析疗法的主旨在于解决人们的内心冲突，从而最终重构一个人的基本人格。在治疗过程中，个体会更加深入了解自己的过去。精神分析疗法中使用到的技术有共情、自由联想、诠释、面质、移情、反移情、释梦、修通，这些技术能够帮助个体提高知觉能力、获得感性和理性的洞察力，进而对自己的人格进行重构。

当治疗师和来访者一直认为来访者已经澄清并接纳了自己的情绪问题，已经全部了解了自己现实生活问题的历史根源，已经能够把对过去问题的认识与当前的生活结合起来时，那么治疗目标就达到了。

二、格式塔疗法

格式塔疗法由佩尔斯创立于 20 世纪 60 年代，该疗法认为人都有能力处理好自己的事情。心理咨询的中心任务就是帮助来访者充分认识到自我在现实中的存在和感受，不求为来访者的困难做解释与指导，而是鼓励来访者主动承担责任。人应该将精神集中在现在的生活与感受当中，而不要对过去的事情念念不忘。人的许多焦虑都产生于不能正确对待由以往生活向当前生活的过渡，以逃避现实的做法来处理个人生活中的种种挑战和压力。这严重阻碍了一个人的健康成长。心理治疗中使人积极面对现实、健康成长的一个重要手段，就是帮助他完成内心中的那些"未完成情结"，即个人因以往生活中的某些心灵创伤和刺激所留下的不良情绪体验（如懊恼、悔恨、内疚、愤怒等）。它们犹如一个个心结，系住了人在现实生活中的自由活动。而要使人全心全意地投入现实生活，就必须排除这些"心结"的干扰。在治疗手法上，"格式塔疗法"强调帮助来访者由"环境支持"转向"自我支持"，使来访者一开始就不依赖他人，尽量挖掘个人的潜能。当来访者对当前的思想、情感和行为有更深入的认识时，治疗就可以结束了。

三、存在主义疗法

存在主义疗法可称为治疗实务的一种智性取向或是治疗者所遵循的一种哲学，因为存在主义疗法并非独立的治疗学派，也不是一种可以明确界定模式的特殊治疗技术。存在主义疗法的主旨在于让来访者认识并接受自己是自由的，从而成为自己生活的主人。治疗师要与来访者逃避这种自由的行为方式进行对质。这种疗法认为尽管我们渴望自由，但是我们常常会想方设法逃离我们的自由。尽管我们无法选择是否来到这个世界，但是我们可以选择自己的生活方式、选择自己希望成为怎样的人。正因为这种自由的存在，我们就不得不担负起指导自己生活的责任。治疗师需要把重点放在对来访者当前经验的理解上，而非单纯重视治疗技术。因此，治疗师不会局限于任何特定的治疗技术，他们会从其他疗法中借鉴技术，主要任务有二：一是要帮助来访者意识到自己是如何让别人来为自己做决定的；二是要鼓励他们逐渐学会为自己做选择。当来访者能够对自己的生活进行自主决定，治疗目标就完成了。

四、来访者中心疗法

来访者中心疗法是由罗杰斯创立于20世纪50年代，旨在通过治疗关系提高理解和接受的氛围，是来访者承认自己否定或拒绝的那一部分自我。这种疗法认为人都有能力发现自己的缺陷和不足，并加以改进。心理咨询的目的，不在于操纵一个人的外界环境或其消极被动的人格，而在于协助来访者自省自悟，充分发挥其潜能，最终达到自我的实现。人都有两个自我：现实自我和理想自我。前者是个人在现实生活中获得的自我感觉，后者是个人对"应当是"或"必须是"等的自我概念。两者之间的冲突导致了人的心理失常。人在交往中获得的肯定越多，则其自我冲突越少，人格发展也越正常。强调建立具有治疗作用的咨询关系，以真诚、尊重和理解为基本条件。当这种关系存在时，个人对自我的治疗就会发生作用，其在行为和人格上的积极变化也会随之出现。心理咨询人员应与来访者建立相互平等、相互尊重的关系，使来访者处于主动的地位，学会独立决策。反对操纵或支配来访者，主张在谈话中采取不指责、不评论、不干涉的方式，鼓励来访者言尽其意。在一个充满真诚、温暖和信任的气氛中，使来访者无忧无虑地放开自我。

根据来访者中心疗法的理念，什么时候停止治疗基本上由来访者自己决定，当来访者越发相信自己的内控力时，他们就能够自己评价治疗效果了。

五、行为疗法

行为疗法源于行为主义理论，它强调通过对环境的控制来改变人的行为表现。其理论基础包括俄罗斯著名生理学家巴甫洛夫的"条件反射"理论及美国著名心理学家桑代克和美国著名心理学家斯金纳等人的"操作性条件反射学习"理论等。这种疗法的核心目标是消除来访者适应不良的行为方式，用有建设性的行为方式来代替。人的所有行为都是通过学习而获得的，其中强化对该行为的巩固和消退起决定性作用。强化可采取嘉奖或鼓励（正强化）的方式，也可采取批评或惩罚（负强化）的方式。由此，学习与强化是改变个人不良行为的关键。心理治疗的目的在于，利用强化使来访者模仿或消除某一特定行为，建立新的行为方式。它通过提供特定的学习环境促使来访者改变自我，摈弃不良行为。由此，它很注重心理治疗目标的明确化和具体化，主张对来访者的问题采取就事论事的处理方法，不必追究个人潜意识和本能欲望对偏差行为的作用。常见的行为疗法技术有系统脱敏疗法、松弛疗法、模仿学习、自勇训练、厌恶疗法、泛滥疗法等，其核心均在于利用控制环境和实施强化使来访者习得良好行为，矫正不良行为，重塑个人形象。

这种疗法有独特的优势，可以确定明确的、易于管理的和可测量的行为目标并可以将之作为治疗的重点。

六、女权主义疗法

女权主义疗法的主要目标是赋权，这其中包括让个体获得自我接受感、自信、自尊、愉快、自我实现等。其他的目标还有提高女性的人际关系质量，帮助女性做有关角色表现的决定，帮助他们了解文化、社会和争执体系对他们当前状况的影响等。女性主义疗法认为，在心理咨询中不能脱离引起个人问题的社会和文化背景而只关注表层的个体问题，人类的社会性别是由社会文化建构出来的，人并不天生为男人或者女人。在心理咨询中，女性主义疗法一直强调将性别和权力作为治疗过程的中心，通过促使来访者对自身性别和自我权力的反思和觉醒来完成咨询目标。心理咨询作为辅助来访者更加充分和自由地发展自我的一种方法，突破社会性别刻板印象限制，激发个体权力觉醒就显得尤为重要。而在中国传统重男轻女思想的影响下，咨询师更应注重在咨询过程中，可能引起个人问题的传统社会性别文化这一因素，辅助来访者摆脱性别歧视的束缚。

女权主义疗法的治疗师强调治疗的教导作用，并会努力建立和来访者相互合作的治疗关系。治疗师会极力使整个治疗过程清晰化，并为获得来访者的知情同意创造条件。

七、对于不孕不育患者的个体治疗

对于不孕不育的来访者运用哪一个流派的治疗方法并无一定之规，一般是根据来访者的需要和治疗师的背景而为来访者提供帮助。大多数不孕不育的来访者很少从心理因素去理解自己的这一问题，所以，基本上都是先在生殖中心经过很长的时间的检查和治疗，实在没有很好的解决方法后才在生殖中心的医生的建议下来到心理咨询中心，或者有部分人在长期对身体各种指标的检查的过程中已经不堪重负，身心疲惫，情绪由不确定、焦虑不安逐渐升级为烦躁、抑郁、情绪不稳等一系列的症状。如果能得到理解和支持，一般能有一定的帮助。来访者经过短期的认知行为治疗，一般能得到较好的帮助，更多的来访者更倾向于解决问题的目的，怀孕或生了孩子并不一定继续接受心理治疗，也有部分在某些特殊的时期会再来寻求心理治疗，少部分人也会继续长程的精神分析式的心理治疗，心理治疗的形式和持续的次数主要取决于来访者，虽然咨询师或治疗师也会给予一定的治疗性的建议。

八、心理治疗的案例

患者，女，30岁，已婚4年，在过去的4年里，因为不能怀孕生孩子而倍感压力，心情逐渐越来越差，患者在婚前曾未婚先孕，当时因为考虑未婚先孕，也觉得自己年龄很小，还不想要孩子而实施了人工流产手术，在婚后出现难怀上孩子，为此而情绪低落、反复责怪自己。

心理治疗一共30次，每次50 min，每周一次，谈及自己怀孕的一路艰辛，做了很多的检查，每次的各种检查都很痛苦，跑过很多地方，全国各地的大医院以及民间传说的偏方，医生都进行了各种不同的尝试，但是，始终无果，每个医生都告知，检查未发现异常。医生建议的每一种治疗，都只说是一种尝试，并不能有明确的治疗效果和确定的治疗时长，患者觉得无能为力、无所适从，谈到求治之路时，患者不断伤心落泪。整体评估患者的抑郁症状是中度以上，有明显的消极悲观的想法。根据患者的情况，建议药物治疗结合心理治疗，因患者有严重的失眠症状，同时给予米氮平30 mg治疗。患者有心情低落，经常以泪洗面，兴趣减退，不能上班，也对其他任何事情没有兴趣，自我评价低，觉得自己一无是处，反复自我责备，反复出现悲观消极的想法，觉得生活没有意义。临床诊断为抑郁症。第二次就诊时，患者的抑郁症状有明显的改善，尤其是睡眠症状有明显改善，但是突出的特点是，患者在心理治疗的谈话中不断询问医生，"我该怎么办？""我能做什么呢？"当治疗师仔细询问患者的早年经历后发现，患者在 10 岁左右时父母离异，自此以后，患者由母亲抚养，虽然父亲也给一定的生活抚养费，但患者基本上很少与父亲交流，在患者母亲的眼中，父亲是很无用的，家里有没有也没有关系。患者自述，在六年前有过一次人工流产的经历，因为当时未婚而怀孕，觉得自己尚且年轻，暂且不想生孩子，但是，得知既往的流产经历对现在的怀孕也有一定的负性的影响，使患者非常后悔、对自己有一些不切实际的自我责备。患者自结婚以后，生活上的事基本上由母亲一手操持，因为母亲已经退休在家，在患者来就诊时，基本上也由母亲陪同。她的母亲很不理解患者的抑郁症状，反复问医生："流产是什么大不了的事情，为什么还得了抑郁症？""心理太脆弱了，像我这样子，该吃就吃，该睡就睡，就不会有什么事情了。""什么事情都由我包干了，所以把她养得太娇贵了！"在母亲的抱怨声中，患者基本上没有什么情绪反应。医生针对患者母亲的抱怨做了相关的解释，抑郁症是一种很痛苦的心理问题，流产的经历对患者的身心也是一种伤害，患者对母亲的心理依赖，以及对母亲的否定性、批评性的语言非常认同，对自身有很多的贬低，同时在被否定时又有很强烈的愤怒，这种攻击性会转向对自身，导致患者的抑郁症状比较严重。

第四节　不孕不育的家庭治疗

　　家庭治疗起源于心理学家阿德勒，20 世纪 30 年代，阿德勒在伦敦对患精神疾病的儿童及其家庭进行座谈及心理教育，首次发展了家庭心理治疗的雏形。

　　系统地对家庭和精神病理间的关系进行研究始于 20 世纪 50 年代，以 1957 年、1958 年 Christian Midelfort 和 Nathan Ackerman 分别出版了《心理治疗中的家庭》《家庭生活的心理动力学》为标志。之后，家庭治疗迅速崛起，成为继心理动力学派、行为主义学派以及人本主义学派并驾齐驱的第四大学派。家庭治疗最大的贡献在于提供了一个了解当事人行为的新构架，它超越了过去只关注个人内在的心理冲突、人格特征、行为模式的局限，把人及其症状放在整个家庭的运作中去了解并治疗。到目前为止，系统式家庭治疗、结构式家庭治疗和萨提亚的家庭治疗模式已在中国内地被广泛应用和传播。

　　中国作为一个以家庭为本位的社会，中国的家庭模式和家庭关系对个人的重要性和巨大影响不言而喻。"家和万事兴"这句俗话极好地反映了中国人对家庭的重视。家庭的利益高于个人。家庭幸福是个人幸福的先决条件。传统中国文化中名目繁多的家规家训无不是为了维持家庭的稳定，使得各位家庭成员能够为了家庭的整体目标而团结统一。另一方面，中国人的归属感和成就感往往都同家庭维系在一起。成功了是"光宗耀祖"，失败了可以到家庭的"避风港"寻求安慰和支持。由于这些传统观念的影响，家庭治疗对中国人来说有很重要的价值和意义。

大量文献表明，婚姻和家庭对身体健康有很大的影响，尤其是夫妻关系不好，对孕育下一代有很大的影响，甚至会影响全家人的日常生活。家庭干预可以提高健康水平并降低慢性病复发的风险；降低精神疾病复发率，提高康复率，增强家庭的幸福感。

不同的家庭治疗流派有不同的治疗模式，但都是把家庭作为治疗的对象，并且采取积极的干预策略，先打破原有的僵化的局面，然后重建一个健康的交流和行为模式。目前，国内学者的研究多集中在系统式家庭治疗、结构式家庭治疗和萨提亚的家庭治疗这三个经典家庭治疗流派。

一、系统式家庭治疗

系统式家庭治疗起源于美国，通过德国传入中国，主要特点是把系统论、控制论、信息论等现代科学方法论引进家庭心理治疗中，把一个家庭看作一个系统，其中的每个成员都是一个子系统。家庭系统中，成员的互动方式构成的家庭模式与规则是患者症状产生的主要原因。因此，治疗的重点就在于围绕症状找出家庭规则中的问题系统，加以治疗，从而促成症状的消失。家庭规则指的是一个家庭固有的互动方式和行为规则，是一种把家庭成员联结在一起的共识。具体表现为一个家庭中谁与谁亲近，谁与谁联盟或冲突，大家以什么样的方式进行交流等。

家庭治疗一般进行 2～10 次，每次 1.5～2 h。间隔 4～6 周。中间给家庭留出作业，给其变化的时间。治疗的目标是观察家庭的变化，使家庭产生自我组织的过程。

二、结构式家庭治疗

结构式家庭治疗认为家庭有其内在的组织或结构。家庭结构通过其子系统之内和之间的相互作用产生稳定的维持和调节。这些子系统之间则是有界限来区分的。因此在结构式家庭心理治疗中有 3 个关键性的概念，即结构、子系统和界限。

结构指家庭有机体或家庭结构，是家庭成员互动的组织模式、规则及权威的分配。子系统指由于代际、性别和兴趣的不同，家庭分化形成不同的子系统。子系统可以是明显的群集，如"父母"或"孩子"，也可以形成潜在的联盟，或父亲和子女形成联盟而排除母亲等。

界限是指个体、子系统和整个家庭借助人际界限得以区分，界限掌控着家庭成员彼此间接触的性质和频率。结构式家庭心理治疗注重家庭的组织、关系、角色与权力的执行等结构。此治疗方式就是使用各式各样的具体方法来纠正家庭结构上的问题，促进家庭功能。家庭结构的某些方面被认为具有普遍重要性。

三、萨提亚家庭治疗

萨提亚模式不强调病态，而将心理治疗扩大为成长取向的学习历程，只要是关心自我成长与潜能开发的人，都可在这个模式的学习过程中有所收获。通俗的解释就是萨提亚动态地解释人与人在与家庭及社会的互动中所产生的种种问题，对现代人的生活具有非常明确的指导价值，正是因为这个特点，她的理论不会因为社会与文化的变迁而失去实用性。

萨提亚强调以人为本，其家庭心理治疗模式的最大特点是着重提高个人的自尊、改善沟通及帮助人活得更"人性化"，而不是只求消除"症状"，治疗的最终目标是个人达到"身心整合，内外一致"。由于她的治疗法有很多地方与传统治疗方式有差别，所以被称为"萨提亚治疗模式"。

萨提亚模式认为人是活在环境、关系中的。其中，一个人在原生家庭中经历到的各种关系，以及各种应付方式，对这个人的一生影响最为重大。因此，萨提亚创造出家庭图、影响圈来协助人们了解自己在家庭或整个人际关系圈中与他人的关系，以及自己与他人不同的应对姿态。

第五节　团体心理辅导方法

心理治疗是一种建立于特殊关系的谈话治疗，也就是人们与治疗师通过谈话达成治疗目标的一种治疗模式，个体心理治疗是一对一进行，而团体心理治疗是由数位团体成员和团体治疗师组成的心理治疗的一种形式。

团体心理治疗是通过成员间及成员与治疗师的关系，了解成员与家庭中重要人物的关系动力，使潜意识冲突进入意识层次进行检验，来重建当事人的人格系统，以达到治疗目的。治疗团体本身以一种象征性的方式再现原生家庭，使每一个团体成员的过去在团体面前重演。治疗过程在于小组通过对原生家庭的再创造，用团体特有的治疗因素，如团体中所提供的支持、关心、感情宣泄、人际互动等为基础，帮助组员分析、讨论、解释过去经验和解释潜意识层次上发生的防御和阻抗，觉察无意识动机，解决成员在幼年期产生的功能失调的模式，解决家庭给他们造成的问题困扰，并在新领悟的基础上做出新的决策。采取开放式和循环式的小组模式，利用患者门诊定期复诊的机会组成心理辅导小组。小组的目的主要是提高患者人际交流、情感表达的能力。面对自己"同病相怜"的小组成员，交流自己的求医过程的经验，宣泄自己的情绪。患者通过参加不孕不育知识讲座，团体心理辅导小组的交流、家庭治疗等活动，加强了与他人的联系，增强了患者的沟通能力，并且能从中学会在遇到烦恼时能够主动叙述自己的烦恼，以获得支持和理解，有困难时经常向家人、亲友和组织求援，这些都能改善患者的情绪功能和提高患者的生活质量。

人类的生活、工作与娱乐都在各种不同的社会团体中产生，因此许多情绪上的问题都是这些团体中不良的人－我关系带来的。因此人与人之间的问题比人内在的问题更显重要，团体治疗便应运而生。团体治疗的目标主要有症状解除、对个人的更大自我察觉以及个人成长和人格改变。通常挑选进入团体的人选有以下几个标准：①有动机、想改变，准备好要做改变；②对团体治疗有信心，愿意参加治疗；③有足够的心理成熟度，能反思自己、关注他人，能耐受治疗过程中暂时的不如意。在治疗期间，团体成员就大家所共同关心的问题进行讨论，观察和分析有关自己和他人的心理与行为反应、情感体验和人际关系，从而使自己的行为得以改善。团体心理治疗的主要特色在于随着时间的进展，团体成员自然形成一种亲近、合作、相互帮助、相互支持的团体关系和气氛。这种关系为每一位患者都提供了一种与团体其他成员相互作用的机会，使他们尝试以另一种角度来面对生活，通过观察分析别人的问题而对自己的问题有更深刻的认识，并在别人的帮助下解决自己的问题。

团体的发展阶段有折叠依赖期、冲突期、亲密期。依赖期时，患者会观望、揣测治疗师的意思；整个团体处于不确定状态，缺乏结构、没有议题、只有个人目标而无团体目标；患者想表现出最佳行为，表面上试着给建议、协助别人，而自己则小心翼翼、不愿冒险。冲突期时，患者不愿再依赖；对治疗师失望；成员间出现冲突与竞争，会有挫败感与愤怒情绪（表现为不准时或缺席），成员间会出现粗话、攻击、嫁祸及不耐烦等；患者会表露负面情绪，试探团体是否值得信任。这种士气低落及失望是团体必须付出的代价，是迈向成熟、健全团体治疗的必经之路。亲密期时，对治疗师有了更符合现实的看法，不认为他是万能的；成员间的冲突消失，"相互靠拢"取代"相互排斥"；团体表现出更大的信任、分享以及自我揭露。此时所表达出来的负面情绪是在互相了解的基础上、在充满支持力量架构的脉络中所产生。

团体治疗中发挥疗效的因子如下。①利他思想：透过其对团体成员的协助而感受到自己挺好的，或认识到自己的某些优点；②团体凝聚力：团体成员体验到的一种"大家在一起"的感觉，即团队（团结）精神，成员有被接纳及不再和旁人隔离开来的感觉；③普同性：成员接收到其他成员也有类似的问题及感受，不再认为"只有我才是这样的"，从而降低了紧张不安的感受；④人际学习：成员透过他人对自己的观感看法，从而更清楚了解自己问题的本（性）质；⑤人际交往：团体为成员提供了一定的机会，让成员有机会以一种更能适应的方式和他人关联、交往，团体是成员练习新的行为方式的场所，是一个实验场；⑥引导指示：透过治疗师或其他成员传递信息、分享信息、给予建议；⑦情绪倾泄：成员在团体中将对过去或此时此地发生状况的情绪释放出来，从而使情绪得到缓解，这些情绪包括愤怒、悲伤、哀愁等，而在过去，这些是很难或不可能让它释放出来的；⑧认同模仿：成员认为他就像团体中另一位成员或治疗师，因而在行为上模仿他；⑨家庭重现：在团体中重现某些原初家庭的不良经验，并给予矫正重整的机会，团体中新的、有效的经验将取代既往的不良经验；⑩自我了解：成员尽可能了解到自己行为的机制和起源，从心理上认识到自己的疾病；⑪希望灌注：成员看到其他人进步了或正在进步中，因而觉得团体是有帮助的，对团体能帮助自己产生乐观的希望；⑫存在因素：成员最终要接受他必须为自己的生命负责的事实。

奚文裕等人采用团体认知行为疗法对不孕不育患者进行心理干预，结果发现，团体认知行为疗法能促进不孕妇女抑郁的恢复，且其效果与抗抑郁药物效果相当甚至优于其效果。另外，王秋琴、徐桂华探讨了团体治疗和放松训练对不孕不育患者的治疗效果。通过实验发现，团体心理训练有利于相互支持，利用由众人形成特定的社会情境及团员之间的互动、互知和互信提高心理咨询和治疗的效果。团体作为一个微型社会，为团员营造了理解和支持的氛围。鼓励团体成员充分表达内心体验，帮助其克服不孕对人际关系的负面影响，重新体验生活的意义。随后，成员通过"回旋沟通"和"合作拼图"，逐步敞开心扉，表达个人情感并开始关注他人，相互接纳和帮助，建立了信任关系。这种信任使得情感支持的作用在团体中得到充分发挥。最后以"收获爱心"作为结束时的训练，鼓励成员彼此间真心诚意地表达自己的赞美之情，用心体会赞美别人的收获。引导她们尽量把结束看作新的开始，把不孕看成是一个过程，把在团体中建立的信任和支持延伸到团体外。

还有一些治疗师发现身心放松有助于改善排卵情况，从而有益于不孕不育的治疗。一些治疗师利用患者门诊复查的机会，通过光盘引导其进行放松训练，引入积极的暗示性语言，调动患者潜意识的积极作用，激发患者的心理能量，使患者保持自信、放松的心情；叮嘱患者每天利用放松光盘，自己进行放松练习，缓解压力，改善情绪；教会伴有失眠症状的患者正确使用放松训练的方法，从而改善睡眠。渐进性肌肉放松技术是人们在应激状态下控制紧张情绪的一种有效办法。一个人的肌肉放松能够减轻心理应激，是因为这种技术能够唤起令人愉快的情绪体验。当患者交替的紧张和放松特定的肌肉群时，他们的注意力集中在这些肌肉群上，以达到放松的目的。不孕不育患者坚持进行肌肉放松练习后，有效缓解了因不孕不育带来的焦虑、抑郁等不良情绪，使身体产生生理、生化和心理方面的变化，增强了其免疫功能，减轻了不良情绪对生殖内分泌的影响。

很多不孕不育的来访者在就医的过程中互相已经有一定的交流，因为同样的问题，她们自己组成群体或者团体互相帮助，相互介绍一些就诊的经历和经验，例如从国内的知名专家及知名的治疗不孕不育的治疗中心到国外的治疗中心，以及偏方和一些民间的中医等，这种群体内的介绍对大家都是一种帮助，即使是失败的经历，也有相互的支撑和共同的理解。这样自发建立的团体对每个成员已经是较好的支持和帮助，也确实为每个成员提供了信息和资源，减少了其在就医的过程中重复走弯路。在心理咨询的过程中，一般建议来访者继续和自己的这个群体保持交流。

除了没有咨询师参与的不孕不育的来访者自发建立的团体之外，咨询师对这一特殊群体建立的同质性的团体也有更特殊的意义。大家有类似的经历，很多人有共同的感受，更容易达到相互理解。另外，也可以帮助来访者组织夫妻或者配偶的团体，因为男性和女性在很多观念上有不同的意见，夫妻之间能有互动和交流也是非常好的相互支持，也能发挥更多的不同成员的帮助。涉及夫妻之间的与性有关的话题时，夫妻或者配偶双方在一起时某些话题更能打得开，当然这个团体的成立也明显存在困难，但是一旦建立了比较好的信任关系，就能起到独特的作用。

不同于个体咨询师的是，在团体的咨询中，咨询师需要照顾到每个来访者也有自己不同的经历，咨询师需要对来访者的个体差异性有一定程度的了解，同时帮助个体在团体中能够更多地表达和交流，促进团体的力量来帮助个体，也促进个体借用团体来帮助自己。对于特例的个体，还可以团体咨询结合个体咨询一起进行。

第七章 性功能障碍性不孕不育的心理诊疗

第一节 性生理与性心理的反应周期

性冲动是神经系统的一种反射作用，当机体受到内外环境刺激时，便可通过中枢神经系统而发生的一种规律性应答性反射。当性冲动到来时所引发的反应，就称为性反应。性反应可人为地分为几个阶段，这就是所谓的性反应周期。这种人为规定的性反应周期的各个期之间并不总是可以明确区分，并且一个人在不同时间内也可以有相当大的差别，以及各人之间也可以存在很明显的差异。然而，这一性反应周期模式有助于人们理解性活动期间所发生的解剖学和生理学方面的变化，也有利于加深对环境、疾病或药物影响性功能方面知识的理解。女性和男性的性反应周期包括兴奋期、持续期（即平台期）、性高潮期与消退期四期。

一、性冲动的发生机制

在性冲动的反射过程中，首先是由神经末梢所构成的各种感受器接受刺激，感受器随即将机体内外环境刺激的信息，如声、光、气味、机械刺激、心理状态、情绪变动等所谓性交前刺激（precoital stimulation）转变为神经冲动，此种冲动再沿着传入神经纤维到达反射中枢。性冲动是由脊髓中低级中枢管理的，与勃起神经或骨盆神经的反射作用类似。大脑中的高级中枢则调节和控制着性冲动，当接受感受器传来的冲动后，经过综合分析，根据不同的情况，可以抑制或激发低级中枢管理的性冲动，而传出神经只将中枢的冲动传到效应器，使之发生相应的性活动。在女性，当大脑中性冲动产生时，就会兴奋脊髓中的低级中枢，经过勃起神经作用，使阴蒂血管舒张，阴道壁充血膨胀，前庭大腺分泌增加以滑润阴道，并产生阴道肌肉搏动等。兴奋过后，性器官的血管收缩，肌肉松弛，充血消退。当女子性成熟后，不似男子那样容易和经常有性冲动。多数女子性欲不如男子那么强烈。女子的性冲动往往与月经周期（又称性周期）相关，大多发生在月经期前或后数天，或排卵期前后，此时女性性欲容易激发。由此可见，性冲动是否产生往往与性欲有关，也影响着性活动的全部过程。

性心理是伴随着性生理发育成熟而出现的心理变化，性生理则是性心理赖以产生和发展的生理变化。性生理是性心理的前提条件，性心理则是性生理的必然结果。性反应基本形式是一种神经反射行为，性反应取决于 3 个因素：一是外在刺激的强度；二是受刺激的敏感程度；三是性生理反应强度。性反应是由心理、生理条件反射和非条件反射形成的，非条件反射是由遗传决定的本能行为，条件反射是和人类的意识相联系的，是后天形成的，如视觉、听觉、嗅觉和触觉是通过大脑调节形成的。

人类的性反应周期，从性兴奋开始到高潮的平复，遵循着一个"规律程序"。这个"程序"划分为4个阶段，分别为性兴奋期、性持续期、性高潮期和性消退期。兴奋期是指性欲被唤起，身体开始呈现紧张活跃的阶段。持续期是一个短促的、更强烈的身体快感到来之前的兴奋阶段。高潮期在持续期的基础上，迅速产生身体的极度快感以及紧迫的肌肉收缩（男性表现为射精、女性表现为阴道收缩）。消退期包括身体紧张逐步松弛和恢复的过程。在每个阶段内，身体均出现规律的生理变化。心理、疲劳、药物、内分泌紊乱及疾病等因素可影响性反应周期。目前已采用的女性性反应生理测定方法包括：①以机械应变计测量先天性阴蒂肥大妇女睡眠中阴蒂的肿胀变化，发现其变化规律与男子阴茎夜间勃起相似，但尚无法应用于临床；②以光体积描记技术或热消散法测量阴道血流量，如高潮前血流量明显增加，高潮期阴道收缩时则可影响血流量，高潮后阴道组织血容积下降；③以脑电图仪测定性高潮时左右大脑半球脑电波的变化，从而判断性高潮是否出现；④在子宫内或直肠内放置装有压力传感器的硅胶探子，测量性高潮时节律性收缩的规律；⑤监测与血流量相关的局部温度变化或阴道分泌液的重量变化，判断性反应的强弱。

二、男性与女性的区别与特点

男性性生理特点：①性旺盛期在20岁左右；②兴奋容易出现；③持续时间较短；④高潮来得快；⑤有不应期：紧接着性高潮后，有些女性能很快恢复性高潮的反应性，因而具备产生多次性高潮的能力。而大部分男性要经历一个不应期，在此期间他们对新的刺激无反应，也不能完全勃起和射精。近年来也有一些性学家提出了不同的性反应模式，目前一种新的见解认为，性反应分为两个相对独立期，而两个相对独立期只是把四期中典型的兴奋期和高潮期做出对比，男性以阴茎勃起与射精为分界，女性则以阴道润滑与女性性高潮为分界。女性性生理特点：①性旺盛期在35岁左右；②性唤醒较迟；③持续时间较长；④高潮来得慢；⑤消退期缓慢；⑥没有不应期。但对于女性没有不应期的说法又有另一种说法，有专家认为，从"纯客观"的角度看，性活动中男女在"不应期"上的差异，也不是一个已经明确了的概念。例如，《女性与性》一书虽然肯定了女性没有不应期，但在具体论述和介绍性学最新研究成果时，又通过各种说法否定了女人没有不应期的说法。总之，"不应期"问题是包含着丰富内容、充满未知而值得探讨和推敲的问题。女性性高潮过程在主观上至少可以分为3个不同的阶段，有些女性在性高潮中甚至失去意识数秒钟。

男性性高潮体验的核心是射精。男性射精生理十分复杂。正常的射精活动有赖于精神、神经、内分泌和生殖器官解剖生理的完整性。男性正常的射精活动包括3个生理过程：泄精——精液排泄至后尿道口；射精——后尿道的精液达到一定量后经尿道外口射出体外；尿道内口闭合——射精的同时尿道内口闭合，以防精液逆流至膀胱。射精的受体机制：在给动物注射 α-肾上腺素能受体兴奋剂（如去氧肾上腺素）后，再刺激下腹神经，泄精可明显增加，后尿道内压可出现节律性波动；而当注射 α-肾上腺素能受体阻断剂（如苯胺唑啉）后，再刺激下腹神经，此时泄精即可受到抑制，后尿道内压节律性波动亦随即消失。这说道明泄精和射精是通过 α-肾上腺素能受体引起的。但是若给予动物注射 β-肾上腺素能受体阻断剂（如普萘洛尔），可观察到其对泄精和后尿道内压的节律性波动均无影响，由此可以推测，β-肾上腺素能受体与泄精和射精并无关联。其他药理试验表明，在射精活动中似乎并无胆碱能受体机制参与。此外还证明有关泄精和射精的神经纤维，在靶器官内或在其周围并不变换神经元，认为 β-肾上腺素能受体并不直接参与射精时的尿道内口闭锁。尿道内口存在胆碱能受体，但胆碱能受体机制对于射精时尿道内口闭锁似无重要作用。综上所述，泄精、射精和射精时尿道内口闭锁均由交感神经，特别是 α-肾上腺素能受体机制调节。它通常分为两个阶段：第一阶段为溢出期，伴有射精不可避免地即将发生的感觉；第二阶段为正式射精期，有尿道强烈收缩感觉和精液流经尿道所产生的强烈快感。

男性和女性性唤起和性高潮的能力基本相似，但他们首次体验性高潮的平均年龄以及一生中持续出现性高潮反应的频率却有本质的差异，这些差异是不同的社会心理因素产生的。性高潮较多的女性具有受过较好的教育、较少信仰宗教、快乐、较少罪恶感和更自信等特点，男性性高潮频率与年龄及宗教信仰呈负相关。

三、常见的反应模式

人们能详细了解性唤起和性高潮的解剖和生理变化，主要应归功于玛斯特斯和约翰逊研究小组。1957 年，玛斯特斯和约翰逊开始了"正式性学新纪元"的研究，这项研究课题的对象是 382 名女性和 312 名男性。在将近 10 年的研究中，至少观察了 7 500 多例次女性和 2 500 多例次男性最终达到性高潮的性反应过程。根据对所获得的数据进行整理和分析，玛斯特斯和约翰逊将女性和男性的生理反应分为 4 个阶段。这四个阶段发生次序为：①兴奋期；②平台期；③性高潮；④消退期。尽管大多数人都会出现这四个阶段，但每一阶段所占的时间在不同个体间和不同时间内差异很大。

性唤起程度变化的 4 个阶段。①在兴奋期，心因性刺激（色情的幻想、性梦、视觉、听觉、嗅觉或味觉暗示）和体因性刺激（肉体）激发了较低程度的性唤起；②性唤起逐渐或急速增高，然后进入平台期，稳定在较高的水平上；③再予以刺激就会导致性高潮中的突然性紧张和爆发式的释放；④继而是一个较长的消退期，使残余的性紧张更迅速地消退。4 个阶段中，以兴奋期和消退期所占的时间最长。一个人的性唤起平台期常常很短，而性高潮通常不到 1 min 结束。人类性反应过程可以理解为能量蓄积（充血、肌紧张）及能量释放（肌痉挛、收缩）过程。马斯特斯和约翰逊创立的性反应周期（sexual response cycle）理论，将人类连续变化的性反应过程，依据性器官的不同生理改变，人为划分为 4 个周期，并提出男性一种、女性三种共四种反应模式。性反应周期理论是正确认识性器官解剖及其生理功能的科学标准。

1. 女性最常见的反应模式　①性唤起缓慢，以性高潮为结局，继而有可能重复发生性高潮；②平台期和性高潮难以分辨，继一短暂的兴奋后，即发生一系列相对较快的高潮（高潮状态），消退期很长；③性唤起很快，而性高潮持久，继而消退期急速下降。

2. 男性最常见的反应模式　继不断增强的性唤起后，仅有一个单一的性高潮峰。在性高潮后，进入一个不应期，此时他们对进一步的性刺激无反应，甚至感到厌恶。在可能发生第二次性高潮反应前，他们一般必须恢复到最起码的性唤起的兴奋水平。

四、性生理的反应周期

（一）兴奋期

兴奋期指性欲发动，身体进入性紧张阶段。对男女两性来说，无论来自肉体的或精神的性刺激都能引起性兴奋。唤起性兴奋所需要的时间长短不定，受心理状态、情绪、体力和刺激的有效性等多因素影响。男女性在性兴奋期的主要差别：男性一般能迅速达到性兴奋（几分钟到几小时），从一开始就渴望性交。女性则由于受社会心理的影响，她们更希望得到爱抚、拥抱和温存，一般不会希望马上进行性交（几分钟到几小时），只有等她们消除了顾虑并很好地调整了心态，才能产生性唤起。

女性在兴奋期生理方面的表现：从女性性欲被唤起，身体开始呈现性紧张的阶段。在这一阶段里，性器官出现相应的反应，同时心跳加快，血压有所上升，呼吸略有加快，全身肌肉普遍紧张等，心理上性欲明显，出现性唤起，此时需要男性进行刺激和爱抚，同时避免其他因素干扰。①阴道：女性对性刺激出现的第一个可察觉的生理反应是阴道内产生润滑性液体。在受到性刺激后 5～30 s，开始在整个阴道壁出现珍珠般的分散的小液滴。随着性唤起程度的提高，分散的小液珠融合，形成一层润滑的液膜，覆盖了整个阴道壁。这种阴道润滑正是阴道组织的血管充血反应，使液体从阴道壁渗出而产生。这种“出汗现象”使阴道得以润滑。55 岁左右的女性产生阴道润滑作用就很慢了，到了 60 岁以上需要 1～3 min 才发生润滑作用。如果性唤起的兴奋水平维持相当长的时间，润滑作用就会下降甚至完全停止。但是已产生的液体仍能润滑阴道一段时间。这种润滑的出现可以作为一个很好的指标提示给男性，女性已做好了性交准备。阴道在兴奋期，阴道壁变厚，从淡紫红色逐渐变为深紫色，像“出汗”现象一样，这些变化也是阴道组织充血所致。阴道在无性刺激时，是个“潜在性腔道”，平时，阴道前壁和阴道后壁相贴，而没有实际的空腔存在。然而，在兴奋期后期，阴道深度从 9.5 cm 增加到 10.5 cm，在近宫颈处，阴道宽度从刺激前的 2 cm 扩张到 5.75～6.25 cm。此外，阴道皱襞在兴奋期向平台期发展的过程中开始伸展。在老年女性，特别是绝经后，阴道扩张的速度和程度都不及年轻女性。从临床观点来看，阴道有无限扩张的潜力，无论阴茎多大，随着最初几次的阴茎抽动都能顺利进入阴道。在兴奋期初期，阴蒂头并不发生明显的肿胀，只有到了兴奋期晚期，血管充血才引起阴蒂头和阴蒂体的增大，有些女性还会有阴蒂体的增长。这些大小改变的幅度很小，只有不到 50％的女性有肉眼可见的明显的阴蒂头肿胀，不到 10％的女性有可见的阴蒂体伸长。在未产妇性唤起的兴奋期，大阴唇变得扁平分开，从被掩盖的生殖器结构上移开，经产妇的大阴唇变大，充血和肿胀，而不是变得扁平。②外阴：在兴奋期，小阴唇也因血管充血而增大。至兴奋期后期，小阴唇的厚度增加了 2～3 倍，并从已分开的大阴唇开口中伸出，由于这种大小的增加，有效的阴道腔长度将增加达 10 cm 以上。在 40 岁以上的女性，这种大阴唇和小阴唇的血管充血变化都显著减少。③乳房：乳房在兴奋期的第一个反应是乳头勃起。乳头可能增长 0.5～1 cm，直径增宽 0.25～0.5 cm，乳晕肿胀，色泽加深。在兴奋期晚期，因整个乳房体积增大，勃起的乳头有时反而内陷，而显得较兴奋期初期较少突出。④性红晕：大约有 25％的妇女在兴奋期末皮肤上出现红色的性红晕。由于皮肤组织的浅表血管充血，性红晕首先出现在胸部下方，并向上蔓延至乳房以上。在性唤起的平台期，性红晕会波及颈部、脸、前额、下腹部、腰部和腿部。50 岁以上的女性极少出现性红晕；在兴奋期，四肢肌肉和腹部肌肉紧张最明显，心率和血压的轻微增加仅始于兴奋期。男性在兴奋期生理方面的表现：①阴茎。男性性兴奋的第一个生理表现是阴茎勃起，性刺激后数秒（3～8 s）内即开始勃起。一般来讲，年轻男性勃起较老年男性为快，50～70 岁男性勃起所需时间比 20～40 岁男性多 2～3 倍。尽管勃起由骶部脊髓的反射中枢来调节，但在很大程度上由高级脑组织来指导，这样，幻想和其他非触觉性色情刺激都能够诱发勃起。同样，勃起也能被许多精神活动所抑制。阴茎尽管个体差异很大，松弛时平均长度为 6.5～8.5 cm 的阴茎可增长到勃起时 15 cm 左右，直径可由松弛时的 2.5 cm 增粗到勃起时的 3.5 cm。无论是松弛时还是勃起时的阴茎大小，与他获得的性快感、身体的发育、男性气质或竞争能力都毫无关系。此外，勃起一般能弥补松弛时阴茎大小的差异。松弛时较小的阴茎在增大的比例上比较大的阴茎更多。在性唤起的兴奋期，如果性刺激中断，或介入非性刺激或焦虑刺激，如突然来临的响声、灯光或温度的突然变化等，勃起可以消退。再给予性刺激或去除非性刺激，年轻男性（20～40 岁）可很快重新勃起，50 岁以上的男性一旦勃起消退，再度勃起往往很困难。在那些特别长的兴奋期内，尽管刺激持续存在，但勃起可以数次部分地消退并重新勃起。②生殖器以外的反应：基本上与女性相似。全身性肌紧张增高和心率、血压的轻微增加。一小部分男性（不到 1/3）在此期间有乳头勃起。但是，没有观察到男性乳房因血管充血而增大及乳晕的变化。有 1/4 男性会发生性红晕，但只在性唤起的平台期才出现。

（二）平台期

平台期是指兴奋期后和高潮期前的一段短促的性紧张平稳发展的阶段，持续半分钟到几分钟，达到性唤起的兴奋期水平相对较快。但是，兴奋期的许多反应很容易逆转，如果停止性刺激或介入非性刺激，这些反应很快就停止。如果继续给予性刺激，性紧张就会累积而进入平台期，此时性唤起的水平很高，由此最终可达到性高潮。平台期实际上是性交抽动时期，女性若平台期很短则意味着性高潮一定很强烈。如果不发生性高潮，则在此期所获得的性紧张的释放和终止均较兴奋期慢。在此期间，女性和男性都有全身和生殖器的反应。

女性在平台期生理方面的表现：①阴道。在兴奋期，阴道的绝大部分变化发生在阴道内 2/3，阴道外 1/3 只有轻微的肿胀和扩张。然而，在平台期，阴道外 1/3 发生了显著的血管充血反应，这种强度会随年龄的增长而下降，阴道的内径与兴奋期相比缩小了 1/3；这种阴道的外 1/3 的充血肿胀而导致的阴道内径的缩小大大加强了阴道对阴茎的握持力量。也就是说，性平台期绝大多数的阴道反应发生在阴道的外 1/3，内 2/3 阴道的深度和宽度增加甚微。②阴蒂。女性阴蒂的回缩在平台期。阴蒂体和阴蒂头都发生肿胀，但是与阴蒂相连的肌肉牵引整个阴蒂深藏于它的保护皱之下。阴蒂的回缩程度直接与性唤起的程度有关。在平台期后期，整个阴蒂将缩小 50％。如果刺激停止，这一反应可逆转。在延长的平台期内，阴蒂可回缩和重新露出数次。③性皮肤。除了阴蒂的回缩反应外，女性平台期最明显的标志是小阴唇颜色的变化。未产妇的小阴唇从浅粉红色转变为鲜红色，而经产妇的小阴唇的颜色从鲜红色转变为深绛色。在平台期小阴唇如此特异、持久的色泽变化，明确地预示着性高潮的临近，以至于把它们称为女性的"性皮肤"。如果不出现性皮肤的颜色变化，性高潮就不会发生。一般来说，小阴唇的颜色变化越明显、越确切，表明这位女性对当时的性刺激的反应越强烈。因此，"性皮肤"反应的出现是高潮期迫近的特有临床征象。④生殖器以外器官的表现。当女性接近性欲高潮时，未被吸吮过的乳房较未刺激时可增大 25％左右，但哺乳过的乳房往往没有明显的增加。此期，乳晕肿胀更加显著，以至于勃起的乳头实际上显得较兴奋期时为小。在平台期，大约有 75％的女性上腹部和乳房前侧面常出现一种粉红色的斑点，最后延至乳房的下面，这就是所谓的"性红晕"。在平台期晚期，性红晕反应达到高峰，这是性唤起程度很高的标志。随着性兴奋的不断积累，性红晕可以迅速扩展至下腹部、肩部，甚至肘前窝。当性兴奋女性进入平台期，并向性高潮发展时，她的性唤起程度也因肌紧张的加强而提高。她的面部肌肉收缩，会出现皱眉、怒视或呈现一副鼻孔嘴巴都张大的怪象。她的颈部肌肉越来越硬，整个脸部表情就像一个极度狂怒的人。因腹部和背部肌肉的自主和不自主的收缩，而使她的背部呈弓状。她的臀部紧张，大腿强直性伸直并挤在一起，所涉及肌肉的间歇性收缩有时使女性的足趾和手指呈爪状，也就是所谓的腕足痉挛，她会不由自主地抓住她的性伴侣或其他能抓得到的东西。当性唤起达到一定的紧张程度后，许多自主性的反应有时会被非自主性的骨盆抽动、抓握和其他动作所替代。在平台期晚期，心率可从无刺激时的 60～80 次/min 增加到 100～175 次/min。血压可在正常时的收缩压 120 mmHg（16 kPa）的基础上增高 24～60 mmHg（3～8 kPa），舒张压可在正常时的 84 mmHg（11 kPa）的基础上增加 7～22 mmHg（1～3 kPa）。在平台期末和性高潮前夕，女性会出现两种不同的呼吸类型：第一种是"过度呼吸"。呼吸频率显著增快，从无刺激时的平均 15 次/min 增加到 30～40 次/min。第二种就是女性在即将出现性高潮前呼吸频率显著下降，"屏气"一段时间，但性高潮时仍为"过度呼吸"。

男性在平台期生理方面的表现：①阴茎。血管充血的轻微增加使阴茎完全勃起，阴茎体较兴奋期更为坚硬；勃起更具有"持久性"，即细微的注意力分散和性刺激的暂时停止，不再能轻易地使勃起消退。②生殖器以外器官的表现。1966 年，在玛斯特斯和约翰逊所观察的男性中，有一半以上在平台期出现一定程度的乳头勃起，25％有性红晕。男性的乳头勃起和性红晕出现的可能性较女性小，即使出现也不那么规则和明显。男性在性唤起的平台期也会出现肌紧张，所累及的肌肉群也与女性相同。在大多数男性，脸部和颈部肌肉群的扭曲和腹部、背部、大腿、臀部肌肉的紧张，标志着高水平的性唤起。在平台期，心率、呼吸和血压显著增高并且类似于女性的反应，心率可从无刺激时的平均 60～80 次/min 增加到平台期的 100～175 次/min，呼吸每分钟增加到 30～40 次，收缩压比正常水平增高 3～11 kPa，舒张压增高 1～5 kPa。

（三）高潮期

在平台期末，女性和男性都感到性紧张已到了一触即发的程度。其生殖器高度充血肿胀，全身肌肉强烈收缩，有些肌群非自主性痉挛强烈以至疼痛难忍。如果此时有效的刺激继续存在，男性和女性则会越过一个设想中的性唤起界限，积累的性紧张将在爆发性的几秒钟内彻底释放，此即所谓的性高潮。高潮期时女性的反应：性高潮的生理反应起始以生殖器的收缩为标志。性高潮由阴道外 1/3 在平台期的局部充血而致，在性高潮释放时出现有力而节律性的收缩。任何一次性高潮中，这种收缩次数最少 3 次，最多 15 次。在性高潮的最高性紧张度水平下，初始时高潮平台有一个持续 2～4 s 痉挛性收缩，然后再开始 3～6 次，每次间隔 0.8 s 收缩。随着收缩次数的增加，收缩间隔延长而性紧张下降。如果已达到极度高的紧张水平，则性高潮的第一次收缩将持续 2～4 s 然后再重新开始多次的收缩。这种阴道痉挛有时很强烈，以至于女性和男性在性交中都感到如同在紧握和压缩阴茎。阴道的后部其实并不参与性高潮，但在性高潮体验中仍保持扩张。女性反应高潮期强烈的性高潮还可以伴有 2～5 次的肛门外括约肌的不自主收缩。这种收缩不是总会出现，但一旦发生，则与性高潮平台收缩同步开始。在性高潮时，并有观察到阴蒂、大阴唇、小阴唇、尿道球腺有什么反应或变化。关于女性射液，1978 年塞文略和班纳特参与了一场旷日持久的关于女性射液可能性的争论。他们列举证据，说明女性也有类似于男性前列腺和前列腺管的一系列与子宫相连的腺体和腺管。他们认为这种结构或许就是一种基础，使女性像男性射精一样，在性高潮时也从子宫内射出液体。关于女性射液，有更多的新发现在一部分女性身上证实了这种可能性，研究者们描述了少数女性在性高潮时有液体从子宫内有力地喷出。拉达斯·惠普尔和佩里（1983）在《G 点和人类性素质的其他新发现》一书中，强调女性阴道前壁的中点处是一个高度的性敏感区，它相当于男性前列腺的位置，由高度发达的静脉丛、尿道旁腺、导管和平滑肌组织等构成，也有人认为它相当于男性的尿道海绵体。当它未受刺激时不易定位，受到刺激后会肿胀。有人证实它所含的尿道旁腺与男性前列腺之间有抗原交叉性，二者的酶反应也是一致的，故称之为女性前列腺，它具有激素依赖性。为了纪念格拉夫伯格（1954）的早期工作，故以其姓名的第一个字母命名这个点，即 G 点或格拉夫伯格点。女性前列腺是射液的物质基础，女性性高潮射液是射精的同源现象。有研究表明，女性射液的液体成分中含有明显高于尿液的前列腺酸性磷酸酶和果糖，而尿素和肌酸酐则明显低于尿液。这种液体不像尿液，它的化学成分接近于前列腺分泌物。这种喷射是通过刺激 G 点而激发。女性 G 点位于阴道前壁，耻骨到宫颈间的中点。当给予强有力的刺激时，G 点会肿胀、扩张并产生尿意。继续刺激该点会产生性快感，有些人还会产生性高潮并伴有子宫内液体喷出。关于女性射液，目前国外统计大约 10％ 的女性有时有这种性高潮性喷射。值得指出的是，这种液体喷射现象并非出现在每个女性身上，即使曾有性液喷射现象的女性，也不是每次性高潮都伴随着这种喷射现象发生。对于性液的化学性质及其作用，目前也是不能定论的。

女性性高潮的特点：①"性红晕"在性高潮时最鲜明，分布最广，可以播散至腿部前面、侧面和臀部及整个背部。乳房在性高潮时没有特别变化，但随着性高潮平台的最后一次收缩，乳晕的肿胀开始很快消退，乳晕退缩而乳头仍勃起。②性高潮所累及的肌肉并不只限于骨盆和生殖器结构，在平台期已达到高水平的肌紧张，在性高潮时达到了顶峰。在性高潮中，女性的整个身体有时像"冻僵"一样地强直，四肢痉挛性抽搐，手指和足趾呈爪样痉挛。然而，性高潮开始片刻，许多女性出现不由自主的快速的骨盆抽动，伴有腹部、骨部、背部和大腿肌肉的有力收缩。先前的僵硬被似乎无法控制的抽搐所取代，有些女性在极度强烈的性高潮中会发出抽泣、呻吟、哭叫或呜咽，而这些声音在骨盆收缩结束后仍持续数秒钟。③在强烈的性高潮中，心率可达 180 次/min，收缩期和舒张期血压分别增高 10 kPa 和 5 kPa，呼吸增至 40 次/min。随着性高潮平台收缩频率和强度的下降，肌紧张度和痉挛性、心率、血压和呼吸也开始下降。这标志着性高潮的结束，而整个性高潮有些人可持续 15～30 s 之久。并不是所有的性高潮都如上所述那么强烈，性高潮强度在不同女性间及同一女性的不同时期变化很大。有些性高潮在平静压抑的气氛中进行，只限于骨盆结构的反应，以至外人难以察觉。④相对于绝大多数男性而言，女性在一次性活动中能发生多次性高潮的潜能简直无与伦比。从生理角度看，如果有效刺激持续存在，或者在她们恢复到平台期水平前重新给予刺激，许多女性都能紧接着一次性高潮后很快又发生性高潮。多次性高潮的最大潜能发生在手淫时。金赛等人在 1953 年观察到，有的女性持续刺激阴蒂或阴阜，在 1h 内引起的性高潮可达 10 次、20 次，甚至 100 次之多。女性多次性高潮的生理性潜能仅仅是一种潜能而已。许多女性从未认识到这一点，而那些确实有这种潜能的女性，有许多也从未在一次性活动中发生过多次性高潮。确实，1953 年金赛及其同事报告，只有 1.4% 的女性在性交中经常体验多次性高潮。因此，女性不能将没有获得多次性高潮视为自己性功能不全的依据，也不能被其性伴侣视为他们性技巧不佳的依据。⑤一般来讲，55 岁以上女性的性反应大致与年轻女性相同，但强度要低些。性高潮平台收缩强度低、次数少，肛门括约肌的收缩不易发生。绝经期的妇女因测量问题而没能报告有关子宫收缩的情况。然而，也有来自老年妇女的主观报告，认为有子宫收缩。年龄的增大并没有破坏完成性唤起整个周期的能力。老年妇女是否认识到自己的这种能力主要是社会心理问题而不是生理问题。

男性性高潮的特点：①成年男子性高潮的主要特征是射精。射精是一种反射活动，由位于腰椎的中枢来协调，该中枢恰在骶部的勃起中枢之上。射精过程一旦被通往生殖器的神经冲动触发，就不可能停止直到射精完成。射精，即前列腺、尿道阴茎段、尿道球和阴茎基部周围的肌肉发生有节律的收缩，将精液沿着尿道阴茎段挤出，并使之从尿道口连续喷射而出。这些肌肉收缩的间隔时间同女性性高潮平台的收缩相隔非常接近。开始的 3～4 次推进性收缩，间隔约为 0.8 s。在这以后，间隔延长，收缩减弱。开始时精液射出非常有力，可达阴茎头外数十厘米至数米。然而，更常见的是只有极少量精液射出阴茎头以外处，其余的则被温和地推出。一次射精的平均液体量为 2ml。如果距前一次射精时间很近，则精液量减少；如两次射精间隔时间长，则一次射出的精液量就多。由睾丸产生的精子在精液中只占极少数，而大部分都是由前列腺、精囊和尿道球腺分泌的液体。玛斯特斯和约翰逊 1966 年发现，紧接着射精后的一段短暂时间里，绝大多数男性对进一步的性刺激呈不应性（或无反应）。不应期的长短在不同男性中及同一男性的不同时期差异很大。一般来讲，年龄越大，不应期越长。20 岁左右的青年精力充沛，不应期很短，而 60 岁以上的男性继一次性高潮后数小时或几天内不能再射精。②性高潮时肛门外括约肌的不自主收缩伴随着射精时的推进性收缩，也同样地每次间隔 0.8 s，与射精时的收缩同步进行，但一般不超过 3～5 次，常常在阴茎部尿道收缩完成前结束。阴囊、睾丸和乳房在性高潮时没有明显变化。在有性红晕的男性中，25％的人在性高潮时性红晕分布最广。像女性一样，男性性高潮的全身反应包括肌肉的高度紧张和手、足、腿、背、腹和脸的肌肉痉挛性收缩。③与男性相比，女性的性高潮可因生殖器刺激的消除而突然停止。而男性，一旦溢出阶段已经启动，男性性高潮一般不可能停止，而大多数男性希望在射精时停止刺激阴茎。④手淫中大多数男性在性高潮发生时停止了快速的阴茎挤捏。性高潮中，大多数男性希望阴茎深深地插入阴道，并停留不动，而不是在溢出期和正式射精期重新开始快速的骨盆抽动。男性和女性的这种相反的倾向，对于那些希望在性交中同时达到性高潮的男女来说可能会成为绊脚石。⑤性高潮中，男性的心率增快到 180 次/min 左右；收缩压和舒张压分别增加 13 kPa 和 6 kPa，呼吸增加到 40 次/min，可能会发生过度呼吸。一般来讲，男性的性高潮时间较女性为短，6～7 次射精收缩后即告结束，心率、呼吸和血压以及肌紧张也很快下降。⑥老年男性特别是 60 岁以上者，性高潮反应强度大大不如年轻男性。可能由于次要生殖器官（输精管、前列腺、精囊）作用的消失，许多老年男性只体验到正式射精，而没有射精前的溢出阶段。老年男性射精量的强度下降，阴茎收缩次数也减少。老年男性常常不能很快达到性高潮，这样能够（或必须）在射精前较年轻男性体验更长和更强烈的刺激。此外，性高潮不应期也随着年龄的增加而延长。

（四）消退期

在性反应周期的 4 个阶段中，第四期也就是最后的消退期。在此期间，在兴奋期和平台期中形成的解剖和生理反应将完全消退，这种反应的消退将按原来形成时的相反顺序进行，即女性和男性都通过平台期，然后是兴奋期，退回到无刺激状态。消退期的主要特点：如果在平台期重新给予刺激，女性可能会再次产生性高潮，性紧张的完全消退要延到最后一次性高潮的消退。大多数男性不能进一步体验性高潮，直到至少消退到兴奋期的水平。一般来讲，如果达到平台期后在相当长时间里没有发生性高潮，则男女两性的消退期都将大大延长。

女性在消退期生理方面的表现：①阴蒂。性高潮后 5～10 s，退缩的阴蒂回复到正常位置。阴蒂体和阴蒂头的肿胀消退很慢，有时需要 5～10 min，对于那些阴蒂头因充血增大 2 倍者来说，这个过程更为缓慢。那些达到平台期性反应而没有获得性高潮释放的女性，在终止全部性刺激后，阴蒂的充血现象能维持数小时之久。②阴唇。紧接着性高潮后，小阴唇的皮肤颜色消退，但它们要恢复到正常的薄度和正常的在中线合拢的位置则很慢。同样，充血的大阴唇的肿胀也消退并恢复到正常位置。对于已数次经产的妇女，大阴唇充血消退需要的时间长达 2～3h。③乳房。乳晕的消肿很快，而乳头仍保持勃起一段时间，乳房本身因血管充血仍保持肿胀 5～10 min。性红晕以当初出现的相反顺序从乳房及身体其他部位消失。

女性消退期的特点：①肌紧张常常很快就消失（5 min 内），心率、呼吸和血压也很快恢复正常。有些女性有时在性高潮后局部或全身会出汗，这种出汗反应不是在性活动时的躯体剧烈活动后的结果，其机制尚不清楚。②女性在消退期多要求继续爱抚、温存，以便达到充分放松和身心的最大满足。如果缺乏事后的爱抚，女性的生殖器官充血消退较慢，性紧张释放也受到一定的影响，从而出现惆怅、不安和失落的心情。③性高潮后的消退期还包括一个所谓的"复苏期"，此期女性重新恢复对周围事物的感觉和意识。

男性在消退期的表现：①阴茎勃起消失紧接着性高潮后开始，但分为两个不同的阶段来完成。第一阶段：发生很快，数秒钟内阴茎从完全勃起退缩到只有50%的勃起状态（如果性唤起在平台期水平延续很长一段时间，则退缩的第一阶段也会延长）。第二阶段：阴茎完全恢复正常的松弛状态，这所需要的时间更长。如果继续给予刺激，则阴茎将保持半勃起状态达数分钟。非性刺激可加速勃起的消失。在老年男性，勃起消失只经历一个阶段，而且过程非常短暂。当有意识地延长特定的性反应周期的兴奋期或平台期时，阴茎消退的第一阶段通常也延长。有些男性学会抑制或延迟射精，直到女性满足为止。女性性欲的充分满足可以表现为几个完全的性高潮，因而需要男性维持较长时间的阴茎勃起状态。当射精后尚勃起的阴茎停留在女性阴道内，可以使消退期延长。②在有乳头勃起的男性中，60%将需要1h以上（老年男子需数小时）才能使乳头完全退缩。性红晕很快消退，首先是肩部和四肢，继而是腹部和胸部，最后是前额、脸和颈部。肌紧张在5 min内消退。接近1/3的男性有出汗反应，心率、呼吸和血压很快恢复正常。

五、性心理的反应周期

影响性心理反应周期的因素：①慢性疾病和消耗性疾病。如癌症、慢性肾功能衰竭、心脏病、退化性疾病或累及身体主要系统的感染，常常会影响性欲和性反应性。癌症患者性功能障碍在癌症治疗或康复过程中均可表现出来，而且症状较重，累及性反应多个周期，且常被癌症本身及其治疗的副作用所恶化。疗效不理想，通过分析乳腺癌、结直肠癌、膀胱癌、男女性生殖器癌及何杰金氏病患者性功能障碍的发生情况，提出合理医疗方案的制定，手术操作技术的不断提高和及时有效的心理治疗是在不影响治疗效果的前提下最大限度地保留性功能的重要措施。②各种肝脏疾病和内分泌紊乱。如糖尿病、甲状腺功能低下、垂体功能减退会影响男女两性的性功能。③累及生殖器的疾病。女性常见感染性疾病包括外阴及阴道炎症、宫颈炎、盆腔炎性疾病以及性传播疾病等，可通过影响性反应周期的各个阶段导致性生活困难，甚至引发性功能障碍。由感染性疾病引起的FSD的治疗，除了常规针对性抗感染治疗外，不能忽略患者的性生活方面的心理疏导。如局部炎症或感染、粘连和皮肤病，常常伴有疼痛，由此而抑制了性反应。许多损伤生殖器或其神经末梢的外科手术（如前列腺切除术、脊柱手术、产科损伤），有时也会引起性欲或性反应的丧失。④神经系统（包括中枢和外周结构）的疾病或损伤会损害性功能。⑤精神障碍。如患抑郁障碍后，患者性反应周期的各环节（除男性射精不适）均表现出功能明显下降，包括性渴望障碍（性欲低下、性厌恶），女性性唤醒障碍和男性的勃起功能障碍，高潮抑制、性交不适（女性）以及性关系满足感下降。抑郁障碍患者的性功能问题常见，多数医生对这一问题的认识和处理远远不足，可能会影响医生对患者的治疗选择以及患者对治疗的依从性。

六、性反应的生物学过程和心理社会过程

生物学过程在性唤起和性高潮中起着基本作用，但是性唤起和性高潮不是纯粹的生理

过程，它们既受许多心理社会过程的影响，也会带来许多心理社会的结果。

七、性高潮类型

（一）女性性体验

"阴蒂性"和"阴道性"性高潮：最早是由弗洛伊德在 1933 年提出。性高潮只有在性兴奋和性紧张达到和超过一定水平（高潮阈值）时才会发生。女性这一阈值的变化范围很大，它组成了一个由低到高的连续谱。当女性性高潮阈值很低时，她们可经自行性幻想或单纯视、听刺激就可以达到高潮；当阈值太高时，无论接受何种刺激都无法获得性高潮。历史上弗洛伊德曾认为女性有两种性高潮，即未成年时的阴蒂高潮和成年后的阴道高潮。马斯特斯和约翰逊则认为女性只有阴蒂高潮一种，即使女性不经直接的阴蒂刺激而仅靠阴道性交达到高潮，也是因为阴茎抽动牵拉小阴唇后又间接刺激了阴蒂的结果。然而辛格等（1978）认为女性性高潮可根据激发点、涉及的神经与肌肉、性感中心等划分为会阴高潮、混合性高潮和子宫高潮三种。会阴高潮即以往所称阴蒂高潮，激发点是阴蒂、涉及阴部神经和耻骨尾骨肌，性感中心为阴道高潮平台，对高潮数量的要求为 1 个至多个；而子宫高潮即以往所称阴道高潮，其激发点为 G 点，涉及子宫和盆腔肌肉、盆神经和腹下神经（均为自主神经而非躯体神经），仅要求 1 次高潮，系终止性的，性感中心深，为子宫和盆腔器官；混合高潮介乎二者之间，为刺激阴蒂与 G 点所致。这三种性高潮的强度呈连续变化谱，会阴高潮最弱，子宫高潮最强，混合性高潮居中，三者并不能截然分开。20 世纪 80 年代之后，有人又进一步证明会阴与子宫高潮的不同。如子宫在会阴高潮中将随着阴道内 2/3 的膨胀而向腹腔方向上升，但在子宫高潮中子宫将随阴道前壁向外膨出而向外下方移动，这是截然不同的性反应现象。可见女性性高潮确实不止一种。基本假设是：少女的性兴奋集中点是阴蒂。但随着性心理的成熟（即进入青春期），这种感觉集中点转移至阴道。性未成熟的女性，性快感、性兴奋和性高潮来自阴蒂的触摸，而性心理"成熟的""已经调整好的"和"健康的"女性，即使不是全部，也是大部分对阴道的插入性刺激产生反应。根据这一观点，单独从阴道刺激中体验到性兴奋和性高潮的能力，是性成熟的、健康的、女性化妇女的一个显著特征。这种观点已经遭到了多方面的抨击，但重要的是要认识到，目前有关女性生殖器和性反应的解剖和生理学认识都表明，弗洛伊德的阴蒂-阴道生物学转移是不可能的。阴蒂密布着感觉神经末梢，对触觉高度敏感，而阴道的深部几乎没有感觉神经。因此，对绝大多数女性来讲都相对的不敏感。不可能有女性能够生理性地使阴蒂的神经纤维移至阴道。金赛、玛斯特斯和约翰逊都已指出，在性高潮中，总是包含着直接的或间接的阴蒂刺激。直接刺激是用手机械地对阴蒂体和阴蒂头进行触摸。非直接刺激由性交时阴阜、阴唇、阴蒂和包皮的移动所致。玛斯特斯和约翰逊指出，在任何女性体验由有效的性刺激产生的性高潮时，阴蒂和阴道始终都参与生理反应。这样，阴蒂性高潮和阴道性高潮并不是分离的生物学过程。费希 1973 年做了最广泛的研究。他调查了大约 300 名纽约的女性。当问及阴蒂和阴道刺激对于性高潮的发生哪种作用更大时，64％的女性认为阴蒂刺激较阴道插入更重要。90％以上的女性指出，她们在希望达到性高潮时，要求至少有一定的阴蒂刺激。当假设只能选择阴蒂刺激或阴道刺激时，64％的女性选择了阴蒂刺激。费希认为，阴蒂定向和阴道定向的女性的差别是社会心理的差别。

他详细分析了每种类型女性的人格和社会特征并深入调查了每次参与研究的女性，对她们做了人格、认知、社会和感觉的广泛的联合测试，并在该项研究的整个过程中对参与者进行了仔细的观察。与心理分析结果相反的是，阴道定向的女性在人格、认知、社会等特征上并不比阴蒂定向的女性表现更好，与阴蒂定向的女性相比，阴道定向的女性更忧虑、更缄默、容易产生"人格分离"，在体验性高潮时更节制，较少"欣喜若狂"。

（二）男性性体验

与有很多女性体验不到性高潮的情况相比，几乎所有的男性都有性高潮，各种差异主要发生在强度方面，而不是质的方面。对于身体健康、人格完整的成年男性，射精是性高潮体验的中心环节。根据 400 多名男性的资料，玛斯特斯和约翰逊对射精的主观体验做了综合的描述。除了 60 岁以上的男性以外，性高潮的主观体验过程可以分为两个与溢出期和射精期相对应的不同阶段：在溢出阶段，阴茎强烈感觉到即将不可避免地要发生射精，这种感觉相当模糊地体验为内生殖器的肿胀感。这些感觉发生在正式射精前 2～3 s，并揭示男性再也不能延缓或中止射精了。此时，实际上所有的躯体运动都已停止，在他等待射精及第二阶段的感觉时，男性觉得时间似乎凝固了。与射精相伴的第二阶段的感觉有两个过程。首先是意识到尿道和阴茎的肌肉收缩，由此将精液沿着尿道压出。开始感觉到 2～3 次收缩是爆发性的，以后的较弱的收缩则仅感到一种温和的重复的跳动感，远远不及前面强有力收缩时的快感。一般来讲，精液量越多，快感越强。经过较长时间禁欲后，一次射出的精液量较相隔很近的射精量多。因此，一般第一次射精体验到的性快感较仅相隔数分钟后的第二次或第三次性高潮强。这与女性的多次性高潮相反，据报告，女性第二次或第三次性高潮常常较第一次强烈。绝大多数男性在性高潮后感到松弛、满足和平和。此外，男性还经历一个不应期，在此期间暂时对进一步的刺激无反应，甚至觉得这种刺激令人不愉快或感到疼痛。

（三）两性间的差异

以前都认为男性本能地较女性更容易发生有关的性反应。在某种程度上，这一观点已被最近的研究以及玛斯特斯和约翰逊的研究所推翻。他们发现女性和男性对各种色情作品的反应基本相同，女性对有效的躯体性刺激的反应能力与男子相同甚至更强。在金赛所研究的女性中，40 岁时有 91% 已体验过性高潮。调查者指出，其余 9% 的女性从来没有体验过性高潮。而男性在 14 岁时已有 92% 体验过射精，到 18 岁时，几乎所有的男性都有过射精。男性和女性在一生中出现性高潮的次数不同。例如，已体验过性高潮的男性，在 20 岁左右达到并保持每月平均可有 9～10 次性高潮的高峰期。女性在 26～40 岁达到高峰期，每月有 4～5 次性高潮。老年期，男性的性高潮次数仍然超过女性，61～65 岁的男性平均每月 2 次，女性 1 次。普遍认为女性性反应比男性慢。但调查发现，对于有效的躯体性刺激，普通男性和普通女性达到性高潮的速度并无差异。这一结论的关键词是"有效"。例如，手淫时，普通男性需 2～4 min 达到性高潮，而普通女性也是 4 min。然而，性交时确实是大部分女性达到性高潮的速度比大多数男性要慢。这大部分原因是性交的技巧问题。

在性交时，阴蒂并不像阴茎那样得到"有效"的刺激。因此，女性的反应就会比男性慢。这种存在于女性和男性间差异的根源，或许可以从两性所接受的不同社会心理影响中找到。一般认为，两性间标准性行为的差异是由文化的期望和要求产生的，因为后者将不同的行为标准强加于男性和女性。很明显，几个世纪之前，在西方文化中通行的性行为标准使得女性的性行为非但不受到鼓励，反而是受束缚和抑制的，而男性的性行为则得到宽容，甚至得到积极的鼓励。有些男性直到 24 岁才第一次体验到性高潮（比女性的平均年龄迟 4 年），而有些女性直到 50 岁才有第一次性高潮。关于性高潮次数，有记载曾有男性 30 年才有 1 次射精，而有些男子在 30 年中每周射精达 30 多次，这要相差 46 800 倍。另外，在女性已报告性高潮的次数少者每周不到 1 次，多者每周达 29 次。什么因素可以解释人与人之间这么显著的差异呢？40 多年前金赛就发现，在女性，只有 3 个个人或社会特征与初次性高潮的年龄有关：第一，早婚的女性体验到性高潮要比晚婚者早；第二，1920 年以后出生的女性与 1900 年以前性禁锢年代出生者相比，初次性高潮的年龄小得多；第三，较少宗教虔诚性的女性比高度虔诚者初次性高潮更早。

与男性的性高潮频度有关的特征：年龄被认为是唯一决定男性达到性高潮频率的最重要的决定因素。如前所述，男性性高潮频率在 20 岁左右最高，以后随着年龄增大而逐渐下降。宗教信仰虔诚的男性与较少信仰或无宗教信仰的男性相比，性高潮频率要低。

总而言之，在性反应周期持续时间的长短与强度方面存在着很大的个体差异。而性反应的强烈程度往往与性刺激的有效性、个体对性刺激的敏感程度及其性反应能力密切相关。在性反应周期中，各种有利于产生正性诱导的性技巧和感情交流方法都可以促使性反应更为强烈、协调与美满。而如果长期受到负性干扰（如争吵、紧张、噪音、粗暴动作、疾病、药物等），就可能使性反应遭受损害，从而产生阳痿、早泄和不射精等性功能障碍。

第二节　性与人类生殖功能

人类的性包含了生物性进化的全部历程，成人的性无疑又包含了儿童性发育的全过程，进化发育过程中的性器官、性欲望、性功能、性取向、性行为等与性相关的方方面面，均包含整合在成人的性概念中，构建了人类性多元化的新概念，从而为人类性科学的研究拓展思路，为科学性教育、性医学、性健康咨询的实践提供理论依据。

性生活是指为了满足自己性需要的固定或不固定的性接触和性交，但是不限于性交。男性的性生活包括性欲的产生、性兴奋、阴茎勃起、性交、射精、性高潮出现、阴茎疲软、性欲消退等过程。女性的性生活包括性欲的产生、性兴奋、前庭大腺及阴道润滑液的增加、性高潮的出现、性欲消退等过程。性生活不仅涉及生殖系统，而且还和体内的其他系统相互关联、相互作用、相互协调。性生活主要受神经系统和内分泌系统的控制，需要说明的是男性性行为是主动行为，依赖神经的调节程度较女性更大。

一、性生活的益处

（一）保护男性心脏

一项研究显示，男性每周过 3 次性生活，可以将心脏病的发病风险降低一半。这项研究还表明，有规律的性爱能减少一半的男性中风。

（二）减肥

30 min 的性爱就可以燃烧 200 卡路里，能让人轻轻松松地减去多余脂肪，保持苗条、诱人的好身材。

（三）有助睡眠

爱抚和性爱都能释放促进睡眠的内啡肽，让夫妻们在一番嬉戏后，迅速进入甜美的梦乡。

（四）防漏尿

性爱能增强骨盆肌肉的强度，然后更好地控制排尿，还能有效预防尿失禁。

（五）缓解疼痛

性爱应该是没有痛苦、全是收获的事。在酣畅淋漓的高潮之后，脑垂体会分泌内啡肽，有助于减轻身体疼痛，关节疼痛与月经疼痛也都能缓解。

（六）月经规律

女性如果一周至少过一次性生活，月经周期会更加规律。

（七）放松

性爱可以有效抑制焦躁情绪，因为情侣之间缓慢、轻柔的爱抚，可以让人平静下来，忘却忧愁。

（八）缓解压力

遇到烦心事，与其大叫大喊，还不如通过性爱来释放。很多心理学家都将美满的性视为摆脱压力的最好方法之一。

（九）用则进，不用则退

性能力也是一种技术，性爱次数越多，就能激发更多的性爱激素，增强性欲，也锻炼了性能力。

（十）发泄

柔软舒适的床是释放暴力、控制不良情绪与行为的好地点。性生活美满的夫妻，很少会出现极度压抑的暴力情绪。

（十一）增强信心

如果一个人在床上的表现良好，不仅可以令伴侣更加快乐，自己也会感觉充满自信和力量。

（十二）防癌症

男性射精越多，其患前列腺癌的概率就越小。

（十三）感受幸福

一项国际研究显示，与金钱相比，性爱可以让人感觉更加幸福。

（十四）延缓衰老

积极的性生活可以延缓衰老过程，让人永葆年轻。

（十五）保健牙齿

精液中包含锌、钙和其他能保护牙齿的物质，让牙齿更亮白、坚固。

二、生殖系统

（一）内生殖器

内生殖器由生殖腺（睾丸）、输精管道（附睾、输精管、射精管和尿道）和附属腺（精囊腺、前列腺、尿道球腺）组成。

1. 睾丸　睾丸位于阴囊内，左右各一。扁椭圆体，分上下端，内外面，前后缘。表面包被致密结缔组织，叫白膜。在睾丸后缘，白膜增厚并突入睾丸实质内形成放射状的小隔，把睾丸实质分隔成许多锥体形的睾丸小叶，每个小叶内含 2～3 条曲细精管。曲细精管之间的结缔组织内有间质细胞，可分泌男性激素。曲细精管在睾丸小叶的尖端处汇合成精直小管再互相交织成网，最后在睾丸后缘发出十多条输出小管进入附睾。睾丸具有产生精子和分泌雄性激素的双重功能。男性进入青春期后，睾丸发育成熟，曲精小管的管壁扩大，管壁是由生精上皮构成，生精上皮上面的生精细胞和支持细胞不断生长，在腺垂体分泌的精子生成素的作用下及间质细胞所产生的雄激素的影响，精原细胞开始发育，增殖形成精子细胞，再变形为精子，脱落入曲精小管腔内。生精周期为两个半月左右。生成的精子脱落在管腔中，然后经曲精小管、直精小管、输出小管进入附睾中贮存，射精时，精子随精浆一同排出。如果没有射精，精子贮存到一定时间后，就会被分解，然后被组织吸收。

生精作用受环境影响，温度过高会影响精子的生成，阴囊温度要低于腹腔温度 1～8℃。如果睾丸没有降到阴囊内，称为隐睾症。睾丸还可分泌雄激素，在性成熟时，睾丸的间质细胞主要分泌以睾酮为主的雄激素，4～9 mg/d，自青春期开始分泌增多，老年时减少，但可维持终生。雄激素的主要生理作用：刺激男性附性器官的发育，并维持成熟状态；作用于曲精小管，有助于精子的生成与成熟；刺激附征出现，并保持正常状态；维持正常性功能；刺激红细胞的生成及长骨的生长；参与机体代谢活动，促进蛋白质合成（特别是肌肉、骨骼、生殖器官等部位）。

2. 附睾　附睾紧贴睾丸的上端和后缘，可分为头、体、尾三部。头部由输出小管组成，输出小管的末端连接一条附睾管。附睾管长 4～5 m，构成体部和尾部。其功能为：①为精子生长成熟提供营养。附睾管壁上皮分泌物——某些激素、酶、特异物质——为精子生长提供营养。②贮存精子。精子在此贮存、发育成熟并具有活力。

3. 输精管　输精管长约 40 cm，呈紧硬圆索状。输精管行程较长，从阴囊到外部皮下，再通过腹股沟管入腹腔和盆腔，在膀胱底的后面精囊腺的内侧，膨大形成输精管壶腹，其末端变细，与精囊腺的排泄管合成射精管。

4. 射精管　射精管长约 2 cm，穿通前列腺实质，开口于尿道前列腺部。

5. 精索　精索是一对扁圆形索条，由睾丸上端延至腹股沟管内口。它由输精管、睾丸动脉、蔓状静脉丛、神经丛、淋巴管等外包 3 层筋膜构成。

6. 精囊腺　扁椭圆形囊状器官，位于膀胱底之后，输精管壶腹的外侧，其排泄管与输精管末端合成射精管。

7. 前列腺　呈栗子形，位于膀胱底和尿生殖膈之间，分底、体、尖。体后面有一纵生浅沟为前列腺沟，内部有尿道穿过。其功能为分泌一种含较多草酸盐和酸性磷酸酶的乳状碱性液体，称为前列腺液。其作用是可以中和射精后精子遇到的酸性液体，从而保证精子的活动和受精能力。前列腺液是精浆的重要组成成分，约占精浆的 20％。前列腺还可以分泌激素，称之为前列腺素，具有运送精子、卵子和影响子宫运动等功能。

8. 尿道球腺　埋藏在尿生殖膈内，豌豆形，开口于尿道海绵体部的起始部。其功能为分泌蛋清样碱性液体，排入尿道球部，参与精液组成。

（二）男性外生殖器

1. 阴囊　阴囊是由皮肤构成的囊。皮下组织内含有大量平滑肌纤维，叫肉膜，肉膜在正中线上形成阴囊中隔将两侧睾丸和附睾隔开。其皮肤为平滑肌和结缔组织构成的肉膜，收缩舒张调节囊内温度。阴囊内温度低于体温，对精子发育和生存有重要意义。精细胞对温度比较敏感，所以当体温升高时，阴囊舒张，便于降低阴囊内的温度；当体温降低时，阴囊收缩，以保存阴囊内的温度。如果男孩出生后，睾丸一直不能从腹腔下降至阴囊内，称为隐睾症，如不进行手术治疗，会影响成年后的生育功能。

2. 阴茎　阴茎可分为阴茎头、阴茎体和阴茎根三部分，头体部间有环形冠状沟。阴茎头为阴茎前端的膨大部分，尖端生有尿道外口，头后稍细的部分叫阴茎颈。

阴茎由两个阴茎海绵体和一个尿道海绵体，外面包以筋膜和皮肤而构成。尿道海绵体内有尿道贯穿其全长，前端膨大即阴茎头，后端膨大形成尿道球。每条海绵体的外面包被着一层纤维膜，海绵体的内部有结缔组织、平滑肌构成的小梁，小梁间空隙腔称为海绵体腔，海绵体腔与血管相通，若腔内充血海绵体膨大，则阴茎勃起。海绵体根部附着肌肉，协助排尿、阴茎勃起及射精。阴茎皮肤薄而易于伸展，适于阴茎勃起。阴茎体部至颈部皮肤游离向前形成包绕阴茎头部的环形皱襞，称为阴茎包皮。男性尿道既是排尿路道，又是排精管道，起于尿道内口，止于阴茎头尖端的尿道外口，成人长约 18 cm，全程可分为三部：前列腺部（穿过前列腺的部分）、膜部（穿过尿生殖膈的部分，长约 1.2 cm）和海绵体部（穿过尿道海绵体的部分），临床上将前列腺部和膜部统称为后尿道，海绵体部称为前尿道。男性尿道全程有三处狭窄和二个弯曲。三个狭窄是尿道内口、膜部和尿道外口。二个弯曲分别位于耻骨联合下方和耻骨联合前下方。

三、生殖器功能

1. 睾丸 主要功能是产生精子和分泌男性激素（睾酮）。前者与卵子结合而受精，是繁殖后代的重要物质基础，后者则是维持男性第二性征（副性征）的重要物质。睾丸在胚胎早期位于腹腔内，准确来说是位于腹股沟管内环处，以后逐渐下降，到第 7 个月时，睾丸快速通过腹股沟管而降至阴囊中，睾丸以上部位则闭锁。睾丸在下降至阴囊的过程中，可以出现各种异常情况，如鞘膜突不闭锁或闭锁不完全，则发生鞘膜积水、精索囊肿、疝等；如睾丸下降不完全而停止在腹腔中或腹股沟管中，称为"睾丸下降不全"，或称"隐睾"；如睾丸在下降时未至阴囊而偏移到会阴、阴茎根部、股部等处，称为"睾丸异位"。睾丸的位置不正常，则影响精子的生成和发育的质和量，不利于生育。

2. 附睾 主要功能是促进精子发育和成熟，以及贮藏和运输精子。精子从睾丸曲细精管产生，但缺乏活动能力，不具备生育能力，还需要继续发育以至成熟，此阶段主要在附睾内进行。附睾分泌一种直接哺育精子成熟的液体，称为附睾液，其液体中钾浓度高、甘油磷酸胆盐浓度及糖苷酶浓度高、酸碱度低、渗透压高、氧少、二氧化碳高。一般来说，附睾贮存约 70% 的精子（2% 贮存在输精管中），可贮存 5～25d，平均 12d，要比在男性生殖器的其他部位的时间都长。附睾中的精子在性交时，通过附睾管、输精管、射精管及尿道排出体外。精子在附睾管若长期不排出，则部分被分解吸收，部分逐渐进入尿道随尿液排出，所以在成年男子的尿液检查时，偶或可以发现精子。当附睾发生炎症或其他疾病时，可影响精子成熟的程度而不利于生育。

3. 输精管 具有很强的蠕动能力，因管壁肌肉很厚，主要功能是运输和排泄精子。在射精时，交感神经末梢释放大量类肾上腺素物质，使输精管发生互相协调而有力的收缩，将精子迅速输往精液排泄管、射精管和尿道中。当输精管发生炎症或堵塞时，精子就不能排出而造成男性不育症，同理，当男性节育时，亦可行输精管结扎术。

4. 精囊 主要功能是分泌一种黏液，既不产生精子，也不贮藏精子。精囊分泌物含黏液、磷酸胆盐、球蛋白、柠檬酸和苷糖等碱性胶状液，其中主要是枸橼酸（125 mg/100 ml）和苷糖（315 mg/100 ml），它们是精液的主要组成部分（占 50%～80%），射精时在前列腺液之后排出，苷糖在射精后提供精子活动的主要能源；精囊分泌物含凝固酶，主要作用是当精液射入女性阴道之后，可促使精液在阴道内保持短暂凝固，防止从阴道中流出，增加受孕机会。当精囊发生炎症或身体健康不佳时，则影响精囊分泌功能，苷糖含量减少，减弱精子活动力，甚至导致精子死亡，而造成男性不育症。

5. 精索 主要功能是将睾丸和附睾悬吊于阴囊之内，保护睾丸和附睾不受损伤，同时随着温度变化而收缩或松弛，使睾丸适应外在环境，保持精子产生的最佳条件而使睾丸不随意活动。当外伤或感染而引起精索病变时，可以破坏睾丸和附睾血液供应的特殊性，而影响睾丸和附睾的功能；当精索的淋巴管发生堵塞时，也可造成睾丸和附睾功能减退；当精索静脉曲张时，精索静脉内血液淤滞，则影响睾丸局部血液循环，致使睾丸内血氧减少，酸碱度改变，造成畸形精子增多、精子数量下降、精子活动度减退等，因此，精索是睾丸的"生命线"。

6. 射精管　主要功能是射精，射精管壁肌肉较丰富，具有强有力的收缩力，帮助精液射出。同时射精管位于尿道峭位笆上的开口，既小又狭窄，以保证射精时的应有压力。另一方面精液通过狭小开口，似乎有一种"挤出"感，通过神经反射，引发出射精的欣快感，从而达到性高潮期。

7. 前列腺　主要功能是分泌前列腺液，也是精液的组成成分之一（占精液13％～32％），扩增了的精液有利于精子的射出，前列腺液在精囊液之后射出。前列腺液为乳白色黏性液体，呈碱性，比血液含有更多的钠、钾、钙离子，以及大量的锌、镁等阳离子，另外还含有氯、碳酸氢盐、磷酸盐、枸橼酸盐、氨基酸等阴离子，提供精子活动的能源；前列腺液还含有酸性磷性酶，以保持男性第二性征的发育与成熟；前列腺液还含有大量的蛋白质分解酶，如纤溶酶和透明质酸酶，使精液液化，促进精子在精液中自由活动，并能溶解子宫颈管口内的黏液栓和卵子的透明带，促进精子和卵子的结合而受精；前列腺偏碱性，能中和女性阴道中的酸性分泌物，有利于精子在阴道内生存；前列腺液中的液化因子与精囊液中的凝固因子的作用完全相反，先凝固后液化，有助于生育性能的完善。当前列腺发生炎症或其他疾病时，则影响前列腺液的分泌与排泄，不利于受精。

8. 尿道球腺　主要功能是分泌少量的呈透明略带灰白色的一种黏蛋白黏液，也是精液的组成部分。尿道球腺广泛分布在整个尿道，当阴茎勃起时，尿道球腺受挤压，分泌少量透明黏液，满布尿道黏膜表面，起润滑作用，有利于精液的排出。

9. 尿道　主要功能是排泄尿液和精液，是尿液和精液的共同通道。在尿道球部旁有一对尿道球腺，分泌少量液体，也是精液的组成部分，同时，在阴茎勃起进行性交时先流出尿道口，润滑阴茎头部，有利于阴茎插入阴道。

10. 阴囊　主要功能是调节温度，保持睾丸处于恒温环境（35℃左右）。阴囊皮肤薄而柔软，含有丰富的汗腺和皮脂腺，在寒冷时，阴囊收缩使睾丸上提接近腹部，借助身体热量而提高温度，在炎热时，阴囊松弛使睾丸下降，拉长与腹部的距离，同时分泌汗液以利于阴囊内热量散失，使睾丸温度下降。睾丸产生精子和精子成熟的过程，需要在35℃左右的环境中进行，人体体温为37.2℃左右，阴囊收缩时保温，松弛时降温，因此可以说，阴囊是睾丸的"恒温箱"。当阴囊出现疾病时，恒温环境受到破坏，则不利于精子的生成和发育，影响精子的质量。

11. 阴茎　主要功能是排尿、排精液和进行性交，是性行为的主要器官，阴茎皮肤极薄，皮肤下无脂肪，具有活动性和伸展性。阴茎海绵体的血窦可以附入血液，在无性冲动时，阴茎绵软，在性刺激时阴茎海绵体的血窦内血液增多，阴茎则膨大、增粗变硬而勃起，当流入的血液和回流的血液相等时，则阴茎持续勃起。阴茎头部神经末梢丰富，性感极强，在性交达到高潮时，由于射精中枢的高度兴奋而射精。在性刺激下阴茎不能勃起或勃起硬度不够，则无法进行性交活动，称为"阳痿"。阴茎勃起异常或阴茎畸形可引起性交困难。

四、男性性功能及其影响因素

男性的正常性功能包括性的兴奋、阴茎勃起、射精和性欲高峰，女性包括性的兴奋、性的持续期和性欲高潮等。人类的性功能需要依靠神经系统、精神（心理）、内分泌系统、血管系统、泌尿系统等功能完好和协调，才能够圆满完成和维持，另外，也可能受到某些疾病（如糖尿病、甲亢、前列腺炎等）、药物或手术等影响，其中尤以内分泌的调控对性功能的影响最为明显。

人类性功能与其他生理系统一样，包括性腺功能、生殖能力、性欲与性能力等在内，也具有一个正常的衰退过程。从性腺功能的增龄性变化及性欲和性能力与年龄的关系两方面看，人类性功能具有增龄性变化，主要表现为：生精功能自30岁起便开始减退，到40岁以后就更为明显；伴随性腺功能由盛渐衰的转变过程，睾酮逐渐减少，黄体酮和雌二醇逐渐增多，LH和FSH亦逐渐增多，且期间可表现出一系列症状。

近几十年来人类的生殖功能不断退化，男性精子数量和质量有明显下降趋势。研究发现，世界成年男性的精子密度在过去50年里下降了近一半，平均每年下降约1%。研究表明，造成其急剧下降的因素与环境污染加剧有很大关系。近来，环境的干扰、生活饮食方式及环境温度改变等使得男性生育力出现明显下降。

精子生成障碍是男性不育的常见病因，也是我国成年男性生殖健康的主要威胁。男性不育的发生是一个多因素、多阶段的过程，是环境危险因素（外因）和个体遗传因素（内因）共同作用的结果，符合多基因病的遗传模式，构成了环境-基因交互作用致男性不育的复杂调控网络。

人类自然的生殖功能是以正常的性活动开始的，其后还包括受精、着床、胚胎发育，正常的生殖功能构建在完整且成熟的生殖器官和垂体-性腺轴的基础上。

五、女性生殖器

女性生殖器包括外生殖器和内生殖器，外生殖器是指生殖器官的外露部分，位于两股内侧之间，内生殖器位于腹腔内部。

（一）女性外生殖器

包括阴阜、大阴唇、小阴唇、阴蒂、前庭、前庭大腺、前庭球、尿道口、阴道口和处女膜。

1. 阴阜　即耻骨联合前面隆起的部位，生长阴毛。

2. 大阴唇　为邻近两股内侧的一对隆起的皮肤皱襞。起自阴阜，止于会阴。大阴唇外侧面与皮肤相同，皮质内有皮脂腺和汗腺，青春期长出阴毛；其内侧面皮肤湿润似黏膜。

3. 小阴唇　为位于大阴唇内侧的一对薄皱襞。无毛，富含神经末梢，对刺激敏感。

4. 阴蒂　位于两小阴唇顶端的联合处，受刺激时能勃起，与男性阴茎海绵体相似，阴蒂头富含神经末梢，极敏感。

5. 前庭　为两小阴唇之间的裂隙。其前为阴蒂，后为阴唇系带。在此区域内，前方有尿道外口，后方有阴道口，在此裂隙内尚包括前庭球、前庭大腺、尿道口、阴道口。前庭大腺位于大阴唇后部，如黄豆大，左右各一，性兴奋时分泌黄白色黏液起润滑作用。尿道口位于阴道口前，其后壁上有一对并列腺体称尿道旁腺或斯基思腺，其分泌物有润滑尿道口作用。阴道口位于尿道口后方、前庭的后部，为阴道的开口，阴道口周缘有一层较薄黏膜，称处女膜，上附有神经，处女膜的中央有一孔，孔的形状、大小及膜的厚薄因人而异，处女膜多在初次性交时破裂，破裂时常有疼痛感。

（二）女性内生殖器

包括阴道、子宫、输卵管及卵巢。

1. 阴道　为上宽下窄的管道，是性交器官、月经血排出及胎儿娩出的通道，位于真骨盆下部中央。前有膀胱和尿道，后有直肠，上端包围宫颈，下端开口于阴道前庭后部，即阴道口。阴道环绕宫颈周围的部分称阴道穹隆，阴道穹隆分为前、后、左、右四部分，其中后穹隆为盆腔最低部位，性交后精液常积于此处。阴道壁由黏膜、肌层和纤维组织膜构成，有很多横纹皱襞，故有较大伸展性。阴道黏膜呈淡红色，由复层鳞状上皮细胞覆盖，无腺体。阴道受性激素影响有周期性变化。幼女及绝经后妇女的阴道黏膜上皮甚薄，皱襞少，伸展性小，容易创伤而感染，产生幼女性和老年性阴道炎。

2. 子宫　子宫是孕育胎儿、产生月经的生殖器官。成年人子宫呈前后略扁的倒置梨形，子宫上部较宽称宫体，其上端隆突部分称宫底，宫底两侧为宫角，与左右两侧输卵管相通。腔内覆盖黏膜称子宫内膜，青春期后受性激素影响发生周期性改变，包括增殖期、分泌期和月经期，性交后，精子经过阴道、宫颈、子宫到达输卵管壶腹部，与卵子结合，受精卵回到子宫着床，子宫成为胎儿发育、成长的部位，分娩时子宫收缩使胎儿及其附属物娩出。子宫下部较窄，呈圆柱状，称宫颈，未产妇的宫颈外口呈光滑圆形，已产妇的宫颈外口受分娩影响形成大小不等的横裂。宫体壁由 3 层组织构成，子宫各部外层为浆膜层，中间层为肌层，内层为子宫内膜，从青春期开始受卵巢激素影响，其表面仍能发生周期性变化称功能层，余下 1/3 靠近子宫肌层的内膜无周期性变化称基底层。肌层中含血管，子宫收缩时血管被压缩，能有效制止产后子宫出血。子宫浆膜层为覆盖宫体底部及前后面的腹膜，在子宫后面，腹膜沿子宫壁向下，至宫颈后方及阴道后穹隆再折向直肠，形成直肠子宫陷凹，亦称陶氏腔，陶氏腔为盆腔最低位置，为盆腔积液常见位置。宫颈主要由结缔组织构成，宫颈管黏膜上皮细胞呈单层高柱状，黏膜层有许多腺体能分泌碱性黏液，形成宫颈管内的黏液栓，将宫颈管与外界隔开以保护宫腔。在宫颈外口柱状上皮与鳞状上皮交界处是宫颈癌的好发部位。宫颈黏膜受性激素影响也有周期性变化。子宫位于盆腔中央，膀胱与直肠之间，下端接阴道，两侧有输卵管和卵巢。子宫的正常位置呈轻度前倾前屈位，主要靠子宫韧带及骨盆底肌和筋膜的支托作用，子宫韧带共有 4 对，包括圆韧带、阔韧带、主韧带、宫骶韧带，若以上韧带、骨盆底肌和筋膜薄弱或受损，可导致子宫位置异常，形成不同程度的子宫脱垂。

3. 输卵管　为一对细长而弯曲的管道，内端与子宫角相连通，外端游离呈伞状，与卵巢接近。根据输卵管的形态，由内向外可分为 4 部分。①间质部：为联通子宫角的部分，狭窄而短；②峡部：在间质部旁边，管腔较窄；③壶腹部：在峡部旁边，管腔较宽大，常为精子和卵细胞相遇的位置；④伞部：为输卵管的末端，开口于腹腔，游离端呈漏斗状，有许多须状组织。伞的长度不一，卵巢排卵至腹腔后，由伞部拾进输卵管。输卵管为卵子与精子相遇的场所，受精卵如果未及时定植于子宫，在输卵管发育，则发展为宫外孕。

输卵管壁由 3 层构成：外层为浆膜层；中层为平滑肌层，常有节奏地收缩，能引起输卵管由远端向近端的蠕动；内层为黏膜层，上有纤毛细胞，纤毛细胞的纤毛摆动有助于运送卵子。输卵管肌肉的收缩和黏膜上皮细胞的形态、分泌及纤毛摆动均受性激素影响，有周期性变化。

4. 卵巢　是女性生殖内分泌腺，能产生卵子并排卵，合成并分泌多种激素。外观呈扁椭圆形，左右各一。青春期前，卵巢表面光滑；青春期开始排卵后，表面逐渐凹凸不平；绝经后卵巢萎缩变小、变硬。卵巢位于输卵管的后下方，靠近输卵管伞部。

六、女性生殖功能

（一）生殖细胞的变化

女性在出生前，卵巢中有卵原细胞，它是在卵泡中生长发育的。妊娠 3 个月时，胎儿卵巢中很多卵原细胞进入减数分裂，成为初级卵母细胞，出生后所有女性生殖细胞都成为初级卵母细胞，减数分裂停滞在分裂前期，并可长期停滞，大多数都走向了凋亡，最后成熟的只有少数。原始卵泡是由一个初级卵母细胞和包围它的单层卵泡细胞构成。随着卵泡的发育，卵母细胞逐渐增大，卵泡细胞不断增殖，由单层变为多层的颗粒细胞层。卵巢中的生殖细胞在胎儿 5 个月时数目最高。卵泡发育过程中伴有闭锁及卵母细胞凋亡，由于卵母细胞不断凋亡，在出生时已减少为 200 万个，到青春期时减少到 30 万个。育龄妇女一般在一个月经周期中有多个卵泡发育，但只有一个优势卵泡形成及排卵，其他都在发育过程中闭锁。妇女的一生在生育年龄只有 400～500 个卵泡完全发育成熟并排卵，绝经期妇女的卵巢已不存在卵母细胞。

（二）内分泌功能

1. 雌激素的合成　卵巢在排卵前由卵泡分泌雌激素，在排卵后由黄体分泌孕激素和雌激素。颗粒细胞是产生雌激素与孕激素的主要场所，在合成雌激素过程中卵泡内膜细胞也起了很大的作用。排卵后，黄体细胞合成孕激素，也能分泌较多的雌激素。雌二醇的生成需两种细胞，即颗粒细胞和卵泡内膜细胞，以及两种促性腺激素，即 FSH 和 LH 的合作。卵泡内膜细胞具有 LH 受体，在 LH 刺激下产生 C-19 产物，即雄激素，包括雄烯二酮及睾酮，分泌到血液或经基底膜到颗粒细胞。颗粒细胞上有 FSH 受体，FSH 活化芳香化酶系统，使雄激素转化为 E_2，并使颗粒细胞增殖。各个卵泡对 FSH 的敏感度不同。对 FSH 作用阈值最低的生长最快，卵泡周期第 9～10 天颗粒细胞也获得 LH 受体而对 LH 敏感。在排卵前，卵泡的卵泡液中雌激素和黄体酮水平较高，而雄激素水平低。

2. 孕激素的合成　颗粒细胞与卵泡膜间质细胞一样承担了合成孕激素的工作。当排卵活动开始后，黄体形成，黄体周围血管丰富，颗粒黄体细胞中的低密度脂蛋白增加，开始合成黄体酮。此时，子宫内膜出现分泌期变化，具有安胎、降低子宫平滑肌对催产素的敏感性的作用，并可防再孕，使子宫分泌黏稠液体，宫颈变窄可使精子难通过，还可促使乳腺发育，并有产热作用。

（三）生殖周期

雌性生殖能力出现周期性变化。人类女性从青春期到绝经期出现周期性排卵，而怀孕和哺乳阶段造成排卵的中断。月经周期开始于青春发育期，正常成年女性具有规则的月经周期；女性进入更年期后，月经周期的终止意味着生殖能力的丧失。

女性进入青春期的标志是月经初潮，子宫内膜脱落后由阴道排出，称为月经。青春发育阶段，月经周期通常不规则并且不发生排卵，这是因为此时多种激素的调节途径还没有真正建立。一般将一次月经出血的第一天到下一次月经出血的第一天，定为一个月经周期，平均为28d，但从21～35d均属正常范围。卵巢周期包括颗粒期、排卵期和黄体期；子宫内膜周期包括增殖期、分泌期和月经期。以月经周期28d为例，对于绝大多数女性而言，从排卵到下次月经开始的时间，平均为14.2d，这主要是由于卵巢从黄体形成到退化为白体的过程有较固定的活动期。而从月经开始到排卵的时间是极不稳定的，这是造成月经周期不稳定的原因之一，随着年龄增长，月经周期缩短的原因也在于此。女性进入更年期后月经周期极不规律，同时出血时间和经量也不规律，最终走向绝经。对于育龄妇女而言，一般只有在怀孕和哺乳期出现月经的停止。此外，月经周期还受生理、心理和社会环境等多种因素的影响。月经周期受下丘脑-腺垂体-卵巢轴调节，其中下丘脑分泌GnRH，腺垂体分泌FSH和LH，卵巢分泌雌二醇和黄体酮。它们在月经周期中分别呈现出紧张性和脉冲性分泌模式，这是形成卵巢周期和子宫内膜周期的前提条件。卵巢周期和子宫内膜周期在月经周期中同步出现。下丘脑激素调节腺垂体的功能，腺垂体激素影响卵巢分泌功能，卵巢激素的调节让子宫内膜产生周期性变化。因此，下丘脑-腺垂体-卵巢轴中各种激素的周期变化，最终决定了月经周期中各个时期的形成。

1. 卵巢的周期性变化

1）卵泡期：在黄体晚期和卵泡早期，由于黄体退化为白体，而初级颗粒的合成能力较低，因此血中雌二醇和黄体酮水平明显降低，雌二醇和黄体酮对下丘脑-腺垂体的负反馈抑制作用减弱，使垂体产生的FSH水平开始升高，但LH维持较低水平。FSH能刺激初级卵泡成熟，表现为颗粒细胞增生，芳香化酶活性增加。卵泡早期LH的分泌表现为高频低幅的紧张性分泌，随着雌二醇合成的增加，LH紧张性分泌的频率进一步增加，但幅度变化不大，因此LH总水平无明显变化。卵泡中期和晚期雌二醇除了正反馈调节LH的分泌外，还抑制FSH的释放，FSH水平的降低将伴随非芳香化雌激素在卵巢中的积累，从而导致了非优势卵泡的闭锁。优势卵泡上存在高密度的LH受体，卵泡液中含有大量的FSH和雌二醇，这些都是发生排卵的前提条件。

2）排卵期：排卵的前提条件为血浆雌二醇水平先达到最高并维持36～48h，后出现LH分泌高峰并维持24～36h，这种作用是通过内分泌轴实现的。雌二醇可直接作用于腺垂体促性腺细胞，使促性腺细胞上GnRH受体数目增加并提高受体对GnRH的敏感性，于是GnRH的作用被加强。雌激素还能刺激下丘脑GnRH的分泌，GnRH分泌的增加和其作用的加强最终导致LH和FSH分泌高峰的出现，后出现排卵。

3）黄体期：排卵后，黄体生成，黄体中颗粒细胞增加了黄体酮的分泌并恢复雌二醇的合成。在排卵后的一周，黄体酮和雌二醇达到较高浓度。黄体早期随着性激素水平的升高，对 FSH 的分泌产生负反馈调节。后期随着黄体的退化，血浆雌二醇和黄体酮浓度明显下降，子宫内膜血管发生痉挛性收缩，随后子宫内膜缺血脱落、流出阴道，出现月经。雌二醇和黄体酮分泌的减少，解除了对下丘脑和腺垂体的负反馈抑制作用，使 LH、FSH 的分泌又开始增加，启动下一个月经周期。

2. 子宫内膜的周期性变化

1）增殖期：子宫内膜在雌激素的作用下增生，表现为内膜细胞数目增多、体积变大、内膜细胞层增厚、内膜腺体增加、内膜中出现大量的螺旋小动脉。

2）分泌期：排卵后子宫内膜在黄体酮和雌二醇的协同作用下继续增生。表现为内膜细胞产生并储存了大量的糖原颗粒；腺体分泌大量黏液，黏液中糖量丰富；内膜基质增厚，螺旋小动脉更加卷曲。随着黄体酮分泌高峰的出现，内膜厚度明显增加，为受精卵的植入提供条件。

3）月经期：黄体萎缩后，血浆雌二醇和黄体酮水平降低，使子宫内膜细胞中的溶酶体破裂，释放出蛋白水解酶，前列腺素在水解酶的作用下被释放出来。前列腺素引起螺旋小动脉痉挛，造成内膜表面缺血。蛋白水解酶将缺血的内膜组织进行消化，内膜血管破裂，子宫脱落，血和内膜组织经阴道流出，形成月经。经期持续时间一般为 2～7 d，平均血量为 50～70 ml。

七、分娩和授乳

（一）分娩

分娩是成熟的胎儿从子宫经阴道排出体外的过程。通常分为 3 个时期：第一产程宫颈扩张，第二产程娩出胎儿，第三产程娩出胎盘。整个过程是通过调节子宫肌的收缩而完成的，分娩过程受多种因素的影响，包括黄体酮、雌激素、前列腺素、催产素和松弛素等激素的调节，还包括子宫肌和子宫颈壁中的牵张感受器的作用。孕期黄体酮水平较高，其主要作用是降低子宫肌的兴奋性和收缩性，而雌二醇对子宫的作用与黄体酮相反，催产素和前列腺素是引起子宫收缩的最有效的刺激剂，促进胎儿的娩出。人类的妊娠期为（270±14）d，一般是从最末次月经的第一天开始计算，不协调的宫缩开始于妊娠期的最后一个月，分娩是由强烈而有节律的宫缩引起的，一般可持续几个小时，最终将产生足够的力量使胎儿娩出。催产素既可由母体也可由胎儿的垂体产生。任何应激刺激，如疼痛、恶劣气候、极度紧张和繁重劳动等，都可造成孕妇催产素分泌增加而引起流产或先兆流产。同样，分娩时的阵痛将刺激催产素的分泌，通过加剧子宫收缩而促进分娩。

分娩首先是由胎儿启动的。具体过程是：胎儿垂体分泌的催产素作用于子宫内膜受体，引起子宫内膜分泌前列腺素，前列腺素刺激子宫肌收缩，子宫的收缩又刺激了子宫肌层的牵张感受器，牵张感受器的兴奋经传入神经到达母体的下丘脑，引起母体催产素的分泌，催产素进一步加剧了子宫肌的收缩，强烈的宫缩又进一步增强了对牵张感受器的刺激，引起更多催产素分泌，直到最后胎儿和胎盘一并被排出母体。因此，分娩过程属于一个正反馈的调节。

（二）授乳

授乳虽然是生殖的最后阶段，但对个体发育的质量具有重要的作用。

婴儿吸吮乳头能刺激乳房中的感觉神经引起射乳反射，射乳反射弧的传入通路是神经性的，而传出通路却是体液性的。乳头上存在大量的感觉神经末梢，婴儿的吸吮使乳头受到刺激，能引起催产素、催乳素和 ACTH 的释放，并抑制了促性腺激素的释放。当催产素和催乳素到达乳腺时，引起肌样上皮细胞收缩，使乳汁进入乳腺导管中。哺乳就能促进产妇的子宫恢复并减少阴道流血，预防产妇产后贫血，促进身体康复。同时，因哺乳过程中月经周期停止，有助于推迟再妊娠时间。

母乳内含有乳铁蛋白（重要）、碳水化合物、蛋白质、脂肪、维生素、矿物质、脂肪酸和牛磺酸等多种营养物质，可满足婴儿生长需要，初乳中含有大量抗体，有增强婴儿免疫的功能。

八、女性不孕

女性常见的不孕因素如下。

（一）输卵管因素

输卵管因素是不孕症最常见的因素。输卵管具有运送精子、捡拾卵子及将受精卵运进宫腔的功能，是精子和卵子相遇的位置。任何影响输卵管功能和结构的因素，如输卵管发育不全、输卵管炎症、输卵管闭塞、输卵管缺失均可导致不孕，例如输卵管过度细长扭曲、纤毛运动及管壁蠕动功能丧失、输卵管积液、输卵管粘连、瘢痕、宫外孕术后等皆可导致不孕。

（二）卵巢因素

引起卵巢功能紊乱导致持续不排卵的因素有：①卵巢病变，如先天性卵巢发育不全、多囊卵巢综合征、卵巢功能早衰、功能性卵巢肿瘤、卵巢子宫内膜异位囊肿等；②下丘脑-垂体-卵巢轴功能紊乱，引起无排卵性月经、闭经等；③全身性疾病影响卵巢功能导致不排卵，如重度营养不良、甲状腺功能亢进等。

（三）子宫因素

子宫为孕育胎儿的场所，其功能和结构异常，例如先天畸形、子宫黏膜下肌瘤、子宫内膜炎、内膜结核、内膜息肉、宫腔粘连、子宫内膜较薄等因素都影响受精卵着床和后期胎儿的发育。

（四）宫颈因素

宫颈黏液量和性状与精子能否进入宫腔关系密切。雌激素不足或宫颈管感染时，均会改变黏液的性质和量，影响精子活力和进入数量。宫颈息肉、宫颈肌瘤、宫颈口狭窄也可造成不孕，宫颈手术后易造成早产。

（五）阴道因素

阴道损伤后形成的粘连瘢痕性狭窄，或先天无阴道、阴道横隔、无孔处女膜，均能影响性交并阻碍精子进入。严重阴道炎症时，阴道 pH 值发生改变，皆可降低精子活力，缩短其存活时间而影响受孕。

九、外界影响因素

目前研究提示一些外界因素，包括环境、工作情况、生活方式也会影响生殖功能。例如吸烟对于女性妊娠有肯定的不良影响，包括对卵泡发育、排卵、拾卵、卵子的运输、受精和早期胚胎发育等各个方面，吸烟可延长女性受孕时间，同时也是导致流产、早产和低体重初生儿的主要因素之一。女性体重和体重指数对女性的生殖功能也有重要影响，一般认为女性的脂肪占体重的 22%，过度肥胖和过度消瘦都可引起性腺功能的减退，导致生育能力下降。母亲的低营养情况也是影响胎儿生长发育和出生体重的重要因素之一，低出生体重会导致新生儿的患病率和死亡率增高，女性的营养结构也会影响生育，铜缺乏可影响输卵管功能而导致不育，铁和叶酸摄入不足也可能与早产和胎儿生长受限的发生有关，饮用咖啡使流产的危险增加，受孕率明显降低，妇女食用经大量雌激素喂养的家禽后，体内雌激素持续偏高，可能影响卵巢功能而出现不育。

环境污染也会降低妇女的生育能力，包括接触铅、汞、二噁英、苯和甲苯、外源性雌激素、放射线、电磁辐射、酒精等。

第三节　常见性功能障碍性不孕症

性是促使男人和女人亲密接触的动力。性是人类一生中最重要的一个方面，它包括性、性别身份和角色、性取向、性爱、快乐、亲密和生殖。其中生殖又是人类繁衍种族、维系家庭和谐的重要手段，因此性是人类重要的一种亲密行为。性关系是形成家庭的重要目标，而未能达到这一目标是夫妻之间发生危机和问题的原因之一。

不孕不育被定义为在没有使用避孕方法的情况下，在一年的常规性活动后不能生育。不孕不育是一个常见的问题，根据世界卫生组织 2013 年的数据，每 4 对夫妇中就有一对患有不孕不育。由于性愉悦是身心的结果，所以我们可以预料到，性行为会受到不孕不育的影响，这种感觉会干扰性活动的能力，两者之间相互影响。另一方面，缺乏对不孕不育夫妇情感障碍的关注，如婚姻不满和性欲减退，可能会导致恶性循环，从而降低治疗不孕症的可能性。不孕症可能是性问题的结果，有良好的性关系会增加生育的可能。

而性功能障碍性不孕症通常是指由于性功能障碍所引起的无法正常性行为，从而导致的不孕不育。其中包括了常见的性功能障碍，性功能障碍所引起的抑郁、焦虑情绪等对性行为及不孕不育的影响。

一、性功能障碍

正常男女性活动过程存在明显差异，具体反应如下。

1. 性欲　男性一般没有明显的周期性的性反应变化。女性性反应具有一定的周期性，一般认为排卵期前后雌激素处于高峰期，性欲最强，许多女性于行经后性敏感性增强。男性性欲被视觉所激惹诱发；女性则易被触觉唤醒而动情。男性性欲旺盛期在性成熟后的19～24岁，女性由于需经历性经验的积累，故常在35岁后才旺盛。

两性的性反应周期通常被归类为4个阶段的过程：欲望、兴奋、性高潮和解决。

第一阶段，性欲望，包括性反应的动机性或欲望性方面。性冲动、性幻想和愿望都包含在这个阶段。

第二阶段，性兴奋，指的是一种性快感的主观感觉和伴随的生理变化。这一阶段包括男性阴茎勃起和女性阴道润滑，是一种高度兴奋的状态，持续的刺激。这一阶段有明显的性紧张，这为性高潮奠定了基础。

第三阶段，高潮或被定义为性快感的高峰，男性和女性的生殖器肌肉有节奏的收缩，与男性射精有关。

第四阶段，在兴奋阶段后是一个更快速的解决阶段。在这段时间里，有一种普遍的放松感和幸福感。然后，在男性中有一个不应期，女性通常不存在。

2. 性行为　男性性行为是进取的、冲动的、自主的；女性性行为则是被动的、接受的、渴求的。

3. 性反应　男性性兴奋常发展较快；女性性兴奋通常被动而缓慢。男性达性高潮的时间一般很短，大多在2～6 min即可达到性高潮；而女性一般需要8～10 min或更长时间才能在男性有效的刺激下达到性高潮。男性必须通过性交、射精才达到性高潮、性满足，女性则亦可通过其他方式达到性高潮、性满足，如刺激口唇、乳房、阴蒂等性敏感区。男性在性高潮后有一个不可避免的不应期；女性则不出现此期，在进入消退期过程中，若接受有效刺激，仍可出现多次性兴奋。

性功能正常是生活质量和身体健康的一个重要部分，如果有正常的性生活，不仅总体生活质量高而且寿命也会延长。同时夫妻和谐的性生活，是幸福美满家庭的重要组成部分。世界精神病学协会将性健康定义为"一种动态的、和谐的状态，涉及性和生殖的经验和满足，在更广泛的物理、情感、人际、社会和精神上的幸福感，在一个文化信息、自由和负责任的选择和道德框架中，不仅仅是没有性障碍"。这可以被认为是对性健康最全面的定义，因为它包含了许多领域，如历史、生理、心理、人际、社会文化和伦理观点。

性功能障碍（sexual dysfunctions）是指个体不能有效地参与他（她）所期望的性活动，不能产生满意的性交所必需的生理反应或体会不到相应的快感，其主要表现形式有性欲减退、阳痿、冷阴、性高潮障碍、早泄、阴道痉挛、性交疼痛等。

（一）流行病学

在对美国普通人群的调查中，性功能障碍在女性（43%）中比男性更为普遍（31%），并与各种社会人口特征（包括年龄和教育程度）联系在一起。不同社会群体的女性表现出不同的性功能障碍。女性（和男性）在身体和情感健康状况不佳的情况下更容易出现性功能障碍。在英国，一项研究声称，大约2/5的女性（41%）有过性问题。最常见的问题是缺乏性欲、阴道干涩和不频繁的性高潮。另一项来自英国的研究报告显示，女性性功能障碍的患病率为42%，阴道性障碍的发生率为30%，女性性障碍的患病率为23%。

2014 年 2 月至 2016 年 1 月，在中国大陆对 25 446 名 20～70 岁女性进行了性功能障碍的调整问卷。采取随机使用多级、分层、整群抽样。多元物流回归模型用于研究社会人口、生理、病理和行为因素对女性发生性功能障碍和特定领域性问题的风险的影响。结果显示，中国大陆 20～70 岁的女性性功能障碍患病率估计为 29.7%（99% CI＝28.9～30.4），区域差异较大。潜在的特定领域性问题的患病率为 21.6%（99% CI＝20.9～22.2），性欲减退的发生率为 21.5%（99% CI＝20.8～22.2），润滑障碍的患病率为 18.9%（99% CI＝18.3～19.6），性高潮障碍的患病率为 27.9%（99% CI＝27.2～28.7），性疼痛的发生率为 14.1%（99% CI＝13.6～14.7）。更高的受教育程度和城市居民身份与降低性功能障碍的风险有关。少数民族（或非汉族）女性的性功能障碍报告比汉族女性少（优势比＝0.67，99% CI＝0.47～0.97）。糖尿病、癌症、盆腔炎和盆腔器官脱垂明显增加了性功能障碍。这是中国大陆首次大规模、全国性的女性性功能障碍流行病学研究。研究设计的局限性包括由大样本引起的过度研究，年轻和未婚女性的代表性不足，没有关于女性伴侣的信息，她们的价值观和知识，以及详细的医疗条件。因此这些信息可能仅仅有助于潜在的预防和临床治疗，不能代表中国大陆女性性功能真实患病率。

一项南京市城区女性性功能障碍的回顾性调查研究中，调查对象为 2008 年 8 月至 2009 年 3 月在南京医科大学附属南京市妇幼保健院进行健康体检的 20 岁以上女性及其女性陪护人。采用女性性功能指数（FSFI）问卷评估性功能，以 FSFI 评分总分＜25 分作为 FSD 的诊断标准。以各单项评分的中位数作为诊断各类型性功能障碍的标准。结果：共发放问卷 1 002 份，收回有效问卷 609 份，有效问卷回收率 60.8%。本组女性 FSFI 得分为（24.21±4.40）分，随着年龄增长，FSFI 评分及各单项评分逐渐下降。本调查各年龄组总的性功能障碍发生率为 56.8%，随年龄增长，性功能障碍发生率逐渐增加，＜29 岁组为 47.1%，30～39 岁组为 57.0%，40～49 岁组为 75.0%，50 岁以上高达 90.3%。最常见的性功能障碍类型为性满意度下降（43.2%），其次为性高潮障碍（41.7%）、性交疼痛（40.2%）、性欲低下（35.1%）、阴道润滑障碍（31.4%）及性唤起困难（29.6%）。

据统计，我国的男性性功能障碍发病率达 10%。国外统计，男性性功能障碍在 35 岁以下者占 1.3%、50 岁以下者占 6.7%、60 岁以下者占 18.4%、75 岁以下者占 55%。据估计，20%～30% 的成年男性至少有一种性功能障碍的表现，其中最常见的是早泄（PE）和勃起功能障碍（ED）。

（二）性功能障碍及因性功能障碍导致不孕不育的病因与发病机制

1. 生物因素

1）年龄、躯体疾病：国外文献报道，2 型糖尿病患者的性疾病患病率增加。在 2 型糖尿病的女性中，性障碍的范围包括性欲望、性唤起、性高潮、性满足、性交困难、润滑等，其中 50%～80% 的女性患者都是如此。这些疾病随着年龄的增长和糖尿病的持续时间会更明显。研究表明，患有糖尿病的女性出现抑郁症状，会使她们的性欲和性高潮的体验变得更弱。2 型糖尿病男性的性障碍已经被广泛地描述了，他们基本上提到了 35%～90% 的患者的勃起功能障碍。糖尿病患者勃起功能障碍的强化与年龄、疾病持续时间、糖尿病的控制过程、抑郁症状以及体育活动均有关。

以往研究中，研究了215名2型糖尿病患者，包括114名女性年龄在21~65岁（第一组）和101名男性年龄在33~60岁（第二组），以及183名健康人士包括94名女性年龄在41~60岁（CI组）和89名男性年龄在41~60岁（CⅡ组）。对研究对象的纳入标准是2型糖尿病的发生时间至少为1年，而且所有被研究的受试者都必须先有性行为。被排除在该研究之外的人是在过去3个月发生急性炎症需要治疗的患者，服用免疫抑制药物、糖皮质激素、消炎药，以及被诊断为癌症、内分泌腺疾病、酗酒者和未同意进行研究的患者。糖尿病的治疗包括坚持饮食，服用磺酰脲类和双胍类的衍生物，在某些情况下还包括胰岛素。这项研究是在2016年3月至2017年2月进行的。结果发现，2型糖尿病患者的性障碍发生率为68%，男性为81%。2型糖尿病患者的性障碍与抑郁症的发生呈显著正相关，糖尿病患者比没有糖尿病的患者出现更多的性障碍；2型糖尿病患者的性障碍在老年患者中更常见，而糖尿病患者的时间更长。

2）使用精神活性物质导致性功能障碍：我国一项美沙酮维持治疗（MMT）男性海洛因依赖患者的性生活满意度（SLS）及其相关因素研究中显示，男性MMT患者的性生活不满意度很高。

3）超重及肥胖：超重及肥胖男性不育患者精浆中ROS增加，GSH-Px下降，最终可能导致精子染色质完整性下降。超重及肥胖男性不育患者精浆中FFA增高，引起ROS增加，ROS使得MMP下降，最终可能导致精子运动能力下降导致不育。

2. 精神心理因素

1）儿童期经历或目睹性虐待经历：一项多中心、描述性的横断面研究显示，遭受儿童期性虐待的女性性功能障碍的发生率明显高于男性，她们对性的满意度较低。遭受儿童期性虐待（CSA）存在明显的性唤起困难和对性的排斥。经历过CSA的女性没有那么自信，她们与伴侣之间的沟通困难更大。

2）精神疾病，包括创伤后应激障碍（PTSD）、惊恐障碍、情感障碍：一项对405 275名从伊拉克和阿富汗战争中退伍的美国军人进行了回顾性队列研究，从2001年10月7日到2009年9月30日，进行了两年的跟踪调查。结果显示，患精神健康障碍，尤其是创伤后精神紧张性精神障碍，增加了与使用精神病药物无关的性功能障碍的风险。来自中国台湾的研究显示，惊恐障碍患者的勃起功能障碍更明显。性欲低下或性功能障碍，本身都是情感障碍的常见表现。

3）心理因素对女性性欲的影响：有研究表明，精神病理对性欲有矛盾的影响，因此，抑郁症、焦虑症、神经性厌食症、强迫症和精神分裂症等精神疾病与女性的HSDD（性欲减退）密切相关。尽管有这种强烈的关系，但还是有一些女性报告说性欲更强烈，这是一种长期的精神病理学。此外，研究还发现，不同的性障碍，如唤起障碍及欲望和满足的障碍是焦虑障碍的不同结果，同样，抑郁症和女性的性欲障碍之间存在明显的关系。消极的情绪，比如焦虑和抑郁通常与欲望和兴奋的减少有关。然而，一些证据表明，焦虑和抑郁可能会增加性欲。在月经周期的不同阶段，女性的情绪和性欲都有不同程度的变化，因此，有些女性在月经前阶段的性欲水平更高，即使她们表现出抑郁的情况。据报道，性功能障碍的人在性活动中表现出更不健康（更低效）的性观念，并自动产生更多消极的想法和感觉。事实上，在性方面的负面认知内容，降低了处理性刺激的能力，并导致性问题的存在。研究发现了诸如态度、消极认知、情绪、福利、自尊、对伴侣的感觉、伴侣的性表现以及对两性关系的困扰，尤其是性关系，这是与性欲相关的心理因素。

4）抑郁、焦虑情绪对生育的影响：一项情绪紊乱对男性精液质量的影响研究中，涵盖了 60 个可生育的和 112 个低生育的男性。这些精子是通过手淫获得的，并根据 2010 年世界卫生组织的标准进行了清理。结论：男性患者的抑郁和焦虑导致精液体积和精子密度降低。焦虑是引起性功能障碍的重要原因。有时焦虑是创伤性体验的后果，如男性初次性交的失败，女性的性受施或被性侵犯的经历；有时焦虑来自父母或他人对性关系令人害怕的遭遇的描述。

5）心理应激主要降低血清总睾酮水平，从而影响精子数、精子活力和形态正常精子数；负性生活事件是影响性生活质量的现实原因。如性伴侣关系不良、工作压力过大、长期精神压抑、意志消沉、紧张度过高等。

3. 社会文化因素

1）缺乏性生理、性心理和避孕的有关知识。

2）受宗教和文化背景的影响。对性生活存在偏见，主观上放弃或减少性活动，容易造成性压抑。

3）心理、人际关系和社会文化因素在使一个人易受性关注、触发性困难和长期维持性功能障碍方面发挥了重要作用。

4）近年来，由于网络及手机的普遍使用，产生了新的名词"网络色情"，网络色情对性功能有一定的影响。巴塞尔的一篇关于网络色情对性功能影响的综述中提到，网络色情具有其独特属性（潜力无限的新鲜感，容易升级更极端的资料、视频格式等等），可能是足够强大的性唤起，但网络色情方面的使用情况不容易过渡到现实生活中的性伙伴，这样与理想合作伙伴无法产生预期的性关系，导致性欲下降。2006 年前，在 40 岁以下的性活跃男性中，ED 的比率都很低，直到此后才开始急剧上升。1999 年的一项主要的横断面研究报告显示，5％的男性勃起功能障碍和 5％的性活跃男性的性欲低下，年龄在 18～59 岁，2002 年的一项关于勃起功能障碍研究的荟萃分析报告称，40 岁以下男性（除前一项研究外）的一致性比率为 2％。

5）社会方面对性欲的影响也必须加以考虑。文化、社会、宗教价值观，尤其是习俗，都能对性欲产生负面影响，尤其是在非常严格的文化和宗教中长大的女性。社会规范、生活经验和对性的态度都会影响性行为和性欲望的频率，因此，性行为和性欲可能会根据婚姻角色和婚姻关系的不同而有所不同。一些研究发现，在保持性别角色分配平等的夫妻中，配偶满意度更大，但对性欲的影响很少被研究。

患者的性功能障碍与患者的依恋类型、童年经历（包括性侵犯）、性行为的发生、个性、认知模式、不孕问题以及性期望等均有关。因此对抑郁、焦虑、压力、药物使用和创伤后应激（及其医疗）的评估应作为初步评估的一部分进行。认知干扰是男性和女性性反应问题的一个重要因素，在性器官唤起中，比主观唤起更能被观察到。人们强烈支持使用心理治疗来治疗女性性欲和性高潮困难（但男性没有）。只要有可能，就应该向男性提供联合治疗。

二、临床常见的性功能障碍

（一）性欲减退

性欲减退（sexual hypoactiviy）指成年人持续存在性兴趣和性活动的降低甚至丧失，性活动不易启动，对配偶或异性缺乏性的要求，以及性思考、性幻想的缺乏。一般人群中性欲减退的比例不明，据文献报道，男性为 16%～20%，女性为 20%～37%。可以是原发的（从来就缺乏）、继发的（最近才下降）、情境性的（发生于特殊的地点或与特殊的性伴侣）或是全面的。

性欲没有精确的测定方法，医生一般通过性活动次数来了解性欲，但这受到患者配偶的性生活能力及其他社会、环境因素的影响，单凭性交频率诊断性欲是不全面的，必须考虑有些人的性交不一定是出于自愿或对性的兴趣。性欲是建立在男女双方产生性欲望的基础之上的，具有境遇性。性生活中厌烦、敌视、不信任或缺乏身体吸引力，可能导致性欲减退，随处境的变化，可能性欲如常。

值得一提的是夫妻对性欲概念理解的差异，而且男女两性的性欲或性驱动力的水平或强度也存在个体差异。然而，除非存在遗传或内分泌原因，他们很少有终生性欲低下，尽管存在个体差异，但双方很少发生冲突，除非一方的性欲相对太强而另一方的性欲又是太低。当一对夫妇提出性欲低下的主诉时，它通常反映出双方对性欲差异感到不幸福。换句话说，伴侣之间的相对的性驱动力要比各自的绝对的性驱动力更有意义。然而，如果其中一方因种种方面的因素感到性唤起的动力减弱或缺乏，对发动和参与性亲昵活动毫不感兴趣，甚至在极端的情况下对性接触的念头具有排斥心理，这时便可做出性欲低下的诊断。可见，性欲低下的诊断主要是依据主观上的感受，也就是说个体或其伴侣对性欲降低或相对缺乏感到关切，而不是说一定发生了实际上的性活动频度的特异的定量改变。这时便会将伴侣中的一方认定为具有"性欲低下"，虽然认定的患者偶尔也向往性，但她或他经历的性欲通常比对方低。其实多种"认定的障碍"往往是双方关系中的许多自然差异之一。当然，这类差别需要协商和妥协，许多伴侣相当容易地解决其他范畴里的差别问题（如睡眠时间、度假地点选择等）；然而，当差别发生在性范畴内时，他们则可能相当危险，常常就是与非的问题争个不休。

每个人在生活的不同时期或阶段同样也会存在显著差异。一般来说，男女两性性欲最强的时期是青春期至 40 岁。男性在 16～20 岁达到性欲顶峰；女性在青春期开始后上升缓慢，这是由于她们没有男性那么多的雄激素水平，故性欲表现得不那么强烈，她们的性欲将持续增强，直至 35～40 岁达到高峰。其后，两性性欲均呈缓慢下降的趋势，但仍有不少男女直到老年仍保持着强烈的性欲水平。此外，外来影响如环境和文化影响造成的兴趣和活动的改变可以使一个人的性欲发生变化，如男子的性驱动力可因工作压力、过度的酒精摄入而降低；同样，妇女也可因孩子抚养、家务负担和内生的抑郁症而导致性欲降低。在女性的性欲高峰年龄之前，女性的性欲比男性的性欲更容易受到介入的感情因素的抑制，40 岁以后，两性的差别减小，这样，随着年龄的增长，紧张和情绪因素将成为一个越来越重要的影响因素。女性进入更年期后可以出现性欲的两极分化，有些人变得更活跃，有些人则更抑制，待更年期过后重新趋于稳定，或得到恢复。

性欲减退不等于性能力低下。一些性欲减退者性反应能力未受到影响，可有正常的阴茎勃起和阴道润滑作用，性交时仍可体验到性高潮。当然性欲减退可与性高潮同时存在，在特定的情况下可能互相影响，互为因果。但性欲减退不等于全面的性欲抑制，不表示一定存在其他性功能障碍。

性欲缺失是本障碍的首要问题，只要是性生活的接受能力障碍或初始性行为水平降低，性活动不易启动，而非继发症状，症状持续至少 6 个月，引起个体有临床意义的痛苦，不能用其他非性功能的精神障碍来更好地解释，或作为严重的关系困扰（例如性伴侣暴力），或其他显著的应急源的结果，也不能归因于某种物质/药物的效应或其他躯体疾病，诊断即可成立。

鉴别性欲减退为器质性或功能性常很困难，一般而言，处境性性欲减退为心理社会性的，而引起性欲减退的多数生物性因素常有顽固性和持续性的特点。

研究表明，在所有影响性欲的因素中，衰老的过程是最重要的。尽管随着年龄的增长，HSDD 的女性比例有所上升，但随着年龄的增长和绝经的情况，女性对 HSDD 的痛苦和不满的比例有所下降。

从生物学角度来看，性功能需要许多神经递质和激素的复杂相互作用。例如，多巴胺、雌激素、黄体酮和睾酮起着兴奋作用，而血清素和催乳素则是抑制剂。性欲减退可能是兴奋激素减少或抑制激素增加或两者都增加的结果。慢性疾病改变了关系的动态，对患者和性伴侣的关系和性满意度都有严重的负面影响。慢性疾病对性功能的影响是多因素的，它们会影响性周期的所有反应阶段。

$\boxed{\text{病例}}$ 某男，40 岁，机关干部。性格内向、孤僻，具有完美主义倾向。平时性活动中大多系妻子主动且往往由妻子采取女上位姿势性交。最近半年来，患者对年轻漂亮丰满性感的妻子似乎提不起兴趣，偶尔在妻子的动员和调情之下勉强性交，妻子为了激发其性欲，特地购买光盘让其观看，但患者无动于衷。

由妻子陪同前来就诊。

体格检查及神经系统检查无阳性发现，生殖器官发育正常，性激素水平在正常范围。

精神检查：自述妻子对他很好，但他对性生活确无兴趣，工作紧张繁忙，几乎不考虑与性有关的问题。表示对不起妻子，愿接受治疗。

诊断：性欲减退。

（二）性厌恶和性缺乏

性厌恶（sexual aversion disorder）是一种对性生活或性活动思想的持续憎恶反应，这种患者丧失了正常性生活起始时的性冲动或拒绝对性刺激的接受，一般轻症患者仅表现为性活动次数少或缺乏性生活兴趣，典型重症患者则对正常性欲发动的各种现象，如接吻、拥抱、抚摸等均表现出焦虑、出汗、心悸、恶心、呕吐、腹泻等病态性反应，该类患者仅在特殊情况下，性冲动才能得以发动和强化，每年只过性生活 1～2 次，男性能射精，女性存在性高潮。本病男女皆可发病，但以女性多见。

一般女性更容易出现性厌恶方面的问题。引发原因是多方面的，包括对伴侣不良习惯细节产生抵触心理，进而抵制身体接触；缺乏性知识，性生活单调，甚至性高潮障碍，毫无乐趣可言；童年时曾有过性创伤史（强奸、性骚扰等）；恋爱或婚姻失败产生心理阴影；性交痛或不适使之害怕性生活；某些女性存在自身阴部不洁感，怕污损配偶。对此，要找出具体原因，对症治疗，通过心理疏导、伴侣配合、性爱指导等方式进行改善。

男性也会出现性厌恶的情况，常见原因包括：初始性生活不成功，对自己性能力产生怀疑；在青春发育早期对性的认识产生异常；婚后性生活中出现问题，得不到解决；患有神经衰弱和性器官疾病等。对男性性厌恶患者的治疗，主要需要女方的帮助，妻子要有耐心，平时在生活中多些温柔体贴，性生活时积极配合。必要时，也可在医生指导下，服用一些帮助勃起的药物，以增强自信。

诊断要点：

（1）与性伙伴进行性活动的场景使患者产生极度的厌恶、恐惧或焦虑，以致对性生活回避；或者，如果进行性活动，因伴有强烈的负性感情而不能体验到任何愉快。

（2）这种厌恶不是由于操作性焦虑所致（对过去性行为失败的反应）。

性缺乏（asexuality），在性活动中没有明显的持续的恐惧和焦虑，且性兴奋中可出现生殖器反应［性欲高潮和（或）射精］，但不伴有愉快感和快乐兴奋的情绪。

（三）生殖器反应丧失

男性的生殖器反应丧失表现为阳痿（impotence），指成年男性不能产生或持续进行满意性交所需的阴茎勃起，或虽能勃起，但勃起不坚挺或持续短暂以致不能插入阴道，尽管在手淫、睡梦中或与其他性对象性交时可能勃起。阳痿分为原发性和继发性，从未完成性交的阳痿为原发性阳痿，既往有正常性生活而出现勃起障碍为继发性阳痿。

阳痿是男性常见的性功能障碍。勃起困难可发生于任何年龄的男性，从进入青春期的十几岁青少年，到性功能高峰期的成年，以及已丧失生育力的七八十岁的老翁。阳痿的发生似乎也不受种族或社会经济因素的影响。

当男性产生焦虑时，勃起功能往往减弱。由于引起焦虑的原因不同，所以阳痿产生的时机也不同：有些男性在调情期间不能达到勃起；另一些男性很容易达到勃起，但在性反应周期的特殊时刻便失去勃起，随之阴茎变软，例如，在要插入前，正要插入时或在性交期间；一些男性在性交期间产生阳痿，但在手淫的时候可继续维持勃起；有一些人在穿着衣服时可以勃起，一旦他们的阴茎暴露出来则立即变软；有一些男性在调情期间并且知道进行性交是不可能的情况下，很兴奋并能够勃起，但是，当他们一旦进入情境，性交不但是可能的而且是迫切的时候，反而便又失去勃起；一些男性只有当配偶在性生活中采取主动时才能勃起，而另一些人如果他们的配偶试图采取主动时，则产生阳痿；一些男性只能部分勃起，而不能达到完全勃起；一些男性仅在特殊场合下，勃起困难，例如，他们在与异性偶然接触的情况下，可能不会出现勃起困难，但同他们的妻子在一起时则出现阳痿，又例如，他们与所崇拜或欣赏的女性在一起时出现阳痿，而同他们的妻子在一起时却有良好的性功能；还有一些男性，他们同任何异性在任何情境下，哪怕是部分的勃起也不能达到。

应该明确，每个人阳痿产生的时机虽各不相同，但阳痿是指在性欲要求，而阴茎丧失获得或维持勃起的能力，或勃起硬度不够，不能插入阴道完成性交，其病程要在半年以上时，才能诊断为阳痿。阳痿是发生在性反应周期兴奋期阶段的性兴奋的抑制，它与发生在高潮期的性功能障碍不射精或早泄是不同的，也与兴奋期前的性欲低下不同。

欧洲泌尿外科协会（EUA）勃起功能障碍指南（2015）中流行病学资料表明，世界各地 ED 呈现出较高的患病率和发病率。马萨诸塞州男性老龄化研究（MMAS）报道，波士顿地区年龄在 40～70 岁的男性 ED 总体患病率为 52%。目前国内尚没有大规模的流行病学调查数据，根据 3 个城市的流行病学调查，ED 总患病率为 26.1%，其中 40 岁以上的男性患病率为 40.2%。各个流行病学调查的差异与采用不同方法和研究人群的不同年龄及社会经济地位有关。

本指南根据 ED 的病因将 ED 分为 3 类：器质性 ED、心理性 ED 和混合性 ED。

国内一项以研究青年男性勃起功能障碍（ED）患者精神心理状态特点并分析与勃起功能国际问卷（IIEF-5）评分的相关性的研究发现。SCL-90 量表阳性项目总数与勃起功能显著相关，精神心理状态异常是导致青年人群发生 ED 的重要因素。

阴冷（frigidity）指成年女性有性欲，但难以产生和维持满意的性交所需的生殖器的适当反应。女性的生殖器反应丧失表现为阴道不能湿润，且阴唇缺乏适当的膨胀，以致阴茎不能顺利地插入阴道。从生理上说，阴冷是一种性唤起障碍。从主观上来说是缺乏动情感受，不能产生性的乐趣，可分为原发性和继发性、完全性和境遇性。境遇性阴冷常常预示夫妻关系不良。

女性生殖器反应的失败是由于阴道润滑的失败，以及阴唇的肿胀。然而，一种主观的兴奋感往往与此相关，因为女性抱怨缺乏觉醒可能会给阴道带来润滑，但可能不会经历一种主观的兴奋感。此外，还缺乏阴道平滑肌松弛和减少阴蒂享受。然而，确切的患病率尚不清楚，约 35% 的女性报告难以维持足够的性兴奋，这种功能障碍会导致女性感到痛苦，其病因包括血管源性、神经源性和内分泌因子、系统性疾病、精神药物和心理社会因素。

（四）性高潮障碍

性高潮障碍（orgasm disorder）指持续地发生性交时缺乏性高潮体验，女性相对多见，男性表现为性交时不能射精或射精显著延迟。

在性快感缺乏的情况下，性刺激会产生性高潮，但并不是伴随着愉悦的感觉或兴奋的感觉。

据估计，约有 20% 的女性有性欲减退。慢性压力、焦虑、抑郁、从性长时间的禁欲、敌意与合作伙伴的关系、以前糟糕的性经历、儿童性虐待、宗教禁忌、低生物驱动、下丘脑-垂体轴功能紊乱、内分泌紊乱、卵巢衰竭、精神疾病和心血管药物的使用等因素与性欲低下有关。

充分达到性高潮是女性高度珍视的，因为它被视为高自尊的标志，女性的自信会导致对性行为的强烈欲望。在达到性高潮时持续和反复出现的困难被称为性高潮障碍。据报道，这种疾病的患病率在 5%～10%。患有单纯性高潮障碍的女性可能有正常的欲望和觉醒，但在达到高潮方面有很大困难。然而，无法达到性高潮的痛苦可能会导致性欲和兴奋性降低。

在性高潮障碍的病因中，有机因素包括影响骨盆神经供应的神经系统疾病，如多发性硬化症、脊髓肿瘤或创伤、营养缺陷、糖尿病神经病变、血管病变、内分泌失调以及诸如甲基多巴、抗精神病药、抗抑郁剂和苯二氮卓类药物的使用等。性高潮障碍的一个重要的心理因素是消极的文化条件作用。特殊的发育因素，比如童年时期的性创伤性经验，对性的消极态度，以及对配偶的敌意等人际因素，也与性高潮障碍有关。

诊断方面首先须排除器质性原因，要详细采集病史，进行全面的体格检查和有关的实验室检查，必要时进行糖耐量试验或测定类固醇水平。

对功能性性高潮障碍要了解配偶有无性问题，既往是否出现过性高潮，是否有用自我刺激取得性高潮的能力以及是否对性活动感到内疚或忧虑。首先从心理上解除对性的压抑和厌恶。

早泄（premature ejaculation）是指不能随意地控制射精反射，在阴茎进入阴道之前，正当进入阴道时或进入不久或阴茎尚未充分勃起即发生射精，以致性交双方都不能享受到性快感或性满足。所谓早泄，就是性交时间＜120 s 就射精，或者是阴茎插入阴道后，抽动次数不足 15 次就射精，或者是超过 1/2 的女性无法在性生活中达到高潮。

如果性冲动过分强烈，或对性交期待过久，或性交对象选择不当，或性交没有安静舒适的场所，或性交时缺乏安全感而极度紧张者，可能发生提前射精。几乎每一个男性都曾有早泄经历，偶尔在一些特定的场合出现属正常现象。因此只有持续 3 个月以上的射精过早并排除器质性原因方可诊断。

1980 年美国精神病学会指出，早泄的实质是指在性活动中持续或经常地缺乏对射精和性高潮的合理的随意的控制能力，使射精发生在个人愿望之前。这一定义取决于个人或配偶对射精调控的主观感受。早泄男子在性反应周期中，非常迅速地由兴奋期进入高潮期，几乎没有经历能够给他带来快感的和增进性紧张度的平台期。所以在询问病史时，患者常常主诉，一旦他达到强烈性唤起时，经常失去或减弱对性感的知觉，有时来不及体验快感就已射精，甚至会出现隐隐的生殖器麻木感。这种感受在初诊时的体会往往不是那么明确，但当他们经过治疗，控制射精能力获得改善之后，他们往往会告诉医生，他们现在所体验到的性快感和高潮感受是前所未有的，这时他们更容易对比出过去的缺憾。

但是，早泄也不能以平台期的有无或长短来定量地确定，因为这实际上避开了早泄的实际问题——对射精缺乏合理的随意控制，也就是该男子一旦达到强烈的性唤起就不再能随意控制射精的发生。相反，当男子能够耐受具有平台期特征的高水平性兴奋而不产生射精反射时，则可以说明他们的控制射精能力已建立。

当前的研究还发现早泄不仅仅影响患者本身，其在一定程度上还影响着患者的配偶。其配偶可能因 PE 所导致的不满意的性生活、不稳定的夫妻关系而出现抱怨、焦虑甚至抑郁等心理问题，这些心理问题将在一定程度上影响男性在面对 PE 问题时采取的态度和措施，间接地加速早泄发病的进程。

（五）阴道痉挛

阴道痉挛是一种复发性的或持续性的非自愿的痉挛或阴道出口周围的肌肉的收缩，以及阴道的外 1/3 干扰阴道渗透。它导致严重的个人痛苦。患有这种疾病的妇女甚至不能在妇科检查中插入卫生棉条或允许插入窥镜。然而，他们可以经历性周期的所有阶段，包括性兴奋和性高潮。阴道痉挛可能是完全的或情境的。这种心理生理综合征可能会影响任何年龄的女性，而且通常会折磨受过高等教育的女性和那些社会经济地位较高的女性。

阴道痉挛可能是由于有机或非有机原因造成的。大部分的有机原因是外生殖器的损伤导致了阴道痉挛，这是自然保护性反射疼痛的结果。常见的有机原因有处女膜异常、生殖器疱疹、产科创伤和萎缩性阴道炎。然而，最常见的是没有任何有机的原因。阴道痉挛被认为是身体对渗透的心理恐惧的表现，因此有心理障碍、恐惧症和转换障碍的特征。以分析为导向的理论家推测，这种障碍反映了女性对女性角色的拒绝，或者是对男性性特权的抵制。学习理论认为这种功能障碍是一种条件恐惧反应，这种反应强化了一种信念，即渗透只能以极大的困难完成，并会导致痛苦和不适。各种各样的社会心理因素可能是有效的，比如宗教正统观念和性行为是肮脏和可耻的。对怀孕的恐惧，对生殖器的厌恶和同性恋倾向是其他原因。

临床上将阴道痉挛分为原发性阴道痉挛和继发性阴道痉挛两种类型。从开始建立性关系之时就发生的阴道痉挛，即从来没有成功地性交过，称为原发性阴道痉挛；曾有过正常的性生活史，以后因为种种因素出现阴道痉挛，称为继发性阴道痉挛。从发生机制上还可划分为完全性和境遇性两种阴道痉挛：在任何场合下都未能完成阴茎或手指等的插入，称为完全性阴道痉挛；有时能插入，有时不能插入，常因精神或躯体因素诱发而发作，如性交不能插入而放置卫生栓时却能插入，称为境遇性阴道痉挛。

依病情严重程度可把阴道痉挛分为 4 级。

Ⅰ度痉挛：痉挛的发生仅限于会阴部肌肉和提肛肌群，这是最轻的一种，可以鼓励患者充分放松进行克服。

Ⅱ度痉挛：痉挛不仅局限于会阴部，而是扩展到整个骨盆的肌群。Ⅱ度以上的阴道痉挛较严重，须接受正规和系统脱敏治疗才能使症状得到缓解和治愈。

Ⅲ度痉挛：除上述肌肉痉挛外，臀部肌肉也发生不随意痉挛，臀部可以不由自主地抬起。

Ⅳ度痉挛：患者还将出现双腿内收并极力向后撤退整个躯体，甚至在体检时试图从检查床支腿架上把腿抬起来以逃脱医生的检查，有的患者还会大喊大叫。这种惊恐反应往往不是因为医生的实际操作引起的，而是对医生靠近和将要检查的预感引起的。

阴道痉挛患者常常对性交感到恐惧，使夫妻性生活失败，并因此而造成严重的身心创伤和痛楚。应该把阴道痉挛与单纯的恐惧回避性交相鉴别，阴道痉挛可以使阴道入口关闭，而后者不存在这一问题。也应把阴道痉挛与能够阻止阴茎插入的躯体器质性问题相鉴别。后者可因前庭大腺肿或阴道隔膜等器质性因素存在而妨碍性交活动的进行。

病例 某女，24 岁，因性交疼痛、性生活不和谐而心境抑郁就诊。患者出生于知识分子家庭，父母不准子女谈论性爱问题，认为"万恶淫为首"。因此，患者十分缺乏性的知识，而且对性恐惧。新婚之夜，丈夫因一时情急，动作较粗重，使患者甚感惊恐。勉强性交，阴道肌肉收缩使阴茎难以插入或插入后阴道疼痛。为此，婚后无法同房，夫妻双方都感苦闷。妻子在丈夫陪同下就诊。体格检查未发现生殖器官器质性病变。

诊断：阴道痉挛。

（六）性交疼痛

性交疼痛（dyspareunia）指性交引起生殖器疼痛。具体表现为在性交过程中男性感到阴茎疼痛或不舒服。女性在阴道性交的全过程或在阴茎插入很深时发生疼痛。而且这些疼痛的产生并非由于生殖器的器质性病变，也不是由于阴道痉挛和阴道干燥所致。

在性活动前、性交过程中或在性活动后，均可定义为复发性或持续性性疼痛。它可以分为表面、阴道和深层。表面的不均匀性疼痛发生在尝试渗透之后。阴道发育不良是与摩擦有关的疼痛。深部肌痛是与抽插有关的疼痛，通常与盆腔疾病有关。

文献报道的性交困难的患病率在$4\%\sim55\%$。这一范围广泛的原因可能是许多流行的研究不包括在其功能障碍的列表中有性交困难，也不包括它与阴道的区别，因为性交困难与阴道痉挛有关。当它主要是由于阴道痉挛或缺乏润滑时，就不应诊断为性交困难。

传统上，性交疼痛的病因被分为有机和心理两种。有机因素进一步分为解剖型、病理型和医源性。解剖学上的因素是先天因素，如阴道的改变和僵硬的处女膜。病理因素包括外阴萎缩、宫颈糜烂、肌瘤、卵巢囊肿、子宫内膜异位症、子宫骶韧带、柔嫩膀胱、鳞状化生、感染等。医源性因素通常是手术过程的结果，如外阴切开术。

精神分析学和学习理论是两个主要的心理学理论视角。精神分析理论认为性交疼痛是一种歇斯底里或转换症状，象征着无意识的内部冲突，并认为性交疼痛是恐惧反应、主要焦虑冲突、敌意或厌恶性的结果。学习理论认为性交疼痛是由于缺乏或错误的学习导致的。另一个心理因素是发育（对性的态度）、创伤性（以前的厌恶性交经历）和关系（与伴侣之间的人际纠纷）。

（七）性欲亢进

性欲亢进（hypergonadism）患者整日沉湎于性欲冲动之中，无休止地要求性交，如所求不能满足，则情绪不稳定、焦虑、烦躁、手淫。常伴有性关系紊乱，性交频率过高，甚至卖淫、嫖娼、强奸、乱伦等，患者为此深感苦恼。多发生于青春期或成年初期，男女均可发生。

诊断时应注意性交频率与持续时间不是性欲亢进的诊断指标，有些夫妻适应高频度的性交方式，只有当患者由于性张力过高而按捺不住，以致产生一系列情绪、行为改变时，才能视为病态。

第四节　性功能障碍性不孕症的诊疗策略

当一对夫妇有不孕问题时，性问题可能更明显。据报道，43%的女性和31%的男性至少有一种症状，即性功能障碍的某一个临床表现形式。对于性功能障碍性不孕症的诊疗策略，要从诊断注意事项、诊断标准和治疗预防等方面思考，具体如下。

一、注意事项

1. 询问和确定有无性功能障碍 收集性方面的一般资料，确定是否存在性功能障碍。有些人并无性功能障碍，但过分关注而担心存在性功能障碍，应予解释。性问题涉及个人隐私和家庭关系，应保守医疗秘密，消除患者顾虑。

2. 确定性功能障碍的特异性 患者可能同时存在几个方面的性功能障碍，应明确主要矛盾和根本问题所在。

3. 确定病因类型 一般来讲，器质性性功能障碍多是持续性、进行性的，精神性性功能障碍常常是发作性、短暂性的，且与环境和情绪因素以及处境有关。对怀疑有器质性原因者应进行仔细的体格检查和相关的实验室检查。还需要排除某些药物的影响，如抗高血压药，尤其是肾上腺素受体拮抗剂；抗精神病药，尤其是硫利达嗪；单胺氧化酶抑制剂和选择性 5-HT 再摄取抑制剂。抗焦虑药、镇静剂和激素对男性性活动的影响比对女性性活动的影响大。

二、诊断标准

性功能障碍有多方面的原因，若为躯体疾病等器质性原因和其他精神疾病所致，则不能做出性功能障碍的独立诊断。本节所述的非器质性性功能障碍，是指一组与社会心理因素密切相关的性功能障碍。ICD-10 非器质性性功能障碍诊断需符合以下要点。

（1）患者不能参与他/她所希望的性活动。

（2）这一功能障碍频繁发生，但在某些情况下也可能不出现。

（3）一障碍至少存在 6 个月。

（4）这一功能障碍不能完全归于其他任何一种精神与行为障碍、躯体障碍或药物治疗因素。应该说明的是，性功能障碍有多种表现形式，互相之间有一定程度的关联，对某位具体患者可以存在一种以上的性功能障碍，可以多种诊断并列。

三、治疗与预防

（一）治疗原则

1. 明确病因 对因治疗。

2. 遵循男女双方共同参与的原则 性功能障碍治疗取得成功的关键在于婚姻关系、夫妻双方的感情基础，双方进行有效交流，婚姻关系和谐，才能取得治疗成功。

3. 心理与行为矫正原则 性功能障碍绝大部分是由心理及社会文化因素或不良习惯引起，即使是许多器质性性功能障碍，往往伴随有心理障碍。所以，排除心理障碍、纠正不良性行为习惯非常重要。

4. 顺其自然 治疗者只是帮助患者"排除"理性干扰，帮助患者自然而然地进入状态，而不是"教给"他（她）如何"做出"或"创造"出性反应。任何焦虑、急躁、畏惧等人为情绪因素和理性用事都会破坏性的自然过程。

（二）治疗方法

性的治疗具有许多特殊性和复杂性，必须慎重行事，切不可在未全面了解患者详情和未全面检查情况下滥施药物，特别是性激素类药物。应该在详细了解病史和详细体格检查的基础上做出准确的判断，根据不同情况，采取不同的治疗方法。

1. 改善生活方式　生活方式的调整是 ED 治疗的首要事项。增加体育运动、合理营养、控制体重等可以改善血管功能和勃起功能，并且可以使患者对 PDE5i（磷酸二酯酶 5 型抑制剂）的治疗产生更好的反应。饮食治疗在治疗和预防性功能障碍上均有显著效果，多种食物均有增强性作用，如甲鱼、黄鱼、鲫鱼、黄鳝、羊肾、鹿鞭等。

2. 心理咨询与心理治疗　通过医生与患者建立良好的人际关系及医患关系，使患者得到帮助与指导，得到性教育。大多数患者对性解剖、性生理知识很缺乏，因此，予以必要的性知识就显得格外重要。

心理咨询要针对患者的心理症结，方式可多样化。可供选用的心理疗法也比较多。伴有焦虑、紧张者，可用松弛疗法，或辅以暗示疗法、催眠疗法等心理治疗。行为治疗对这类病症有其重要意义，方法有性感集中训练、系统脱敏技术等。

男女双方要共同学习一些性知识，消除精神上的紧张、焦虑情绪，以解除心理负担，男方应多加安慰、爱抚。其次，性交前要相互交流感情，互相接触身体和抚摸。性交过程中，男方要温文尔雅，动作轻柔。要避免使用可导致性功能障碍的药物。另外，应积极治疗原发疾病。

3. 药物治疗

1）多巴胺能药物：反苯环丙胺、育亨宾、溴隐亭有增强性欲、维持勃起的作用。

2）PDE5i 治疗：PDE5i 为一线用药，能够改善阴茎海绵体平滑肌细胞舒张功能，增加海绵体血流灌注。PDE5i 对于器质性病变导致的 ED 其有效率可达 80%，对于精神心理性 ED 有效率更高，对高血压、高脂血症、糖尿病等疾病引起的血管功能障碍型 ED 或许效果显著。西地那非可增加阴茎充血达到充分的勃起，现已成为治疗阳痿的重要药物。

3）激素类：雌激素替代激素水平不稳定是女性性功能障碍的重要原因。雌激素是女性生命支柱，可改善阴道壁弹性伸缩、提高性交润滑能力、增强绝经期性欲望，同时减少阴道干涩所致性交痛不适、降低阴部神经敏感性，对自然或人工绝经女性恢复阴道萎缩引起的女性性功能障碍显著有效。常用药物：口服如倍美力、经皮吸收有伊洛思凝胶、阴道如雌二醇环。睾酮以注射剂效果较好，用于女性可增强性欲，对血液睾酮水平正常的男性无效；促黄体化激素可增强性欲及勃起功能，正常男性不能增加性欲。

4）氯米帕明、氟西汀、阿米替林及某些抗精神病药有延缓射精作用。曲唑酮可作用于脑部 5-羟色胺系统，并影响外周 α 受体，对阴茎勃起有延长作用，比较适合阳痿治疗。

5）苯二氮䓬类药物：可以减轻情绪上的紧张、焦虑。

6）有多种中西药物可用于治疗此类病症，但使用均需慎重，因为用之不当常会为其所累。

7）推拿治疗：此方式较为重要，特别在开发患者性感觉上，有促进性兴奋功效，因推拿方式可疏通经脉，使阴阳得到调节，进而使性功能得到改善。可分穴位按摩和局部按摩两种，比较适用于遗精、阳痿、早泄等症状，疗效突出。

4. 药物引起的性功能障碍可对症治疗 大部分的抗精神病药物都可引起性功能障碍，其机制可能与药物的镇静作用、多巴胺的拮抗和催乳素的升高等有关。

（三）常见性功能障碍的治疗方法

1. 性欲减退治疗 由于性欲低下的原因往往不是单一的，来自不同途径的多种因素最终将汇成一个共同的途径造成其消极影响，所以在考虑治疗方案时也必须做全面的综合分析和适当的策略安排。

1）心理治疗：当性欲低下是长期存在的消极信念和经历等因素的产物时，治疗必须集中在这些重要背景因素的来源和对它们的反应。要使患者对这些影响因素有所理解和领悟，不少患者会说，"我也知道这样做不对""我从书上看到过这种说法"，但他们并未真正领悟这些，没有达到茅塞顿开、豁然开朗的地步。单纯的认识很难导致任何积极变化，只有经过彻悟及积极体验之后，才会建立起不断增强的性欲。然而，甚至在性感集中训练鼓励积极性体验时，长期存在的性欲问题（消极印记作用）仍能对发生性感受积极变化产生阻抗。因此，适当接触一些直观的性描写材料和手淫训练对具有阻抗的患者是有积极作用的，能促进性治疗的顺利进展。

性直观描述材料又可以称为动情材料，它是对性关系相互作用的一种直观的描述，是有一定教育意义的（当然向未成年人展示这些材料仍是不妥的），它与色情文字图片有着根本的区别。色情文字图片则是描述强制和威逼的性关系，或混乱的性关系，它往往具有贬低和反对女性的内容，是大多数人所不能接受的。使用一些具有直观性描写的教材、小说或影像制品可以对性欲低下患者起到一个启蒙教育的作用，利用这些材料中对性的美好的描述，诱导患者产生积极的条件反射，从而消除过去形成的对性的消极印象。

同样，手淫训练也具有一定的教育和指导作用，目的在于最大限度地提高积极的性感受程度。千万不要推断患者懂得如何手淫，所以利用图像资料进行教学辅导是必要的手段。

2）药物治疗：性欲低下问题是性功能障碍中最难治疗的，因为它更多地涉及认识问题，也就是说更多地涉及性发育过程中早期的消极影响，所以其预后也往往较差。尽管人们长期寻找一种能催欲的药物，至今也尚未发现一个真正的催欲药。但人们也发现了一些具有催欲作用的药物，它们能增强性欲和性交能力。自从利用睾酮治疗女性性欲低下和无性反应的第一篇学术论文的发表，已过去半个多世纪了，但人们对其有效性的争论仍未停止。一般认为，睾酮水平低下的男子服用雄激素后可恢复性欲和增进性能力，但对睾酮水平正常的男子则无效。有人认为给切除卵巢的妇女补充雌激素的同时给予雄激素 2.5～10 mg/d 亦能恢复其性欲。也有人比较了"睾酮＋性治疗""空白对照＋性治疗""单纯睾酮"三组治疗方案对女性性欲低下和无反应性的疗效，发现两个复合治疗组之间没有显著差异，而这两组都比单纯睾酮组有效，看来，性心理治疗的作用要强于睾酮，但由于例数少，尚难得出结论性的意见。

近年来国外采用曲唑酮治疗性欲低下，它是一种抗抑郁药，但从化学上说它既不属于三环类抗抑郁药家族，也不是单胺氧化酶抑制剂，而这两类药物对性行为都具有消极的医源性作用。由于抑郁症的基本临床表现之一就是性欲低下，抗抑郁药理应具有恢复性欲的作用。据文献报告，曲唑酮具有多种潜在的能促进性行为的管理作用，在它的作用下，60％的妇女性欲增强，其中 1/3 的妇女主诉抑郁消失，在服药后性欲无改善的 40％的妇女中仍有 1/6 的人诉说抑郁消失。

因此它特别适用于伴有抑郁症、高泌乳素血症或血睾酮水平低下的性欲低下。也可用于因婚姻冲突等紧张因素造成的性欲低下。而对境遇性性欲低下、性厌恶症等则不适用。治疗剂量可进行性增加到每日 75～100 mg，共维持 3 个月。

非三环类抗抑郁药丁胺苯丙酮也具有类似作用，它能增加多巴胺的分泌而抑止泌乳素的分泌，这均有助于性欲和性反应的改善。类似的抗抑郁药还有氟西汀。未来的催欲药应该具有对多种神经递质联系的中枢作用，很有希望的候选药包括抗泌乳素药物、抗 5-羟色胺制剂和 α 阻断剂。

2. 阳痿诊断和治疗

1）诊断：性发育不充分或年龄过大都可能出现阴茎不能有效勃起，因此，阳痿的诊断范围是 20～65 岁。另一方面，在任何男子的一生中都可能出现短暂或偶尔不能勃起的现象，持续 3 个月以下不能做此诊断，同时要排除其他器质性原因。

2）心理治疗：治疗目标是减轻或消除与达到性接触途径有关的焦虑，让患者了解他并不孤独。

（1）注意转移法：解释尽管他暂时处于目前这种状况，但这并不一定意味着他不能与他的伴侣一起继续享受性活动的乐趣。注意力转移的方法有时有效，是因为当他把注意力集中于其他活动时，他自然的唤起系统再一次开始发挥作用，他可以达到勃起。

（2）主动填塞法：①因为他暂时勃起有困难，所以他不能继续享受阴道容纳所带来的独特的愉快感受。②在某些时刻，当他放松可能部分地唤起时，他或他的伴侣可以将他的阴茎填塞到阴道。③告诉他享受这种感觉，以让他感觉最愉快的方式移动，无论多么缓慢。移动可以增加触感，而停止会减少触感。④除了为双方带来愉快外，没有其他的目的。⑤如果他发现达到了勃起状态，他可以享受它，但只要感到哪怕最轻微的一点焦虑，他就要停止性交，总会有下一次机会。

（3）伴侣共同法：患者被告知要进行双向的性方面的赞扬，尽量频繁，可以采用任何一种他和他的伴侣双方都喜欢的方式，但一旦出现焦虑征兆立刻停止，他可以放松或和伴侣拥抱；分享一杯葡萄酒或啤酒；一起沐浴；做任何他们喜欢做的事，在焦虑的第一个征兆出现时，他应当停止正在做或正想做的任何事情，回到先前没有焦虑出现的地步；他应当避免在两次练习的间隔时间过长；指导患者始终尝试超越上一次练习所达到的程度；然而一旦开始焦虑，他就应当停下来，记住总会有下一次机会。

（4）悄然接近法：①当他在自我刺激时，想象他正在完全勃起状态下进行生殖器性交。这样做增加了这样的行为转移到真实情景中的可能性，通常伴侣会被唤起，因为表现的忧虑被消除了。②她应当鼓励那些不需要生殖器性交的性活动。

（5）性感集中训练：①家庭作业。告诉夫妇在接下来的几周至少要进行 4 次，每次 1h

的时间来探索彼此刺激的方式。②告诉他们要裸体进行，并且应用手、脚、乳液、油、乳房、嘴、振动器、舌、羽毛、他们愿意应用的任何东西。③从非生殖器到生殖器一般需要3～4周。

3）药物治疗：万艾可（viagra，sildenafil），90％的有效率，可以引起头痛和腹泻，可能对大多数有勃起功能障碍的人有帮助。1h 内起效，持续 4h。

3．早泄诊断和治疗

1）诊断。

（1）符合非器质性性功能障碍的诊断标准。

（2）不能推迟射精以充分享受性活动，并至少有下列一项：①射精发生在进入阴道前或刚刚进入阴道后。②在阴茎尚未充分勃起进入阴道的情况下射精。

（3）并非因性行为节制继发阳痿或早泄。

2）治疗。

（1）重点调整：最好男女双方一起参加治疗。因早泄除作为男性功能障碍以外，通常女性在性生活中也得不到满足。女方可能因长期的性生活受到挫折，性关系中缺乏亲密关系而对男方怀有不满或敌意。

收集到完整的性的心理史后，医生在治疗开始时即应解释早泄的来由。要强调指出男方不能随意地控制射精的时间，不等于自私、害怕或敌视。要告诉他们快速射精是一个普通的性问题，只需短期治疗即能达到很好的效果。

同时要注意关系问题及其他性问题，向他们传授射精生理学方面的基本知识。告诉他们，虽然触发射精的确切神经生理机制还不清楚，但重建射精的反射性反应还是容易的。因为早泄者容易出现性交焦虑，尤其在爱人得不到性满足时更易出现。所以初期应致力于减轻焦虑。

（2）药物脱敏：因射精反应是受交感神经控制的，所以治疗早泄方法之一是药物脱敏，用肌肉松弛剂以引起副交感神经兴奋，通过相互抑制来减低交感神经兴奋性。使用时宜根据性兴奋程度来掌握。或使用皮肤表面麻醉剂，可以降低其射精的敏感性。此法在治疗早泄时有效。

（3）提高阈值：更有效的是 James Semans 所提出的方法。早泄的问题从根本上说是射精所需要的刺激阈太低。Semans 方法：刺激阴茎至快要射精的程度，然后停止刺激，直到兴奋高潮减退再刺激阴茎，如此反复进行，直到男方能耐受大量的刺激而又不射精。用此法后，承受刺激增加和延缓射精所需停歇的次数很快减少，能很快耐受连续刺激而不必间歇。其基本机制是"提高阈值"以消除刺激与反应之间的联系，此时的联系是最小的刺激与反应之间的联系。Guthrie 认为此乃由于使患者接受刺激越来越强、越来越久，但刺激的强度与时间正好保持在引起反应的阈值以下。

（4）自我治疗法：可以采用以下方法，在性交射精前时，紧咬口唇，或捏住自己的某处皮肤，或可以使用 3 个或更多的避孕套，或在两个避孕套中间加一个棉花层，在阴茎抽缩时、前挺时呼气，收缩时注意放松。

一般来说，用手托阴囊并压向耻骨联合，在高度兴奋时能促使高潮的到来；相反，向下牵拉阴囊和睾丸可降低兴奋性以延缓射精的效果。

（5）捏挤法：当性感集训练进入到生殖器接触阶段时，还可教会女方使用一种特殊的生理方法来延缓快速射精的倾向。此方法称"捏挤法"（squeeze technique），即女方把拇指放在阴茎的系带部位，示指与中指放在阴茎另一面，正好冠状缘上下方，稳提压迫 4 s，然后突然放松。施加压力方向是从前向后，决不要从一侧向另一侧。女方要用指头的腹侧，避免用指甲捏挟或搔刮阴茎。这种手法可缓解射精的紧迫感，坚持使用能很好地改善射精抑制，重建射精的合适时间，但其神经生理学机制不清。若男方自己做"捏挤术"则效果较差。

在性生活期间，不管男方是否马上迫近射精，女方都必须每几分钟使用捏挤术一次。若女方担心这种方法是机械的、人为的，我们应告诉她，此法后期可变得自然起来，它具有改善控制能力的效果，这是一种通过加强丈夫控制力而提高她自己性快感的方法。捏挤所用的压力轻重与勃起的程度成正比：充分勃起者，用力捏挤；阴茎松弛时，用中等力量捏挤。告诉他们，应用恰当时没有痛苦（如阴茎尿道没有感染、溃疡、疹子或解剖畸形等异常的话），仅有一种压迫感而无不适感。这种感觉与同样方法压迫拇指远端部分的感觉相同。应预先告知他们，捏挤可引起勃起程度暂时性减退——通常减退 5％～10％，但此并不意味捏挤用得不正确。

经过几天捏挤后，如果不存在其他性问题且男方自信心逐渐增加时，则应把此方法转用到性交时。因对男方来说，阴茎在阴道内摩擦或置于阴道内其感觉与未性交的性活动是非常不同的。很可能头一两次将很快射精，此并无预后意义，应预先告诉他们这种可能性。应强调重建射精反射反应的整个过程而不是一两次结果。

在准备将阴茎插入阴道前，告诉女方在女上位时使用捏挤术 3～6 次。在插入前即应捏挤，进入阴道后，静置不动，双方都把注意力集中到身体感觉上，告诉男方此时绝不要主动摩擦。阴茎在阴道内短时搁置后，女方应把阴茎拔出再次捏挤，后再插入，此时开始做缓慢的摩擦。如男方感到快要射精时，给女方以提示，女方下来后再进行捏挤。如阴道内搁置持续 4～5 min，则摩擦速度可以加快，并让其射精。当以此方法射精控制得以改善时，教他们改用在阴茎根部的捏挤术，这样就无须上上下下为进行捏挤而中断性交。

经过约两周的上述治疗后，多数患者在控制射精方面有很大改善，典型病例能在阴道内主动摩擦达 10～15 min 之久。一般需要继续用捏挤术达 3～6 个月才能使疗效持久。在《人类性功能障碍》一书中报道 186 例早泄中失败率为 2.7％，其他人报告效果也很好。

4. 阴道痉挛诊断治疗

1）诊断。

（1）符合非器质性性功能障碍的诊断标准。

（2）阴道周围肌群的痉挛阻止了阴茎进入阴道或使其进入不舒服，至少有下列一项。

①原发性阴道痉挛：指从未有过正常反应。

②继发性阴道痉挛：指一段性活动的反应相对正常，然后发生阴道痉挛。当不进行阴道性交时，可产生正常的性反应；对任何性接触的企图都恐惧，并力图避免阴道性交。

2）治疗。

（1）心理治疗：心理治疗和催眠治疗的目的是减轻阴道痉挛引起的焦虑情绪，特别是曾经遭受性侵害的女性。认知行为治疗能帮助患者理解和感觉会影响人的行为，从而改变在性交时的躲避行为。这种治疗被认为只对不太严重的阴道痉挛患者起作用。研究发现，严重的阴道痉挛患者在心理治疗面谈中的认知改变和阴道扩张系统脱敏治疗之间脱节，也就是认知对行为的改变很困难。

医生采集病史后，应把有关阴道痉挛的诊断资料，如解剖、可能的病因和预后等同时讲给夫妇双方，并与他们一起详细讨论阴道痉挛的受累部位。医生要强调阴道痉挛反射的不随意性，因为男方往往误认为这是患者故意妨碍性交。这里仅提一下总的治疗方案。

（2）系统脱敏：继上述治疗后，应做第2次骨盆检查。征求患者同意后，检查时邀其丈夫在场，以向夫妇双方阐明阴道不随意性缩窄的特点，并鼓励患者借助医生助手拿的镜子来观看检查。

本次检查的目的是向患者介绍使用各种规格的塑料扩张器，以进一步治疗阴道痉挛反应的异常肌肉收缩。医生指导患者用一种矛盾的方法来松弛骨盆肌肉，即嘱患者先尽可能地绷紧骨盆肌肉，维持3～4 s后再放松。这样，患者先主动地强烈收缩骨盆肌肉，而后因不能持续收缩才进入相对松弛状态。这就是一定程度地主动松弛骨盆肌肉的最简便、有效的方法。由于许多阴道痉挛患者反复应用其他方法松弛骨盆肌肉无效，这就更加突出了此种方法的优越性。

患者做这种"绷紧-松弛"练习1～2 min后，即让他拿最小体积的塑料扩张器。多数阴道痉挛患者认为即使这种最小号的扩张器也用不成。医生像做骨盆检查一样，举止从容，并让患者掌握检查时间和进程，医生将戴着手套的、涂有润滑剂的手指轻轻放在阴道口处，让患者绷紧阴道外周的肌肉，而后放松，将手指末段缓缓放入阴道，如无不适，让患者看扩张器比手指还小。再嘱患者绷紧阴道外周肌肉，持续3～4 s后松弛，医生在拔出手指时，将涂有润滑剂的扩张器缓缓经指端插入阴道，向后方略施压力。扩张器插入阴道时应使其顶端指向尾骨部位。操作一定要轻柔缓慢，切忌粗暴。若患者感到不适时，则与患者继续闲谈，暂停操作。再嘱患者绷紧骨盆肌肉，而后松弛。这样，医生几乎都能在1～2 min把最细的1号扩张器插入阴道。

许多阴道痉挛妇女在镜子中看到扩张器除底部外都插入阴道后感到很吃惊。让患者就此谈谈自己的看法并与爱人讨论一下。而后嘱患者拿住扩张器底部，轻轻地在阴道内滑动。此时应再提醒一下肌肉松弛方法，嘱患者重复数次后将扩张器取出。

然后，嘱患者取坐位或其他最舒适的体位，亲自把涂好滑润剂的扩张器插入阴道内。患者应先把扩张器放在阴道口，收缩阴道肌肉3～4 s后再按医生所示的角度将其插入。患者一般都能顺利地完成这项操作。应让患者重复进行这项操作数次以建立信心和取得经验。

根据患者阴道痉挛程度、精神状态和应用1号扩张器的难易，可酌情再试用1号半扩张器。但有时在一天之内做不到这一点。嘱患者将诊室用过的扩张器带回家，按上述要求每日扩张阴道4次左右，每次持续10～15 min。扩张阴道前，注意涂滑润剂，做阴道肌肉收缩练习，切忌强行插入。另外，让患者睡前将扩张器插入阴道适当位置后再设法入睡。

若自觉不适或难以入睡，应取出扩张器。

（3）性感集中训练与语言交流技术：使用阴道扩张器仅是夫妻参与的心理治疗技术的一种辅助方法，仍要把治疗重点放在夫妻间相互关系上。切勿把女方作为患者，而认为男方似乎是辅助治疗者。

（4）阴道收缩训练：增强阴道周围耻骨肌和尾骨肌的弹力和收缩力，减少痉挛的发生。同时使阴道在性交时发挥更大的作用，增加快感。

（5）药物治疗：常用抗焦虑剂，如苯二氮草类药物的应用，以减少情绪的紧张和焦虑。

（6）肉毒素 A 治疗：肉毒素 A 注射治疗阴道痉挛的方法在小范围的临床试验中的应用显示，对中度到重度的阴道痉挛有一定的疗效。这种疗法 1997 年就被提出了，近年来进行了一系列研究试验。其中一项研究报告，肉毒素 A 注射和性咨询整合在一起的方法，1 年内使得 97％ 的患者可以完成阴道插入的性生活。患者报告说，她们完成阴道扩张器治疗以后，在心理上还要做好和伴侣做爱的准备，这往往只能依靠性咨询或心理治疗完成。

（四）预防

搞好性教育，普及性心理、性生理常识，对预防性问题的发生、提高整个社会的性健康水平和人群生活质量有重要意义。

第八章　心理测验技能

第一节　人 格 测 验

一、艾森克个性测验（成人）

艾森克人格问卷（eysenck personality questionnaire，EPQ）是由英国心理学家 H. J. 艾森克编制的一种自测量表，是在艾森克人格调查表（EH）基础上发展而成。20 世纪 40 年代末开始制订，1952 年首次发表，1975 年正式命名。有成人问卷和儿童问卷两种格式。包括 4 个分量表：内外倾向量表（E），情绪性量表（N），心理变态量表（P，又称精神质）和效度量表（L）。有男女常模。P、E、N 量表得分随年龄增长而下降，L 量表得分则上升。精神病患者的 P、N 分数都较高，L 分数极高，有良好的信度和效度。中国的修订本仍分儿童和成人两式，但项目数量分别由原版的 97 项和 107 项变为 88 项及 88 项。艾森克人格问卷是目前医学、司法、教育和心理咨询等领域应用最为广泛的问卷之一，如表 8-1 所示。

表 8-1　艾森克个性测验（成人）

指导语：以下一些问题要求你按自己的实际情况回答，不要去猜测怎样才是正确的回答，因为这里不存在正确或错误的问题，也没有捉弄人的问题，将问题的意思看懂了就快点回答，不要花很多时间去想。现在开始吧！（1. 是　2. 否）		
1. 你是否有许多不同的业余爱好	1	2
2. 你是否在做任何事情以前都要停下来仔细思考	1	2
3. 你的心境是否常有起伏	1	2
4. 你曾有过明知是别人的功劳而你去接受奖励的事吗	1	2
5. 你是否健谈	1	2
6. 欠债会使你不安吗	1	2
7. 你曾无缘无故觉得"真是难受"吗	1	2
8. 你曾经贪图过分外之物吗	1	2
9. 你是否在晚上小心翼翼地关好门窗	1	2
10. 你是否比较活跃	1	2
11. 你在见到一小孩或一动物受折磨时是否会感到非常难过	1	2
12. 你是否常常为自己不该做而做了的事，不该说而说了的话而紧张吗	1	2
13. 你喜欢跳降落伞吗	1	2
14. 通常你能在热闹联欢会中尽情地玩吗	1	2

15. 你容易激动吗	1	2
16. 你曾经将自己的过错推给别人吗	1	2
17. 你喜欢会见陌生人吗	1	2
18. 你是否相信保险制度是一种好办法	1	2
19. 你是一个容易伤感情的人吗	1	2
20. 你所有的习惯都是好的吗	1	2
21. 在社交场合你是否总不愿露头角	1	2
22. 你会服用有奇异或危险作用的药物吗	1	2
23. 你常有"厌倦"之感吗	1	2
24. 你曾拿过别人的东西（哪怕是一针一线）吗	1	2
25. 你是否常爱外出	1	2
26. 你是否从伤害你所宠爱的人而感到乐趣	1	2
27. 你常为有罪恶之感所苦恼吗	1	2
28. 你在谈论中是否有时不懂装懂	1	2
29. 你是否宁愿去看些书而不愿去多见人	1	2
30. 你有要伤害你的仇人吗	1	2
31. 你觉得自己是一个神经过敏的人吗	1	2
32. 对人有所失礼时你是否经常要表示歉意	1	2
33. 你有许多朋友吗	1	2
34. 你是否喜爱讲些有时确能伤害人的笑话	1	2
35. 你是一个多忧多虑的人吗	1	2
36. 你在童年是否按照吩咐要做什么便做什么，毫无怨言	1	2
37. 你认为你是一个乐天派吗	1	2
38. 你很讲究礼貌和整洁吗	1	2
39. 你是否总在担心会发生可怕的事情	1	2
40. 你曾损坏或遗失过别人的东西吗	1	2
41. 交新朋友时一般是你采取主动吗	1	2
42. 当别人向你诉苦时，你是否容易理解他们的苦衷	1	2
43. 你认为自己很紧张，如同"拉紧的弦"一样吗	1	2
44. 在没有废纸篓时，你是否将废纸扔在地板上	1	2
45. 当你与别人在一起时，你是否言语很少	1	2
46. 你是否认为结婚制度是过时了，应该废止	1	2
47. 你是否有时感到自己可怜	1	2
48. 你是否有时有点自夸	1	2
49. 你是否很容易将一个沉寂的集会搞得活跃起来	1	2
50. 你是否讨厌那种小心翼翼地开车的人	1	2
51. 你为你的健康担忧吗	1	2
52. 你曾讲过什么人的坏话吗	1	2
53. 你是否喜欢对朋友讲笑话和有趣的故事	1	2
54. 你小时曾对父母粗暴无礼吗	1	2
55. 你是否喜欢与人混在一起	1	2
56. 你若知道自己工作有错误，这会使你感到难过吗	1	2
57. 你患失眠吗	1	2

58. 你吃饭前必定洗手吗	1	2
59. 你常无缘无故感到无精打采和倦怠吗	1	2
60. 和别人玩游戏时，你有过欺骗行为吗	1	2
61. 你是否喜欢从事一些动作迅速的工作	1	2
62. 你的母亲是一位善良的妇人吗	1	2
63. 你是否常常觉得人生非常无味	1	2
64. 你曾利用过某人为自己取得好处吗	1	2
65. 你是否常常参加许多活动，超过你的时间所允许	1	2
66. 是否有几个人总在躲避你	1	2
67. 你是否为你的容貌而非常烦恼	1	2
68. 你是否觉得人们为了未来有保障而办理储蓄和保险所花的时间太多	1	2
69. 你曾有过不如死了为好的愿望吗	1	2
70. 如果有把握永远不会被人发现，你会逃税吗	1	2
71. 你能使一个集会顺利进行吗	1	2
72. 你能克制自己不对人无礼吗	1	2
73. 遇到一次难堪的经历以后，你是否在一段长时间内还感到难受	1	2
74. 你患有"神经过敏"吗	1	2
75. 你曾经故意说些什么来伤害别人的感情吗	1	2
76. 你与别人的友谊是否容易破裂，虽然不是你的过错	1	2
77. 你常感到孤单吗	1	2
78. 当人家寻你的差错，找你工作中的缺点时，你是否容易在精神上受挫伤	1	2
79. 你赴约会或上班曾迟到过吗	1	2
80. 你喜欢忙忙碌碌和热热闹闹过日子吗	1	2
81. 你愿意别人怕你吗	1	2
82. 你是否觉得有时浑身是劲，而有时又是懒洋洋的	1	2
83. 你有时把今天应做的事拖到明天去做吗	1	2
84. 别人认为你是生气勃勃的吗	1	2
85. 别人是否对你说了许多谎话	1	2
86. 你是否对某些事物容易冒火	1	2
87. 当你犯了错误时，你是否常常愿意承认它	1	2
88. 你会为一动物落入圈套被捉拿而感到很难过吗	1	2

使用说明：

1. 计分标准

1）每一项都规定了答"是"或"不是"。如果规定答"是"，某人选择此项便计1分，如果选择了"不是"便不计分；同理，如果规定答"不是"，在选择了"不是"时计1分，选择了"是"不计分。最后统计4个量表的总分，即为每个量表的原始分（粗分）。可以通过手工计算，也可通过套板计算出原始分，每个量表的分值在0分到最高分之间。

2）P、E、N、L的满分分别为23分、21分、24分、20分。很少有人得满分，也很少有人得0分，大多数得分位于0分至满分之间。EPQ计分方式见表8-2。

得出的粗分还要换算成标准分（T分）。根据被试者在各量表上获得的原始总分（粗分），按年龄和性别常模换算出标准T分，便可分析出被试者的个性特点。换算方法请参照成人P、E、N、L的T分表。

3）根据T分数高低绘制坐标图，分析人格或气质特征。参考手册和回答内容做出报告。

表 8-2　EPQ 计分方式

分量表	题号
P（23）	−2，−6，−9，−11，−18，22，26，30，34，−38，−42，46，50，−56，−62，66，68，−72，75，76，81，85，−88
E（21）	1，5，10，13，14，17，−21，25，−29，33，37，41，−45，49，53，55，61，65，71，80，84，
N（24）	3，7，12，15，19，23，27，31，35，39，43，47，51，57，59，63，67，69，73，74，77，78，82，86
L（20）	−4，−8，−16，20，−24，−28，32，36，−40，−44，−48，−52，−54，58，−60，−64，−70，−79，−83，87

注："是"得 1 分，"否"得 0 分；负号题相反。

2. 各维度解释

1）E 量表：表示性格的内外倾向。

高分特征：人格外向，可能是渴望刺激和冒险；情感易于外露、冲动；喜欢参加人多热闹的聚会，好交际；开朗、活泼。

低分特征：人格内向，好静，离群，富于内省；除了亲密朋友之外，对一般人缄默冷淡；不喜欢刺激、冒险和冲动，喜欢有秩序的生活方式，很少进攻，情绪比较稳定。

2）N 量表：神经质或情绪稳定性。反映的是正常行为，并非指病症。

高分特征：可能常常焦虑、紧张、担忧、郁郁不乐、忧心忡忡；情绪起伏较大，遇到刺激易有强烈的情绪反应，甚至可能出现不够理智的行为。

低分特征：倾向于情绪反应缓慢且较轻微。即使激起了情绪也很容易恢复平静，通常表现得比较稳重，性情温和，善于自我控制。

3）P 量表：精神质，也称倔强性（个性化程度），并非暗指精神病，它在所有人身上都存在，只是程度不同。但如果某人表现出明显程度，则易发展成行为异常。

高分特征：可能孤独，倾向于独身，不关心他人，难以适应外部环境，缺乏同情心，感觉迟钝，对人抱有敌意，与他人不能友好相处，固执、倔强，喜欢寻衅，具有攻击性，且不顾危险。

低分特征：听话，能与人相处，能较好地适应环境，态度温和，不粗暴，善解人意。

4）L 量表：即测谎分量表，它主要测定被试者的掩饰、假托或自身隐蔽性，也能测量某些稳定的人格功能，如社会性朴实或幼稚水平。

高分特征：得分高可能是受试者在过分夸大自己的优点，企图给人一个好印象。但也可能受试者确实有这些崇高的道德品质，不过在现实中很少有人有这样的信念和生活准则，这些可从 L 与其他量表的关系看出，当 L 得分高时，若 L 相关也高，则说明被试者的掩饰性高，若 L 与其相关都低，则说明被试者掩饰性低，所测量到的是一种稳定的人格功能。

低分特征：说明被试者掩饰性低。

总之，若被试者掩饰性高，则问卷其他得分不可信。

二、人格诊断问卷（PDQ-4）

PDQ-4＋是美国哥伦比亚大学心理学专家 Steven E. Hyler，M. D. 根据 DSM-Ⅳ 人格障碍诊断标准编制的自陈式问卷。由于精神疾病诊断与统计手册（the diagnostic and statistical manual of mental disorders，DSM）多轴诊断系统不断发展，用于轴Ⅱ的诊断问卷也不断修订，PDQ 系列问卷从 PDQ 到 PDQ-R，然后发展到与 DSM-IV 相对应的 PDQ-4、PDQ-4＋。PDQ-4 包括了 DSM-IV 中 10 种人格障碍的临床分型，PDQ-4＋则在此基础上又增加了抑郁型和被动攻击型这两个"建议用"的分型，是依据 DSM-Ⅳ 对 PDQ 所做的进一步修订，包括 107 个项目，归为 12 个领域，分别用于评估（偏执型、分裂性、分裂型、癔症型、自恋型、边缘型、反社会型、回避型、依赖型、强迫型、被动攻击型、抑郁型）的 12 种类型的人格障碍。该问卷曾被作为评估各种精神疾患者群的工具之一，也用于健康人群的测试，方便被测试人了解自己的人格。人格诊断问卷如表 8-3 所示。

表 8-3　人格诊断问卷（PDQ-4）

指导语：本问卷的目的是让您描述自己是哪种性格的人，在回答问题时，想想在过去的几年里您主要的感觉、思想和行为。"是"的意思是此描述一般来说对您合适，"否"的意思是此描述一般来说对您不合适。即使您对答案不完全肯定，您也要选择"正确"或"错误"，每题只选一个答案，不要漏选。

例如，像下列问题：我需要成为人们注意的中心。如果事实上在过去的几年里，在许多情况下您需要成为人们注意的中心，您应该回答"是"，请在答题纸上选上"1"；如果您仅在少数特殊情况下需要成为人们注意的中心，您应该回答"否"，请在答题纸上选上"0"。答案不分对错。

	是	否
1. 我避免与可能批评自己的人一起工作	1	0
2. 若没有别人的忠告或反复保证，我就不能做出决定	1	0
3. 我常过分注重细节，而忽视了大的方面	1	0
4. 我需要成为人们注意的中心	1	0
5. 我取得的成就远远多于别人所赞誉我的	1	0
6. 我会以过激的手段阻止我所爱的人离开我	1	0
7. 我遇到过几次法律上的麻烦（如被拘留、被起诉或劳教）	1	0
8. 我对与家庭或朋友共度时光很不感兴趣	1	0
9. 我能从周围发生的事情中得到特殊的信息	1	0
10. 我知道如果自己不小心，别人就会占我的便宜，或试图欺骗我	1	0
11. 有时我心烦意乱	1	0
12. 我只有当确信人们喜欢我时才与他们交朋友	1	0
13. 我更愿意让别人为自己承担责任	1	0
14. 我耗费了时间为使事情过分完美	1	0
15. 我比多数人更性感	1	0

	是	否
16. 我常想我是一个或将成为一个多么伟大的人	1	0
17. 我不是爱某人，就是恨他们，没有中间的情形	1	0
18. 我多次卷入打架斗殴	1	0
19. 我宁愿自己做事情而不与他人一起做	1	0
20. 我有在某些事情实际发生之前先知先觉的能力	1	0
21. 我常疑虑我所认识的人们是否都真正值得信任	1	0
22. 我偶尔在背后议论别人	1	0
23. 我限制自己与别人有亲密的关系，因为我害怕自己受到嘲弄	1	0
24. 我害怕如果自己不赞成别人，就会失去他们的支持	1	0
25. 我把工作看得比与家里人或朋友共度时光或娱乐更重要	1	0
26. 我容易表现我的情感	1	0
27. 仅仅有某些特殊的人能真正欣赏我和理解我	1	0
28. 我常想知道自己到底是什么样的人	1	0
29. 我不按时付该交的钱，因为我没有一个长期稳定的工作	1	0
30. 性方面的内容不能真正引起我的兴趣	1	0
31. 我常能意识到或感觉到别人所不知道的事情	1	0
32. 别人会利用我所告诉他们的话或事情来反对我	1	0
33. 有一些人我不喜欢	1	0
34. 我比多数人对批评或拒绝更敏感	1	0
35. 如果我不得不自己做某事，我发现很难开始	1	0
36. 我比别人有更高的道德标准	1	0
37. 当我想被别人注意时，我用自己的外表来吸引他们	1	0
38. 我非常需要别人注意我或赞美我	1	0
39. 我尝试过自伤或自杀	1	0
40. 我做很多事情时不考虑后果	1	0
41. 几乎没有什么使我感兴趣的活动	1	0
42. 人们常很难理解我所说的内容	1	0
43. 我保持警觉以弄清人们所说的真正含意	1	0
44. 我从来不讲谎话	1	0
45. 我害怕遇见生人，因为我感到不自在	1	0
46. 我太想使人们喜欢我了，因而自愿去做我不情愿做的事情	1	0
47. 我积攒了很多我不需要的东西，但却舍不得扔掉它们	1	0
48. 即使我讲了许多，但人们还说我没有抓住要点	1	0
49. 我期望别人给我恩惠，即使我通常并不给他们恩惠	1	0
50. 我是喜怒无常的人	1	0
51. 撒谎对我来说很容易，我常这样做	1	0
52. 我对是否有亲密的朋友无所谓	1	0
53. 我常警惕着以防好处被夺走	1	0

	是	否
54. 我从不忘却或原谅对我做过错事的人	1	0
55. 一场核战争或许不是个很坏的主意	1	0
56. 当独自一人时，我感到无助和不能自我照顾自己	1	0
57. 如果别人不能正确地做某些事情，我宁愿自己来做	1	0
58. 我有表演天赋	1	0
59. 有些人认为我占别人的便宜	1	0
60. 我感到自己的生活单调和没有意义	1	0
61. 我不在乎别人说我什么	1	0
62. 在一对一的情况下，我与别人打交道有困难	1	0
63. 人们常抱怨我不能体会他们心里的烦恼	1	0
64. 人们注视我时或许会认为我非常古怪、怪僻或离奇	1	0
65. 我喜欢做危险的事情取乐	1	0
66. 我在这份问卷中撒了很多谎	1	0
67. 我很难控制自己的愤怒和脾气	1	0
68. 有一些人嫉妒我	1	0
69. 我容易受其他人影响	1	0
70. 我认为自己很节俭，但别人认为我小气	1	0
71. 当一种密切关系完结时，我需要立即与另外一个人建立密切关系	1	0
72. 我因自我评价过低而痛苦	1	0
73. 我不花时间去回敬那些侮辱我的人	1	0
74. 周围有其他人我就感到紧张	1	0
75. 在新的场合中我害怕受窘或丢脸	1	0
76. 我害怕独自一个待着	1	0
77. 人们抱怨我像犟牛一样顽固	1	0
78. 我处理相互的关系比周围的人更认真	1	0
79. 别人认为我很令人摸不着头脑	1	0
80. 当受到重大压力时，我就会发生一些事情，如出现妄想或暂时的记忆丧失	1	0
81. 只有我愿意，我就不在乎别人是否因此受到伤害	1	0
82. 我与他人保持距离	1	0
83. 我常疑虑我妻子（丈夫、女朋友、男朋友）是否对我不忠实	1	0
84. 我做事很冲动（例如下列情况），致使我遇到麻烦，选择所有适合您的情况		
1）开销超出	1	0
2）与我几乎不认识的人有性关系	1	0
3）饮酒过度	1	0
4）使用药物（特指成瘾依赖的药物）	1	0
5）饮酒作乐、发酒疯	1	0
6）鲁莽开车或骑车	1	0

	是	否
85. 当我是个孩子时（15 岁以前），我曾是个违纪或违法的少年，做过下列某些事，选择所有合适您的情况		
1）人们认为我是一个以强欺弱的学生	1	0
2）我过去常挑起事端跟别的孩子打架	1	0
3）我在打架中使用过凶器	1	0
4）我曾对别人抢劫或行凶	1	0
5）我对别人施行过残酷的暴力	1	0
6）我对动物施行过残酷的暴力	1	0
7）我强迫过他（她）人与我发生性关系	1	0
8）我多处撒谎	1	0
9）我没得到父母允许就在外面过夜	1	0
10）我偷过别人的东西	1	0
11）我纵过火	1	0
12）我故意打碎窗户或破坏过财产	1	0
13）我不止一次离家出走在外过夜	1	0
14）我 13 岁以前就开始多次逃学	1	0
15）我未经允许闯进别人的家、建筑物或骑车	1	0

第二节　心理与行为问题评估

一、症状自评量表

症状自评量表（symptom checklist 90，SCL-90）（表 8-4）于 1975 年编制，其作者是德若伽提斯（L. R. Derogatis）。该量表共有 90 个项目，包含有较广泛的精神病症状学内容，从感觉、情感、思维、意识、行为直至生活习惯、人际关系、饮食睡眠等，均有涉及。该量表包括 90 个条目，共 9 个分量表，即躯体化、强迫症状、人际关系敏感、抑郁、焦虑、敌对、恐怖、偏执和精神病性。

表 8-4　人格诊断问卷（PDQ-4）

指导语：以下表格中列出了有些人可能有的症状或问题，请仔细阅读每一条，然后根据该句话与您自己的实际情况相符合的程度（最近一个星期或过去），选择一个适当的数字填入。（0—从无、1—很轻、2—中等、3—偏重、5—严重）

1. 头痛

2. 神经过敏，心中不踏实

3. 头脑中有不必要的想法或字句盘旋

4. 头晕或晕倒

5. 对异性的兴趣减退

6. 对旁人责备求全

7. 感到别人能控制您的思想

8. 责怪别人制造麻烦

9. 忘性大

10. 担心自己的衣饰整齐及仪态的端正

11. 容易烦恼和激动

12. 胸痛

13. 害怕空旷的场所或街道

14. 感到自己的精力下降，活动减慢

15. 想结束自己的生命

16. 听到旁人听不到的声音

17. 发抖

18. 感到大多数人都不可信任

19. 胃口不好

20. 容易哭泣

21. 同异性相处时感到害羞不自在

22. 感到受骗，中了圈套或有人想抓住您

23. 无缘无故地突然感到害怕

24. 自己不能控制地大发脾气

25. 怕单独出门

26. 经常责怪自己

27. 腰痛

28. 感到难以完成任务

29. 感到孤独

30. 感到苦闷

31. 过分担忧

32. 对事物不感兴趣

33. 感到害怕

34. 您的感情容易受到伤害

35. 怕旁人能知道您的私下想法

36. 感到别人不理解您、不同情您

续表

37. 感到人们对您不友好，不喜欢您

38. 做事必须做得很慢以保证做得正确

39. 心跳得很厉害

40. 恶心或胃部不舒服

41. 感到比不上他人

42. 肌肉酸痛

43. 感到有人在监视您、谈论您

44. 难以入睡

45. 做事必须反复检查

46. 难以做出决定

47. 怕乘电车、公共汽车、地铁或火车

48. 呼吸有困难

49. 一阵阵发冷或发热

50. 因为感到害怕而避开某些东西、场合或活动

51. 脑子变空了

52. 身体发麻或刺痛

53. 喉咙有梗死感

54. 感到前途没有希望

55. 不能集中注意力

56. 感到身体的某一部分软弱无力

57. 感到紧张或容易紧张

58. 感到手或脚发重

59. 想到死亡的事

60. 吃得太多

61. 当别人看着您或谈论您时感到不自在

62. 有一些不属于您自己的想法

63. 有想打人或伤害他人的冲动

64. 醒得太早

65. 必须反复洗手、点数

66. 睡得不稳、不深

67. 有想摔坏或破坏东西的想法

68. 有一些别人没有的想法

69. 感到对别人神经过敏

70. 在商店或电影院等人多的地方感到不自在

71. 感到任何事情都很困难

72. 一阵阵恐惧或惊恐

73. 感到在公共场合吃东西很不舒服

74. 经常与人争论

75. 单独一人时神经很紧张

76. 别人对您的成绩没有做出恰当的评价

77. 即使和别人在一起也感到孤单

78. 感到坐立不安、心神不定

79. 感到自己没有什么价值

80. 感到熟悉的东西变成陌生或不像是真的

81. 大叫或摔东西

82. 害怕会在公共场合晕倒

83. 感到别人想占您的便宜

84. 为一些有关性的想法而很苦恼

85. 您认为应该因为自己的过错而受到惩罚

86. 感到要很快把事情做完

87. 感到自己的身体有严重问题

88. 从未感到和其他人很亲近

89. 感到自己有罪

90. 感到自己的脑子有毛病

本测验适用对象为 16 岁以上的人群。

使用说明：

1. 特点和用途

1）心理健康症状自评量表具有容量大、反映症状丰富、更能准确刻画被试者的自觉症状等特点。它包含有较广泛的精神病症状学内容，从感觉、情绪、思维、行为直至生活习惯、人际关系、饮食睡眠等均有所涉及。

2）它的每一个项目均采取 5 级评分制，具体说明如下。

没有：自觉并无该项问题（症状）。

很轻：自觉有该问题，但发生得并不频繁、严重。

中等：自觉有该项症状，其严重程度为轻到中度。

偏重：自觉常有该项症状，其程度为中到严重。

严重：自觉该症状的频度和强度都十分严重。

作为自评量表，这里的"轻、中、重"的具体含义应该由自评者自己去体会，不必做硬性规定。

3）该量表可以用来进行心理健康状况的诊断，也可以做精神病学的研究。可以用于他评，也可以用于自评。

2. 适合对象　16岁以上成人。

3. 分析统计指标

总分：

1）总分是90个项目所得分之和。

2）总症状指数，也称总均分，是将总分除以90。

3）阳性项目数是指评为1～4分的项目数，阳性症状痛苦水平是指总分除以阳性项目数。

4）阳性症状均分是指总分减去阴性项目（评为0的项目）总分，再除以阳性项目数。

因子分：SCL-90包括9个因子，每一个因子反映出患者的某方面症状痛苦情况，通过因子分可了解症状分布特点。

因子分＝组成某一因子的各项目总分/组成某一因子的项目数

评分标准：

1）总分超过160的，提示阳性症状。

2）阳性项目数超过43的（43项2分以上），提示有问题。

3）因子分≥2者，2～2.9为轻度，3～3.8为中度，3.9及以上为重度。

4. 9个因子含义及所包含项目

1）躯体化：包括1、4、12、27、40、42、48、49、52、53、56、58共12项。该因子主要反映身体不适感，包括心血管、胃肠道、呼吸和其他系统的主诉不适，头痛、背痛、肌肉酸痛，以及焦虑的其他躯体表现。

2）强迫症状：包括了3、9、10、28、38、45、46、51、55、65共10项。主要指那些明知没有必要，但又无法摆脱的无意义的思想、冲动和行为，还有一些比较一般的认知障碍的行为征象也在这一因子中反映。

3）人际关系敏感：包括6、21、34、36、37、41、61、69、73共9项。主要指某些个人不自在与自卑感，特别是与其他人相比较时更加突出。在人际交往中的自卑感，心神不安，明显不自在，以及人际交流中的自我意识，消极的期待亦是这方面症状的典型原因。

4）抑郁：包括5、14、15、20、22、26、29、30、31、32、54、71、79共13项。苦闷的情感与心境为代表性症状，还以生活兴趣的减退、动力缺乏、活力丧失等为特征。还反映失望、悲观以及与抑郁相联系的认知和躯体方面的感受，另外，还包括有关死亡的思想和自杀观念。

5）焦虑：包括2、17、23、33、39、57、72、78、80、86共10项。一般指那些烦躁、坐立不安、神经过敏、紧张以及由此产生的躯体征象，如震颤等。测定游离不定的焦虑及惊恐发作是本因子的主要内容，还包括一项解体感受的项目。

6）敌对：包括11、24、63、67、74、81共6项。主要从三方面来反映敌对的表现：思想、感情及行为。其项目包括厌烦的感觉，摔物，争论直到不可控制的脾气暴发等各方面。

7）恐怖：包括13、25、47、50、70、75、82共7项。恐惧的对象包括出门旅行，空旷场地，人群或公共场所和交通工具。此外，还有反映社交恐怖的一些项目。

8）偏执：包括 8、18、43、68、76、83 共 6 项。本因子是围绕偏执性思维的基本特征而制订的，主要指投射性思维、敌对、猜疑、关系观念、妄想、被动体验和夸大等。

9）精神病性：包括 7、16、35、62、77、84、85、87、88、90 共 10 项。反映各式各样的急性症状和行为，严重的精神病性过程的指征。此外，也可以反映精神病性行为的继发征兆。

10）此外还有 19、44、59、60、64、66、89 共七个项目未归入任何因子，反映睡眠及饮食情况，分析时将这 7 项作为附加项目或其他，作为第 10 个因子来处理，以便使各因子分之和等于总分。

二、焦虑自评量表

焦虑自评量表（self-rating anxiety scale，SAS）（表 8-5）由华裔教授 Zung 编制（1971）。从量表构造的形式到具体评定的方法，都与抑郁自评量表（SDS）十分相似，是一种分析患者主观症状的相当简便的临床工具。由于焦虑是心理咨询门诊中较常见的一种情绪障碍，所以近年来 SAS 是咨询门诊中了解焦虑症状的常用量表。

表 8-5　焦虑自评量表（SAS）

指导语：请仔细阅读每一条，把意思弄明白，然后根据您最近一星期的实际感觉，选择最适合您的答案。（1. 没有或很少时间　2. 小部分时间　3. 相当多时间　4. 绝大部分或全部时间）

1. 我觉得比平常容易紧张和着急	1	2	3	4
2. 我无缘无故地感到害怕	1	2	3	4
3. 我容易心里烦乱或觉得惊恐	1	2	3	4
4. 我觉得我可能将要发疯	1	2	3	4
5. 我觉得一切都好，也不会发生什么不幸	1	2	3	4
6. 我手脚发抖、打战	1	2	3	4
7. 我因为头痛、颈痛和背痛而苦恼	1	2	3	4
8. 我感觉容易衰弱和疲乏	1	2	3	4
9. 我觉得心平气和，并且容易安静坐着	1	2	3	4
10. 我觉得心跳得很快	1	2	3	4
11. 我因为一阵阵头晕而苦恼	1	2	3	4
12. 我有晕倒发作，或觉得要晕倒似的	1	2	3	4
13. 我吸气、呼气都感到很容易	1	2	3	4
14. 我的手脚麻木和刺痛	1	2	3	4
15. 我因为胃痛和消化不良而苦恼	1	2	3	4
16. 我常常要小便	1	2	3	4
17. 我的手脚常常是干燥温暖的	1	2	3	4
18. 我脸红发热	1	2	3	4
19. 我容易入睡并且一夜睡得很好	1	2	3	4
20. 我做噩梦	1	2	3	4

使用说明：

SAS 采用 4 级评分，主要评定症状出现的频度，其标准为："1"表示没有或很少时间有；"2"表示有时有；"3"表示大部分时间有；"4"表示绝大部分或全部时间都有。20个条目中有 15 项是用负性词陈述的，按上述 1～4 顺序评分。其余 5 项（5、9、13、17、19）是用正性词陈述的，按 4～1 顺序反向计分。

SAS 的主要统计指标为总分。将 20 个项目的各个得分相加，即得粗分；用粗分乘以1.25 以后取整数部分，就得到标准分，或者可以查表做同的转换。

SAS 标准分的分界值为 50 分，其中 50～59 分为轻度焦虑，60～69 分为中度焦虑，70 分以上为重度焦虑。

三、抑郁自评量表

抑郁自评量表（self-rating depression scale，SDS）（表 8-6）是由美国杜克大学医学院的 William W. K. Zung 于 1965 年编制的，是目前应用最广泛的抑郁自评量表之一，用于衡量抑郁状态的轻重程度及其在治疗中的变化。

表 8-6　抑郁自评量表（SDS）

指导语： 请仔细阅读每一条，把意思弄明白，然后根据您最近一星期的实际情况，选择最适合您的答案。（1. 没有或很少时间　2. 小部分时间　3. 相当多时间　4. 绝大部分或全部时间）

1. 我觉得闷闷不乐，情绪低沉	1	2	3	4
2. 我觉得一天之中早晨最好	1	2	3	4
3. 我一阵阵哭出来或觉得想哭	1	2	3	4
4. 我晚上睡眠不好	1	2	3	4
5. 我吃得跟平常一样多	1	2	3	4
6. 我与异性密切接触时和以往一样感到愉快	1	2	3	4
7. 我发觉我的体重下降	1	2	3	4
8. 我有便秘的苦恼	1	2	3	4
9. 我心跳比平时快	1	2	3	4
10. 我无缘无故地感到疲乏	1	2	3	4
11. 我的头脑跟平常一样清楚	1	2	3	4
12. 我觉得经常做的事情并没有困难	1	2	3	4
13. 我觉得不安而平静不下来	1	2	3	4
14. 我对将来抱有希望	1	2	3	4
15. 我比平常容易生气激动	1	2	3	4
16. 我觉得做出决定是容易的	1	2	3	4
17. 我觉得自己是个有用的人，有人需要我	1	2	3	4
18. 我的生活过得很有意思	1	2	3	4
19. 我认为如果我死了别人会生活得好些	1	2	3	4
20. 我平常感兴趣的事我仍然照样感兴趣	1	2	3	4

SDS 采用 4 级评分，主要评定症状出现的频度，其标准为："1"表示没有或很少时间有；"2"表示有时有；"3"表示大部分时间有；"4"表示绝大部分或全部时间都有。20 个条目中有 10 项是用负性词陈述的，按上述 1～4 顺序评分。其余 10 项（2、5、6、11、12、14、16、17、18、20）是用正性词陈述的，按 4～1 顺序反向计分。

SDS 的主要统计指标为总分。将 20 个项目的各个得分相加，即得粗分；用粗分乘以 1.25 以后取整数部分，就得到标准分，或者可以查表做相同的转换。

SDS 标准分的分界值为 50 分，其中 50～59 分为轻度抑郁，60～69 分为中度抑郁，70 分以上为重度抑郁。

四、OLSON 婚姻质量问卷

OLSON 婚姻质量问卷（表 8-7）是美国明尼苏达大学 Olson 教授等于 1981 年在已有较好信、效度的"婚前预测问卷（PREPARE）"（Olson，1970）的基础上编制的问卷。该量表包括 12 个因子：过分理想化、婚姻满意度、性格相融性、夫妻交流、解决冲突的方式、经济安排、业余活动、性生活、子女和婚姻、与亲友的关系、角色平等性及信仰一致性。

表 8-7　OLSON 婚姻质量问卷（ENRICH）

（施测时间建议：约 40 min）

> **指导语：** 以下的问题是了解您的婚姻状态的，它可以发现您婚姻中可能存在和需要指导的问题，有助于得到专家的解决，希望您能如实填写，不用征求他人的意见，独立完成。请注意，题目中的"我们"均是指您和您的配偶，现在开始吧！
>
> 每个项目采用 5 级评定：1—确实这样；2—可能这样；3—不同意不反对；4—可能不是这样；5—确实不是这样。

1. 夫妻双方都喜爱同一类的社会活动	1	2	3	4	5
2. 向配偶表达我真实的感受是非常容易的	1	2	3	4	5
3. 对我所受到的有关宗教信仰的教育，我很难全盘接受	1	2	3	4	5
4. 为了尽早结束争吵，我常立即让步	1	2	3	4	5
5. 在我们家里，父亲和孩子待在一起所花的时间不够	1	2	3	4	5
6. 当夫妻间出现矛盾时，我的配偶常沉默不语	1	2	3	4	5
7. 亲友中一些人使我们的婚姻变得紧张	1	2	3	4	5
8. 我的配偶过于挑剔或经常持否定的观点	1	2	3	4	5
9. 我完全满意配偶对我的感情	1	2	3	4	5
10. 我和配偶就如何采取最佳方法解决矛盾常常意见不一	1	2	3	4	5
11. 我认为夫妻双方对宗教应有相同的理解	1	2	3	4	5
12. 我认为妇女主要应待在家里	1	2	3	4	5
13. 有时，我对配偶的脾气很在意	1	2	3	4	5

14. 我不喜欢配偶的性格和个人习惯	1	2	3	4	5
15. 为了使性关系保持乐趣，我们尝试找一些新的方法	1	2	3	4	5
16. 有时，我希望配偶别乱花钱	1	2	3	4	5
17. 我的配偶似乎缺少时间与精力与我一起娱乐	1	2	3	4	5
18. 我宁愿做别的任何事情，也不愿独自待一个晚上	1	2	3	4	5
19. 我非常满意夫妻双方在婚姻中承担的责任	1	2	3	4	5
20. 我和配偶对怎样花钱总是意见一致	1	2	3	4	5
21. 我很满意我们对抚养子女的责任分工	1	2	3	4	5
22. 共同的信仰有助于我们的关系发展	1	2	3	4	5
23. 如果夫妻双方都有工作，丈夫应该与妻子承担同样多的家务劳动	1	2	3	4	5
24. 有时，我对配偶显得不愉快和孤僻感到担心	1	2	3	4	5
25. 我担心配偶可能在性方面对我不感兴趣	1	2	3	4	5
26. 我们很难在经济安排上做出决定	1	2	3	4	5
27. 我们为亲友花费的时间很恰当	1	2	3	4	5
28. 对配偶兴趣或爱好过少，我很在意	1	2	3	4	5
29. 除非经济上需要，我的妻子不应外出工作	1	2	3	4	5
30. 我配偶抽烟和/或饮酒成问题	1	2	3	4	5
31. 与配偶参加社交活动，我很少感到压力	1	2	3	4	5
32. 我不满意夫妻间的交流，我的配偶并不理解我	1	2	3	4	5
33. 对于我们家怎样和在何处度假，我总是觉得满意	1	2	3	4	5
34. 我们夫妻间完全相互理解	1	2	3	4	5
35. 在管教子女方面，夫妻意见一致	1	2	3	4	5
36. 我非常满意我们做决定和解决冲突的方式	1	2	3	4	5
37. 有时，我的配偶不依赖我，不总是人云亦云	1	2	3	4	5
38. 对于家庭应储蓄多少钱的决定，我感到满意	1	2	3	4	5
39. 当讨论某一问题时，我通常感到配偶是理解我的	1	2	3	4	5
40. 我的配偶有时发表一些贬低我的意见	1	2	3	4	5
41. 与配偶谈论性问题，对我来说是很容易和轻松的	1	2	3	4	5
42. 我的配偶对我的每一次情绪变化都完全理解并有相同的感受	1	2	3	4	5
43. 在我们的婚姻中，妻子应更加顺从丈夫的愿望	1	2	3	4	5
44. 当我们与别人共处时，有时我为配偶的行为感到不安	1	2	3	4	5
45. 我们都知道我们所欠的债务，而且它不成问题	1	2	3	4	5
46. 我的宗教信仰是影响我们婚姻的一个重要部分	1	2	3	4	5
47. 有时，我担心配偶会有寻求婚外性关系的想法	1	2	3	4	5

48. 我认为配偶与他/她的家里过于密切或受其影响太大	1	2	3	4	5
49. 子女似乎是我们婚姻中矛盾的一个主要来源	1	2	3	4	5
50. 我们对所需子女的数量意见一致	1	2	3	4	5
51. 我们按我们的经济实力有规律地花钱	1	2	3	4	5
52. 我不满意我们的经济地位和决定经济事务的方法	1	2	3	4	5
53. 我非常满意我们的业余活动和夫妻一起度过的时间	1	2	3	4	5
54. 有时，我不敢找配偶要我需要的东西	1	2	3	4	5
55. 即使妻子在外工作，也应该负担管理家务的责任	1	2	3	4	5
56. 夫妻双方在与宗教信仰有关的活动中意见不一	1	2	3	4	5
57. 与我的或配偶家的亲戚在一起，我感到不愉快	1	2	3	4	5
58. 当我遇到困难时，我总是告诉配偶	1	2	3	4	5
59. 我的配偶对子女的关注超过对我们的婚姻，这使我不舒服	1	2	3	4	5
60. 我觉得我们的假期与旅游过得很好	1	2	3	4	5
61. 我们家丈夫是一家之主	1	2	3	4	5
62. 对我来说，我们的性关系是满意与完美的	1	2	3	4	5
63. 有时，我的配偶太固执	1	2	3	4	5
64. 我们的婚姻是非常成功的	1	2	3	4	5
65. 与配偶一起祈祷，对我很重要	1	2	3	4	5
66. 我希望配偶更愿意与我分享他/她的感受	1	2	3	4	5
67. 有了孩子，使我们的婚姻关系更密切	1	2	3	4	5
68. 我的配偶喜欢我所有的朋友	1	2	3	4	5
69. 我不愿对配偶表现出很温柔，因为它经常被误解为是一种性的表示	1	2	3	4	5
70. 我觉得我们的婚姻关系缺少某些东西	1	2	3	4	5
71. 有时在一些不重要的问题上我们常产生严重的争执	1	2	3	4	5
72. 我感到夫妻双方没有花费足够的时间一起度过业余空暇	1	2	3	4	5
73. 有时，我很难相信配偶告诉我的每一件事	1	2	3	4	5
74. 我尽量避免与配偶发生冲突	1	2	3	4	5
75. 对于我们来说，丈夫的职业较妻子的职业更重要	1	2	3	4	5
76. 我觉得我们的婚姻受到宗教观念影响	1	2	3	4	5
77. 我们的经济已变得紧张，如赊账过多	1	2	3	4	5
78. 配偶经常拖拖拉拉，使我很烦恼	1	2	3	4	5
79. 有时，我觉得夫妻之间的争执没完没了，从来得不到解决	1	2	3	4	5
80. 如果家里有很小的子女，妻子不应外出工作	1	2	3	4	5
81. 我经常不把我的感受告诉配偶，因为他/她应该体会得到	1	2	3	4	5

82. 对于我们夫妻之间怎样表达情感与性有关的事，我很满意	1	2	3	4	5
83. 当夫妻间出现意见不一时，我们开诚布公地交流感受和决定怎样来解决它	1	2	3	4	5
84. 除非与配偶在一起，否则我很少开玩笑	1	2	3	4	5
85. 我们很注重决定怎样把钱花在最重要的事情上	1	2	3	4	5
86. 有时我的配偶与朋友在一起的时间太多	1	2	3	4	5
87. 我和配偶在对子女进行宗教教育方面有不同的意见	1	2	3	4	5
88. 对于承担做父母的责任分工上，我不满意	1	2	3	4	5
89. 爱配偶，使我更深地体会到：上帝是慈爱的	1	2	3	4	5
90. 我觉得双方的父母过高地期望得到我们的关心和帮助	1	2	3	4	5
91. 我非常满意夫妻之间相互谈话的方式	1	2	3	4	5
92. 我觉得我们的父母给我们的婚姻造成问题	1	2	3	4	5
93. 我很烦恼，没有配偶的允许我不能花钱	1	2	3	4	5
94. 自从有了孩子，夫妻间很少有时间单独在一起	1	2	3	4	5
95. 对于配偶的喜怒无常，有时我感到束手无策	1	2	3	4	5
96. 我经常感到配偶没有认真对待我们的分歧	1	2	3	4	5
97. 在我们家里，丈夫在大多数重要的事情上应有最后的决定权	1	2	3	4	5
98. 因为担心配偶发脾气，所以我不总是把心里的一些烦恼告诉他/她	1	2	3	4	5
99. 我不满意我们与双方父母、朋友的关系	1	2	3	4	5
100. 我和配偶对我所受的宗教方面的教育意见不一	1	2	3	4	5
101. 我从不后悔与我父母的关系，哪怕是一瞬间	1	2	3	4	5
102. 应该为子女做多少事，是我们发生冲突的一个原因	1	2	3	4	5
103. 我确实很高兴与配偶所有的朋友来往	1	2	3	4	5
104. 因为我们的宗教信仰，我和配偶觉得很亲密	1	2	3	4	5
105. 妻子在重要问题上应该相信与接受丈夫的判断	1	2	3	4	5
106. 有时，我很在意配偶的性兴趣与我不一致	1	2	3	4	5
107. 我很满意关于家庭计划和生育子女数的决定	1	2	3	4	5
108. 我不在意配偶与异性朋友在一起	1	2	3	4	5
109. 我说话时，配偶总是认真听着	1	2	3	4	5
110. 我很在意谁管钱	1	2	3	4	5
111. 配偶应用不公平的方式同意或拒绝性生活，使我很烦恼	1	2	3	4	5
112. 当我们争吵时，我通常不去想这是我的过错	1	2	3	4	5
113. 对于我们的宗教信仰与价值观，我觉得很好	1	2	3	4	5
114. 我和配偶在一起和分开度过的业余时间分配很公平	1	2	3	4	5

115. 有时，我认为配偶过于盛气凌人	1	2	3	4	5
116. 我认为任何生活在一起的配偶都没有我们夫妻和睦	1	2	3	4	5
117. 有时我觉得对配偶感觉不到爱和感情	1	2	3	4	5
118. 有时配偶做一些使我不愉快的事	1	2	3	4	5
119. 如果配偶有何过错，我也没意识到	1	2	3	4	5
120. 即使世界上每一个异性都愿与我结婚，我也不能做出比现在婚姻更好的选择	1	2	3	4	5
121. 我们夫妻比世界上任何人都相互适应得好	1	2	3	4	5
122. 关于配偶的每一件新鲜事都使我高兴	1	2	3	4	5
123. 我们的关系比它应有的状况更好	1	2	3	4	5
124. 当我和配偶在一起时，我觉得任何人都不可能比我们幸福	1	2	3	4	5

使用方法：

1. 特点和用途

1) ENRICH 共包括 124 个条目：内容包括过分理想化、婚姻满意度、性格相融性、夫妻交流、解决冲突的方式、经济安排、业余活动、性活动、子女和婚姻、与亲友的关系、角色平等性及信仰一致性共 12 个因子。

2) 每一条目均采用 5 级评分制，具体说明如下（表 8-8）：

表 8-8 每一条目的 5 级评分制

负性		正性	
确实是这样	1 分	确实是这样	5 分
可能是这样	2 分	可能是这样	4 分
不同意也不反对	3 分	不同意也不反对	3 分
可能不是这样	4 分	可能不是这样	2 分
确实不是这样	5 分	确实不是这样	1 分

如果其条目为"负性"，如 12 条："我认为妇女主要应待在家里"，该项则从"确实是这样"到"确实不是这样"1~5 分计分。如果某条目为"正性"，如 1 条："夫妻双方都喜爱同一类的社会活动"，则从"确实是这样"到"确实不是这样"5~1 分计分，依此类推。"负性"的条目有 3、4、5、6、7、8、10、12、13、14、16、17、18、24、25、26、28、29、30、37、40、43、44、47、48、49、52、53、54、55、56、57、59、61、63、64、66、69、70、71、72、73、74、75、77、78、79、81、84、85、86、87、88、90、92、93、94、95、96、97、98、99、100、101、105、106、110、111、112、115、117、118、123。

3）应注意，此问卷为自评量表。在咨询师交代清楚评分方法后，应让受试者做出独立评定。一次评定一般为 30 min。

2. 分析统计指标

1）总分：将 124 条各个单项分相加，即为总分。评分高提示婚姻质量好。

2）因子分：12 个因子。每一因子着重反映受试的婚姻某一方面的情况。将该因子所含条目的得分相加，即为因子分。可做廓图直观。各因子特点如下。

（1）过分理想化：包括 34、42、64、70、101、116～124 共 14 条。测定受试者对婚姻的评价是否过于理想化。评分高，表明受试者对婚姻的评价感情色彩浓，多见于婚前的情侣。评分低，表明受试者对婚姻的评价比较现实，多见于寻求婚姻咨询的配偶中。

（2）婚姻满意度：包括 14、19、32、36、52、53、82、88、99、113 共 10 条。该因子通过测定婚姻 10 个方面的满意度，得出总的满意度。评分高表明婚姻关系大多数方面是和谐与满意的；评分低反映婚姻不满意。

（3）性格相容性：包括 8、13、24、30、37、44、63、78、95、115 共 10 条。该因子测定受试者对配偶行为方式的满意程度。主要是性质，但也包括吸烟、饮酒等。评分高表明满意配偶的行为方式；评分低表明不满意，并难以容忍。

（4）夫妻交流的方式：包括 2、6、40、54、66、73、81、91、98、109 共 10 条。该因子测定受试者对夫妻间交流的感受、性念与态度。主要包括对配偶发出与接收信息的方式的评价；对夫妻间相互分享情感与信息程度如何的主观感受；以及对夫妻间交流是否恰当的评价。评分高，表明受试者对夫妻交流方式与交流量感到满意；评分低表明交流有缺陷，需改善交流技巧。

（5）解决冲突的方式：包括 4、10、39、58、71、74、79、83、96、112 共 10 条。测定受试者对夫妻中存在的冲突与解除冲突的感受、信念及态度。主要包括夫妻对识别与解决冲突是否坦诚相见，对其解决方式是否感到满意。评分高表明对解决冲突的方式满意，大多数冲突能够解决。评分低表明冲突往往不能解决，对解决方式也不满意。

（6）经济安排：包括 16、20、26、38、45、51、77、85、93、110 共 10 条。测定受试者对夫妻管理经济方法的态度。主要包括受试者经济开销的习惯与观念，对家庭经济安排的看法，夫妻间经济安排的决定方式以及受试者对家庭经济状况的评价。评分高表明受试者对经济安排满意，对经济的开销抱实际的态度。评分低表明夫妻间在经济安排上有矛盾。

（7）业余活动：包括 1、17、18、28、31、33、60、72、84、114 共 10 条。测定受试者业余活动的安排与满意度。主要包括业余活动的种类，是集体性的还是个人的，是主动参与还是被动参与，是夫妻共同参加的还是单独活动。以及受试者对业余活动的看法，是应该夫妻共同活动后还是应保持相对的个人自由。评分高反映业余活动是和谐、灵活、夫妻有共感。评分低反映夫妻业余活动有矛盾。

（8）性生活：包括 9、15、25、41、47、62、69、106、107、111 共 10 条。

3. ENRICH 常模及测验得分表（表8-9）

表8-9　ENRICH 常模及测验得分表

	男		女		测验得分	
	M	SD	M	SD	丈夫	妻子
婚姻满意度	37.31	6.45	37.04	7.03		
性格相容性	34.58	5.96	34.43	6.35		
夫妻交流	34.90	6.05	34.10	6.94		
解决冲突的方式	34.05	5.84	33.85	6.43		
经济安排	37.16	6.33	37.65	6.78		
业余活动	33.99	3.90	34.81	4.38		
性生活	37.09	6.62	37.60	6.90		
子女和婚姻	38.35	5.58	38.25	5.72		
与亲友的关系	37.52	5.63	38.55	5.90		
角色平等性	28.86	5.45	28.06	5.80		
信仰一致性	39.04	6.58	40.04	6.26		

五、双方性调节量表

双方性调节量表（dyadic sexual regulation scale，DSR），该量表评定了与伴侣间性行为（相对于自慰行为）的控制观念。该量表是包括 11 个条目、7 分制评分的自评式量表（表8-10）。量表内容来自同异性及同性伴侣有关性态度的随意交谈结果。量表分值越高，说明内在性控制程度越强。

表8-10　双方性调节量表

指导语：使用以下标准表明你对下列每一陈述赞成或者不赞成的程度。
1　　　　2　　　　3　　　　4　　　　5　　　　6　　　　7
很赞成　　　　　　　　　　　　　　　　　　　　　　　　很不赞成
1. 我常常在性活动采取主动
* 2. 假如我的性关系不令人满意，我对改善这种状况无能为力
3. 我与伴侣的性关系保持着我希望的频率
4. 我有进行性接触的打算，它能使我与我的伴侣产生愉快的性体验
* 5. 我感到很难让我的性伴侣在性交中做那些使我感觉美妙的事
* 6. 我觉得我与我的伴侣间的性接触通常早于我的希望结束
7. 当我对性活动没兴趣时，我能自在地拒绝我的伴侣的性邀请
* 8. 我想让我的伴侣主导我们的性接触
9. 我发现在性活动中有时我充当主动角色而让我的伴侣处于被动地位很有乐趣
* 10. 假如我的伴侣所给予的性刺激不充分的话，我会觉得达不到性高潮并不舒服
11. 在有些性接触中，我发现我的伴侣主动，我被动会很有乐趣

注：＊为反向计分项目。

第三节　应激及相关问题评定

一、应对方式问卷

一般认为，应对是一种包含多种策略的、复杂的、多维的态度和行为过程。首先是对压力情境的认识，也就是态度，不同的态度足以引起压力情境对个体所产生的影响的程度和时间的差异。个体对所面临的压力的态度，是"知难而进"，把压力看作是一种挑战去解决；还是感到难事临头，把压力看作是一种负担。然后，在此基础上，个体对压力情境做出具体的行为，是积极地去解决问题，还是消极地去逃避，也会影响压力情境的后果。这些认知、态度以及行为上的差异就构成了个体面对压力情境时的应对方式的差异。应对方式研究根据心理学"应对"理论，力求从各种应对行为中提炼出比较成熟的应对方式。

我国现行通用的应对方式问卷（表8-11）由肖计划等人参照国内外应对研究的问卷内容以及有关应对理论，根据我国文化背景编制而成。该问卷可以解释个体或群体的应对方式类型和应对行为特点，比较不同的个体或群体的应对行为差异，并且根据不同类型的应对方式还可以反映人的心理发展成熟的程度。

表 8-11　应对方式回卷

指导语：此表每个条目有两个答案"是""否"，请您根据自己的情况在每一条目后选择一个答案，如果选择"是"，则请继续对后面的"有效""比较有效""无效"做出评估，在每一行的○里打√，表示您的选择。

	是	否	有效	比较有效	无效
1. 能理智地应付困境	○	○	○	○	○
2. 善于从失败中吸取经验	○	○	○	○	○
3. 制订一些克服困难的计划并按计划去做	○	○	○	○	○
4. 常希望自己已经解决了面临的困难	○	○	○	○	○
5. 对自己成功的能力充满信心	○	○	○	○	○
6. 认为"人生经历就是磨难"	○	○	○	○	○
7. 常感叹生活的艰难	○	○	○	○	○
8. 专心于工作或学习以忘却不快	○	○	○	○	○
9. 常认为"生死有命、富贵在天"	○	○	○	○	○
10. 常常喜欢找人聊天以减轻烦恼	○	○	○	○	○
11. 请求别人帮助自己克服困难	○	○	○	○	○
12. 常只按自己想的做，且不考虑后果	○	○	○	○	○

	是	否	有效	比较 有效	无效
13. 不愿过多思考影响自己的情绪问题	○	○	○	○	○
14. 投身其他社会活动，寻找寄托	○	○	○	○	○
15. 常自暴自弃	○	○	○	○	○
16. 常以无所谓的态度来掩饰内心的感受	○	○	○	○	○
17. 常想"这不是真的就好了"	○	○	○	○	○
18. 认为自己的失败多是外因所致	○	○	○	○	○
19. 对困难采取等待观望任其发展的态度	○	○	○	○	○
20. 与人冲突，常是对方性格怪异引起	○	○	○	○	○
21. 常向引起问题的人和事发脾气	○	○	○	○	○
22. 常幻想自己有克服困难的超人本领	○	○	○	○	○
23. 常自我责备	○	○	○	○	○
24. 常用睡觉的方式逃避痛苦	○	○	○	○	○
25. 常借娱乐活动来消除烦恼	○	○	○	○	○
26. 常爱写高兴的事自我安慰	○	○	○	○	○
27. 避开困难以求心中宁静	○	○	○	○	○
28. 为不能回避困难而懊恼	○	○	○	○	○
29. 常用两种以上的方法解决困难	○	○	○	○	○
30. 常认为没有必要那么费力去争成败	○	○	○	○	○
31. 努力去改变现状，使情况向好的一面转化	○	○	○	○	○
32. 借烟或酒消愁	○	○	○	○	○
33. 常责怪他人	○	○	○	○	○
34. 对困难常采用回避的态度	○	○	○	○	○
35. 认为"退后一步自然宽"	○	○	○	○	○
36. 把不愉快的事埋在心里	○	○	○	○	○
37. 常自卑自怜	○	○	○	○	○
38. 常认为这是生活对自己不公平的表现	○	○	○	○	○
39. 常压抑内心的愤怒与不满	○	○	○	○	○
40. 吸取自己或他人的经验去应付困难	○	○	○	○	○
41. 常不相信那些对自己不利的事	○	○	○	○	○
42. 为了自尊，常不愿让人知道自己的遭遇	○	○	○	○	○
43. 常与同事、朋友一起讨论解决问题的方法	○	○	○	○	○
44. 常告诫自己"能忍者自安"	○	○	○	○	○

续表

	是	否	有效	比较 有效	无效
45. 常祷告神灵保佑	○	○	○	○	○
46. 常用幽默或玩笑的方式缓解冲突或不快	○	○	○	○	○
47. 自己能力有限，只有忍耐	○	○	○	○	○
48. 常怪自己没出息	○	○	○	○	○
49. 常爱幻想一些不现实的事来消除烦恼	○	○	○	○	○
50. 常抱怨自己无能	○	○	○	○	○
51. 常能看到坏事中好的一面	○	○	○	○	○
52. 自感挫折是对自己的考验	○	○	○	○	○
53. 向有经验的亲友、师长求教解决问题的方法	○	○	○	○	○
54. 平心静气，淡化烦恼	○	○	○	○	○
55. 努力寻找解决问题的方法	○	○	○	○	○
56. 选择职业不当，是自己常遇挫折的主要原因	○	○	○	○	○
57. 总怪自己不好	○	○	○	○	○
58. 经常是看破红尘，不在乎自己的不幸遭遇	○	○	○	○	○
59. 常自感运气不好	○	○	○	○	○
60. 向他人诉说心中的烦恼	○	○	○	○	○
61. 常自感无所作为而任其自然发展	○	○	○	○	○
62. 寻求别人的理解和同情	○	○	○	○	○

使用方法

1. "应对方式问卷"（第三版）分量表条目构成（表8-12）

表8-12　"应对方式问卷"（第三版）分量表条目构成

分量表	分量表条目构成编号
解决问题	1、2、3、5、8、－19、29、31、40、46、51、55
自责	15、23、25、37、39、48、50、56、57、59
求助	10、11、14、－36、－39、－42、43、53、60、62
幻想	4、12、17、21、22、26、28、41、45、49
退避	7、13、16、19、24、27、32、35、44、47
合理化	6、9、18、20、30、33、38、52、54、58、61

评分方法：各分量表项目目前没有"－"者，选"是"得"1"分，有"－"者，选"否"得"1"分。

2. 个体应对方式　个体应对方式的使用一般都在一种以上，有些人甚至在同一应激

事件上所使用的应对方式也是多种多样的。但每个人的应对行为类型仍具有一定的倾向性，这种倾向性构成了 6 种应对方式在个体身上的不同组合形式。这些不同形式的组合与解释如下。

1）解决问题——求助，成熟型：这类受试者在面对应激事件或环境时，常能采取"解决问题"和"求助"等成熟的应对方式，而较少使用"退避""自责"和"幻想"等不成熟的应对方式，在生活中表现出一种成熟稳定的人格特征和行为方式。

2）退避——自责，不成熟型：这类受试者在生活中常以"退避""自责"和"幻想"等应对方式应对困难和挫折，而较少使用"解决问题"这类积极的应对方式，表现出一种退责症性的人格特点，其情绪和行为均缺乏稳定性。

3）合理化、混合型："合理化"应对因子既与"解决问题""求助"等成熟应对因子呈正相关，也与"退避""幻想"等不成熟应对因子呈正相关，反映出这类受试者的应对行为集成熟与不成熟的应对方式于一体，在应对行为上表现出一种矛盾的心态和两面性的人格特点。

二、防御方式问卷

防御方式（或称防御机制）的概念来源于精神分析理论，指潜意识中应对焦虑的一些行为方式。防御机制可以缓解焦虑，但是它使人看不到真实的状况，对人的心理健康既有有利的一面，也有不利的一面。不成熟的防御机制严重歪曲了对现实的认知，对心理健康弊远大于利，成熟的防御机制对心理健康则是利大于弊。在年纪小的儿童中，使用不成熟防御机制是正常的，成年人过多使用不成熟的防御机制往往表示心理有障碍。

防御方式问卷（DSQ）是由加拿大学者于 1983 年编制的一种自评问卷（表 8-13）。分别于 1986 年和 1989 年两次修订。现介绍的是最后一次修订的问卷。此问卷的目的是能收集较完整的防御机制资料，它适用于正常人及各种精神障碍患者。关于此量表的编制背景、理论根据、信度和效度问题，国内已有文献介绍，请参考应用。

表 8-13　防御方式问卷（DSQ）

指导语：请仔细阅读每一个问题，然后根据自己的实际情况认真填写，不要去猜测怎样才是正确的答案，因为这里不存在正确或错误的问题，也无故意捉弄人的问题。每个问题有 9 个答案，分别用 1、2、3、4、5、6、7、8、9 来表示。(1. 完全反对　2. 很反对　3. 比较反对　4. 稍微反对　5. 既不反对也不同意　6. 稍微反对　7. 比较同意　8. 很同意　9. 完全同意)

1. 我从帮助他人而获得满足，如果不这样做，我就会变得情绪抑郁
2. 人们常说我是个脾气暴躁的人
3. 在我没有时间处理某个棘手的事情时，我可以把它搁置一边
4. 人们总是不公平地对待我
5. 我通过做一些积极的或预见性的事情来摆脱自己的焦虑不安，如绘画、做木工活等
6. 偶尔，我把一些今天该做的事情推迟到明天做
7. 我不知道为什么总是遇到相同的受挫情境
8. 我能够相当轻松地嘲笑我自己

9. 我受到挫折时，表现就像个孩子

10. 在维护我的利益方面，我羞于与人计较

11. 我比我认识的人中大多数都强

12. 人们往往虐待我

13. 如果某人骗了我或偷了我的钱，我宁愿他得到帮助，而不是受惩罚

14. 偶尔，我想一些坏得不能说出口的事情

15. 偶尔，我因一些下流的笑话而大笑

16. 人们说我像一只鸵鸟，把自己的头埋入沙中，换句话说，我往往有意忽视一些不愉快的事情

17. 我常常不能竭尽全力地与人竞争

18. 我常感到比和我在一起的人强

19. 某人正在想剥夺我所得到的一切

20. 我有时发怒

21. 我时常在某种内在力量的驱使下，不由自主地做出些行为

22. 我宁愿饿死而不愿被迫吃饭

23. 我常常故意忽视一些危险，似乎我是个超人

24. 我以有贬低别人威望的能力而自豪

25. 人们告诉我：我总有被害的感觉

26. 有时感觉不好时，我就发脾气

27. 当某些事情使我烦恼时，我常常不由自主地做出些行为

28. 当遇事不顺心时，我就会生病

29. 我是一个很有自制力的人

30. 我简直就像一个不得志的艺术家一样

31. 我不总是说真话

32. 当我感到自尊心受伤害时，我就会回避

33. 我常常不由自主地迫使自己干些过头的事情，以至于其他人不得不限制我

34. 我的朋友们把我看作乡下佬

35. 在我愤怒的时候，我常常回避

36. 我往往对那些确实对我友好的人，比我应该怀疑的人保持更高的警惕性

37. 我已学得特殊的才能，足以使我毫无问题地度过一生

38. 有时，在选举的时候，我往往选那些我几乎不了解的人

39. 我常常不能按时赴约

40. 我幻想的多，可在现实生活中做得少

41. 我羞于与人打交道

42. 我什么都不怕

43. 有时我认为我是个天使，有时我认为我是个恶魔

44. 在比赛时，我只能赢而不能输

45. 在我愤怒的时候，我变得很愿挖苦人

46. 在我自尊心受伤害时，我就公开反击

47. 我认为当我受伤害时，我就应该翻脸

48. 我每天读报时，不是每个版面都读

49. 我沮丧时，就会避开

50. 我对性问题感到害羞

51. 我总是感到我所认识的某个人像个保护神

52. 我的处世哲学是："非理勿信，非理勿做，非理勿视"

53. 我认为：人有好坏之分

54. 如果我的上司惹我生气，我可能会在工作中找麻烦或磨洋工，以报复他

55. 每个人都和我对着干

56. 我往往对那些我讨厌的人表示友好

57. 如果我乘坐的飞机的一个发动机失灵，我就会非常紧张

58. 我认识这样一个人，他什么都能做而且做得合理正直

59. 如果我感情的发泄会妨碍我正从事的事业，那么我就能控制住它

60. 一些人正在密谋要害我

61. 我通常可以看到恶境当中好的一面

62. 在我不得不去做一些我不愿做的事情时，就头痛

63. 我常常发现我对那些理应仇视的人表示很友好

64. 我认为："人人都有善意"是不存在的，如果你不好，那么你一切都不好

65. 我决不会对那些我讨厌的人表示愤怒

66. 我确信生活对我是不公正的

67. 在严重的打击下，我就会垮下来

68. 在我意识到不得不面临一场困境的时候，如考试、招工会谈。我就试图想象它会如何，并计划出一些方法去应付它

69. 医生们决不会真的弄清我患的是什么病

70. 当某个和我很亲近的人死去时，我并不悲伤

71. 在我为了利益和人争斗之后，我往往因为我的粗鲁而向人道歉

72. 发生与我有关的大部分事情并不是我的责任

73. 当我感觉情绪压抑或焦虑不安时，吃点东西，可以使我感觉好些

74. 勤奋工作使我感觉好些

75. 医生不能真的帮我解决问题

76. 我常听人们说我不暴露自己的感情

77. 我认为，人们在看电影、戏剧或书籍对所领悟的意义，比这些作品所要表达的意义要多

78. 我感觉到我有一些不由自主要去做的习惯或仪式行为，并给我带来很多麻烦

79. 当我紧张时，就喝酒或吃药

80. 当我心情不愉快时，就想和别人待在一起

81. 如果我能够预感到我会沮丧的话，我就能更好地应付它

82. 无论我怎样发牢骚，从未得到过满意的结果

83. 我常常发现当环境要引起我强烈的情绪反应时，我就会麻木不仁

84. 忘我地工作，可使我摆脱情绪上的忧郁和焦虑

85. 紧张的时候，我就吸烟

86. 如果我陷入某种危机时，我就地寻找另一个和我具有同样命运的人

87. 如果我做错了事情，不能受责备

88. 如果我有攻击他人的想法，我就感觉有种做点事情的需要，以转移这种想法

使用说明：

1. 统计指标

1）各因子分为其所属各防御机制之和。

2）因子均分反映的是评定者在某因子上自我主评价介于 1—9 的哪种程度。4 个因子分别为成熟防御机制、中间型防御机制、不成熟防御机制、掩饰度。如越靠近 9，即应用某类机制的频度越大，其掩饰度则越小。

3）各防御机制分为反映该机制项目评分之和。防御机制均分的目的在于了解评定者在某防御机制上，自我评价介于 1—9 的哪种程度。即越接近 9，应用此种防御机制的频度越大。

2. 廓图分析

1）因子 1：不成熟防御机制（列出所属防御机制及反映相应防御机制条目，下同）。

投射：4、12、25、36、55、60、66、72、87。

被动攻击：2、22、39、45、54。

潜意显现：7、21、27、33、46。

抱怨：69、75、82。

幻想：40。

分裂：43、53、64。

退缩：9、67。

躯体化：28、62。

2）因子 2：成熟防御机制。

升华：5、74、84。

压抑：3、59。

幽默：8、61、34。

3）因子 3：中间型防御机制。

反作用形成：13、47、56、63、65。

解除：71、78、88。

制止：10、17、29、41、50。

回避：32、35、49。

理想化：51、58。

假性利他：1。

伴无能之全能：11、18、23、24、30、37。

隔离：70、76、77、83。

同一化：19。

否认：16、42、52。

交往倾向：80、86。

消耗倾向：73、79、85。

期望：68、81。

4）因子4：掩饰因子。

6、14、15、20、6、31、44、48、57。

参 考 文 献

[1] 黄荷凤.不孕症发生现状及趋势分析[J].中国实用妇科与产科杂志,2013,29(9):689-690.

[2] 方舟.不孕症的心理因素分析及心理干预[J].中国性科学,2014,23(10):89-90.

[3] Giulia Casu, Paola Gremigni.Screening for infertility-related stress at the time of initial infertility con-
sultation:psychometric properties of a brief measure[J].Journal of Advanced Nursing,2016,72(3):
693-706.

[4] Ka-Ming Chow,Mei-Chun Cheung,Irene KM Cheung.Psychosocial interventions for infertile couples:
a critical review[J].Journal of Clinical Nursing,2015,25:2101-2113.

[5] 陈爱华.不孕不育心理治疗的意义[J].中国妇幼保健,2014,29(32):5285-5287.

[6] 丰有吉,沈铿.妇产科学[M].2版.北京:人民卫生出版社,2010.

[7] 李蓉,乔杰.生殖内分泌疾病诊断与治疗[M].北京:北京大学医学出版社,2013.

[8] 陈子江.生殖内分泌学[M].北京:人民卫生出版社,2016.

[9] 何金彩.神经心理学[M].北京:人民卫生出版社,2013.

[10] 沈鸿敏.女性生殖内分泌疾病临床指导与实践[M].北京:中国医药卫生出版社,2015.

[11] 张丽珠.临床生殖内分泌与不育症[M].北京:科学出版社,2006.

[12] 谢幸,苟文丽.妇产科学[M].8版.北京:人民卫生出版社,2014.

[13] 张明园,肖泽萍,谢斌,等.精神病学教科书[M].5版.北京:人民卫生出版社,2010.

[14] 沈渔邨,于欣,刘协和,等.精神病学[M].5版.北京:人民卫生出版社,2009.

[15] 詹姆斯·卡拉特.生物心理学[M].10版.苏彦捷,方方,王玮文,等译.北京:人民邮电出版社,2017.

[16] 梅锦荣.神经心理学[M].北京:中国人民大学出版社,2011.

[17] 王平,杨耀东.心理免疫系统与心理健康[J].徐州师范大学学报(哲学社会科学版),2012,38(2):
133-137.

[18] 王洪明,孙学礼,胡俊梅,等.健康成人神经心理与神经内分泌功能的相关性研究[J].四川医学,2013,
34(2):185-187.

[19] DATTA J,PALMER MJ,TANTON C,et al.Prevalence of infertility and help seeking among 15 000
women and men[J].Human reproduction,2016,31:2108-2118.

[20] ZHAO J,WANG S,GAO Q,et al.Prevalence and risk factors of infertility for han,uygur,and kazakh
ethnicities in xinjiang rural residents[J].The Journal of reproductive medicine,2015,60:415-422.

[21] POLIS CB,COXCM,TUNCALP O,et al.Estimating infertility prevalence in low-to-middle-income
countries:An application of a current duration approach to demographic and health survey data[J].
Human reproduction,2017,32:1064-1074.

[22] BRUNI V,DEI M,MORELLI C,et al.Body composition variables and leptin levels in functional hypo-
thalamic amenorrhea and amenorrhea related to eating disorders [J]. Journal of pediatric and
adolescent gynecology,2011,24:347-352.

[23] ABBATE DAGA G,CAMPISI S,MARZOLA E,et al.Amenorrhea in eating disorders:Poor stability

of symptom after a one-year treatment[J].Eating and weight disorders,2012,17:78-85.

[24] BRISON DR.Professor henry jleese:Honorary member of the european society of human reproduction and embryology[J].Human fertility,2016,19:220-221.

[25] LUND R,SEJBAEK CS,CHRISTENSEN U,et al.The impact of social relations on the incidence of severe depressive symptoms among infertile women and men[J]. Human reproduction,2009,24:2810-2820.

[26] PETERSON BD,SEJBAEK CS,PIRRITANO M,et al.Are severe depressive symptoms associated with infertility-related distress in individuals and their partners? [J].Human reproduction,2014,29:76-82.

[27] JAFFE J.Reproductive trauma:Psychotherapy for pregnancy loss and infertility clients from a reproductive story perspective[J].Psychotherapy,2017,54:380-385.

[28] HOSAKA T,MATSUBAYASHI H,SUGIYAMA Y,et al.Effect of psychiatric group intervention on natural-killer cell activity and pregnancy rate[J].General hospital psychiatry,2002,24:353-356.

[29] 李明.不孕(育)患者心理特点及支持治疗的研究进展[J].中国计划生育学杂志,2004,12(7):444-445.

[30] Noorbala A A,ramenzanzadeh F,Abedinia N,et al.Study of psychiatric diosorders among fertile and infertile women and some predisposing factors[J].Farm Repond Health,2007,1(1):6-11.

[31] 吴泽俊,张洪波,丛林.体外受精-胚胎移植妇女焦虑和抑郁及相关因素[J].中国公共卫生,2008,24(2):153-155.

[32] Ohl J,Reder F,Fernandex A,et al.Imapact of infertility and assisted resproductive techniques on sexuality.[J]Gynecologie,Obstetrique & Fertilite,2009,37(1):25-32.

[33] 刘浩,李国屏,张丽燕,等.家庭功能对不孕妇女心理健康及治疗态度的影响[J].中国妇幼保健,2008,23(25):3566-3567.

[34] Friedler Shevach,Glasser Saralee,Azani Liat,et al.The effect of medical clowning on pregnancy rates after in vitro fertilization and embryo transfer [J].Fertil Steril.2011,95(6):2127-2130.

[35] de Liz TM,Staruss B. Differential eiffcacy of group and individua couple psyehothearpy with infertile patients[J].Hum Repord,2005,20(5):1324-1332.

[36] 李金萍,李爱斌,奚文裕,等.团体认知行为疗法对行试管婴儿助孕女性心理状况的影响[J].中华临床医师杂志:电子版,2012,6(23):7836-7838.

[37] 王秋琴,徐桂华.团体心理干预加放松训练治疗排卵障碍性不孕症患者的效果[J].解放军护理杂志,2011,28(1):5-8.

[38] 李宝兰,李长英.不孕症妇女心理状况及心理干预效果[J].现代预防医学,2009,24(7):1656-1664.

[39] 曲燕,衣焕辉.家庭心理治疗简介[N].烟台教育学院学报,2004-6-10(2).

[40] 杨建中,赵旭东,康传媛.家庭心理治疗在精神障碍治疗中的应用[J].国外医学精神病学分册,2002(2):74-79.

[41] 杨眉.系统家庭心理治疗家的提问技术[J].中国心理卫生杂志,1995,9(4):183-185.

[42] 朱臻雯.结构式家庭心理治疗[J].大众心理学,2002,(11):46-47.

[43] Kristina L.Steiner,David B.Pillemer.Development of the Life Story in Early Adolescence [J].Journal of Early Adolescence,2018,38(2):125-138.

[44] 任真,桑标.毕生发展心理学的新进展[J].心理科学,2003,(4):634-637.

[45] 韩布新,朱莉琪.人类心理毕生发展理论[J].中国科学院院刊,2012,27(S1):78-87.

[46] 王磊,伍麟.毕生发展心理学的理论研究进展[J].齐齐哈尔医学院学报,2010,31(14):2291-2293.

[47]　胡晓霞.毕生发展心理学研究综述[J].科技情报开发与经济,2008,(22):112-114.

[48]　李士凯,李东.人类性功能的增龄性变化[J].现代中西医结合杂志,2004,3:283-285.

[49]　朱慧莉,张雯.实用妇产科杂志[J].生活方式和环境因素对女性生殖功能的影响,2004,20(1):14-15.

[50]　Zahra Zare,Nahid Golmakani,Malihe Amirian.Comparison of Sexual Problems in Fertile and Infertile Couples[J].Journal of Caring Sciences,2017,6(3):269-279.

[51]　Bernardo C.Barata Affective disorders and sexual function:from neuroscience to clinic[J].Current Opinion in Psychiatry,2017,30(6):396-401.

[52]　Mina Malary,Soghra Khani,Mehdi Pourasghar,et al.Biopsychoslcial Determinants of Hypoactive Sexual Desire In Women:A Narrative Review[J].Materia Sociomedica.2015,27(6):383-389.

[53]　Wdowiak A,Bień A,Iwanowicz-Palus G,ET AL.Impact of emotional disorders on semen quality in men treated for infertility[J].Neuro Endocrinol Lett,2017,38(1):50-58.

[54]　Steven G.Potkin,Jean-Yves Loze,Carlos Forray,et al.Reduced sexual dysfunction with aripiprazole once-monthly versus paliperidone palmitate:results from qualify[J].International Clinical Psychopharmacology,2017,32(3):147-154.